Schmitz
Notarzt-Einsatz! Band 2

Verlag Hans Huber
Programmbereich Medizin

HUBER

Bücher aus verwandten Sachgebieten

Schmitz
Notarzt-Einsatz!
Ein Spielebuch für (angehende) Notärzte
2010. ISBN 978-3-456-84777-1

Mackway-Jones / Marsden / Windle (Hrsg.)
Ersteinschätzung in der Notaufnahme
Das Manchester-Triage-System
3. Aufl. 2011. ISBN 978-3-456-84986-7

Schürch
Notfälle in der Hausarztpraxis
Von Allergie bis Zeckenbiss
2010. ISBN 978-3-456-84778-8

Tappert / Schär
Erste Hilfe kompakt
11. Aufl. 2006. ISBN 978-3-456-84178-6

Daniel Schmitz

Notarzt-Einsatz!

Neue Szenarien für Lebensretter

Band 2

Verlag Hans Huber

Anschrift des Autors:
Dr. Daniel Schmitz
Universitätsmedizin Mannheim
Institut für Anästhesiologie und operative Intensivmedizin
Theodor-Kutzer-Ufer 1–3
68167 Mannheim

Lektorat: Dr. Klaus Reinhardt
Herstellung: Daniel Berger
Umschlaggestaltung: Claude Borer, Basel
Umschlagbilder: istockphoto, fotolia, Claude Borer
Druck und buchbinderische Verarbeitung: AZ Druck und Datentechnik GmbH, Kempten
Printed in Germany

Bibliografische Information der Deutschen Nationalbibliothek
Die Deutsche Nationalbibliothek verzeichnet diese Publikation in der Deutschen Nationalbibliografie; detaillierte bibliografische Daten sind im Internet über http://dnb.d-nb.de abrufbar.

Anregungen und Zuschriften an:
Verlag Hans Huber
Lektorat Medizin
Länggass-Strasse 76
CH-3000 Bern 9
Tel: 0041 (0)31 300 4500
Fax: 0041 (0)31 300 4593
verlag@hanshuber.com
www.verlag-hanshuber.com

1. Auflage 2011

(E-Book-ISBN 978-3-456-94922-2)
ISBN 978-3-456-84922-5

Inhaltsverzeichnis

Für Karin und Luise

Mein Dank gilt besonders Tom Terboven für das Verfassen eines der Einsätze sowie Katrin Rokuss, Claudia Ebert, Michael Schöler, Tom Terboven, Axel Rothaas und Maike Beier für das kritische Durchspielen der Einsätze und Tim Viergutz und Thomas Carl für die Bereitstellung von Fotoaufnahmen sowie Dr. Klaus Reinhardt vom Verlag Hans Huber für die weiterhin gute Betreuung bei der Erstellung dieses Buches.

Vorwort

Im November 2009 erschien mit dem Buch „Notarzt-Einsatz!“ das erste Spielebuch mit medizinischem Hintergrund, und niemand wusste genau, wie die Reaktionen ausfallen würden.

Etwa ein Jahr später ist die erste Auflage des Buches bereits verkauft, und es hat sich gezeigt, dass „Notarzt-Einsatz!“ glänzend angekommen ist und viele Leser begeistern konnte.

Gestärkt von diesen Reaktionen wurde das Projekt „Notarzt-Spielebuch“ in Zusammenarbeit mit dem Verlag Hans Huber weiter fortgesetzt und nun in Form des zweiten Bandes zu Papier gebracht.

Nach den ersten 24 Stunden als Jung-Notarzt im ersten Band geht es nun wieder los, und Sie müssen sich als kompetenter Notarzt beweisen.

Ich hoffe, dass die nun etwas ausgefalleneren Einsätze des zweiten Bandes Ihnen genauso viel Spass, Spannung und Lernerfolg bereiten und wünsche viel Vergnügen in Ihrem zweiten Notarzt-Dienst!

Daniel Schmitz
Heidelberg, im Dezember 2010

Einführung

In diesem Buch durchleben Sie Ihren zweiten Notarztdienst als verantwortlicher Notarzt in einer beschaulichen Kleinstadt. Ihren ersten Dienst haben Sie bereits vor einigen Wochen im Rahmen des ersten Bandes „Notarzt-Einsatz!“ erlebt.

Ihr Weg durch den Dienst wird Sie mit verschiedensten Einsätzen und kritischen Situationen konfrontieren, die Sie zu meistern haben. Das Prinzip ist ganz einfach: Sie beginnen im Abenteuerteil des Buches bei Absatz Nummer 1 mit dem Lesen. Jeder Textabschnitt wird Ihnen wieder eine oder mehrere Nummern von folgenden Absätzen eröffnen. Sie müssen Ihre eigene Entscheidung treffen, wie es weitergehen soll. Sie werden so gezwungen, teilweise einfache, aber auch schwierige Entscheidungen zu treffen und die Konsequenzen zu tragen.

Das allein ist noch nicht so wild, allerdings sollten Sie sich Gedanken machen, bevor Sie sich entscheiden. Denn nur die richtige Entscheidung wird dafür sorgen, dass Sie einen Einsatz kompetent und schnell durchziehen!

In der Regel erfahren Sie am Ende eines jeden Absatzes, wo es als Nächstes weitergeht. Einige Absätze enden jedoch als Sackgasse – es geht dann nicht mehr weiter. Das bedeutet leider, dass Sie einen mehr oder weniger schwerwiegenden Fehler begangen haben. Für Sie ist dieser Einsatz dann beendet, und Sie sollten erneut am Beginn dieses Einsatzes loslegen.

Jeder Einsatz endet schließlich mit einer Einsatznachbesprechung, wenn Sie ihn erfolgreich abgeschlossen haben. Dort erfahren Sie einige Erläuterungen zu dem Durchgemachten und können Ihre eigenen Gedanken zu dem Fall nochmals überprüfen. Sie sollten die Einsatznachbesprechung allerdings nur lesen, wenn Sie den Einsatz geschafft haben oder nicht noch mal versuchen wollen (im Falle eines Fehlschlags) – denn dort erfahren Sie alles Wichtige über und auch die Lösung für den entsprechenden Einsatz. Wenn Sie den Einsatz noch einmal beginnen möchten, schauen Sie stattdessen im Inhaltsverzeichnis die Nummer des jeweiligen Startabsatzes nach und beginnen einfach noch mal von vorn!

Noch ein Wort zu „Richtig“ oder „Falsch“: In der Regel basiert diese Beurteilung auf den gängigen Leitlinien von nationalen oder internationalen Fachgesellschaften oder entsprechenden Literaturquellen. Sicherlich fließt an einigen Stellen auch die subjektive Meinung des Autors mit ein in die Beurteilung Ihrer Entscheidungen. Das kann dazu führen, dass Sie (wenige) Kompetenzpunkte verlieren, obwohl Sie sich Ihrer Meinung nach korrekt entschieden haben. Aber dann sollten Sie nicht verzweifeln – das Leben draußen auf der Straße als Notarzt ist auch nicht immer gerecht!

Und natürlich brauchen Sie manchmal einfach auch ein Quentchen Glück, um die richtige Lösung zu finden.

Als Lernziel sollten Sie sich vornehmen, dass Sie jeden der gebotenen Einsätze problemlos durchspielen können. Und das nicht nur, weil Sie durch Ausprobieren herausgefunden haben, welches der richtige Weg ist! Vielmehr sollten Sie den Einsatz verinnerlicht haben und die Entscheidungen verstehen. Neben der Einsatznachbesprechung sollten Sie dazu auch das ein oder andere Mal querlesen und Absätze nachschlagen, die Sie zwar bereits als „falsch“ identifiziert haben, aber die Begründung dafür nicht parat haben.

Ihre Kompetenz

Jede falsche Entscheidung von Ihnen wird dazu führen, dass Ihre Kompetenz schwindet: Sie verlieren Kompetenzpunkte. Wie viele Sie davon zu Beginn Ihres Dienstes haben, hängt davon ab, wie Sie sich selbst einschätzen. Starten Sie entsprechend der folgenden Liste:

Blutiger Anfänger	60 Kompetenzpunkte
Naseweiser Assistenzarzt	40 Kompetenzpunkte
Notarzt-Greenhorn	20 Kompetenzpunkte
Profi-Retter	10 Kompetenzpunkte

Wenn Sie irgendwann im Laufe des Buches alle Kompetenzpunkte verbraucht haben (und das wird vorkommen, soviel ist sicher!) – tja, dann gibt es eine gute und eine schlechte Nachricht. Die gute: Sie dürfen sofort nach Hause fahren, denn ein erfahrener Kollege löst Sie ab, damit Sie nicht noch mehr Schaden anrichten können. Und die schlechte: Sie werden auch in den nächsten sechs Monaten in diesem Rettungsdienstbereich keinen Notarztdienst mehr machen…

Es kann vorkommen, dass Sie einen Absatz während eines Einsatzes zweimal lesen müssen. Etwa wenn Sie eine falsche Entscheidung getroffen haben und wieder zurückgeleitet werden. Wichtig: Wenn Sie einen Absatz zweimal lesen, dann müssen Sie eventuell dort vermerkte Kompetenzabzüge nicht ein zweites Mal notieren.

Einsatzdokumentation

Wenn Sie starten, legen Sie einen Bleistift und ein Blatt Papier neben das Buch, um dort die Kompetenzpunkte zu notieren – schließlich hängt davon Ihre Zukunft als Notarzt ab!

Außerdem sollten Sie wichtige Untersuchungsbefunde festhalten, damit Sie im Laufe eines Einsatzes den Überblick behalten. So sollten Sie Blutdruck, Puls, Sauerstoffsättigung und andere klinische Befunde notieren, wenn sie in einem Absatz genannt werden. Es könnte sonst vorkommen, dass Sie vergessen, in welchen Zustand der Patient ist, wenn Sie bereits ein paar Absätze weiter sind. Zusätzlich sollten Sie auch festhalten, welche Medikamente Sie gegeben haben, denn nach dem Einsatz werden Sie eventuell gefragt, ob Sie alle nötigen Präparate verabreicht haben.

Im Anhang des Buches finden Sie ein geeignetes Protokoll als Kopiervorlagen, um alles Wichtige während Ihrer Einsätze zu dokumentieren.

Ihr Arbeitsgerät

Im Notarztdienst sind Ihre praktischen Fähigkeiten und Ihr Blick für den Patienten und seine Probleme wichtiger als in jedem anderen medizinischen Bereich.

Sie werden außerhalb Ihrer gewohnten Umgebung mit einer begrenzten diagnostischen und therapeutischen Ausstattung klarkommen müssen.

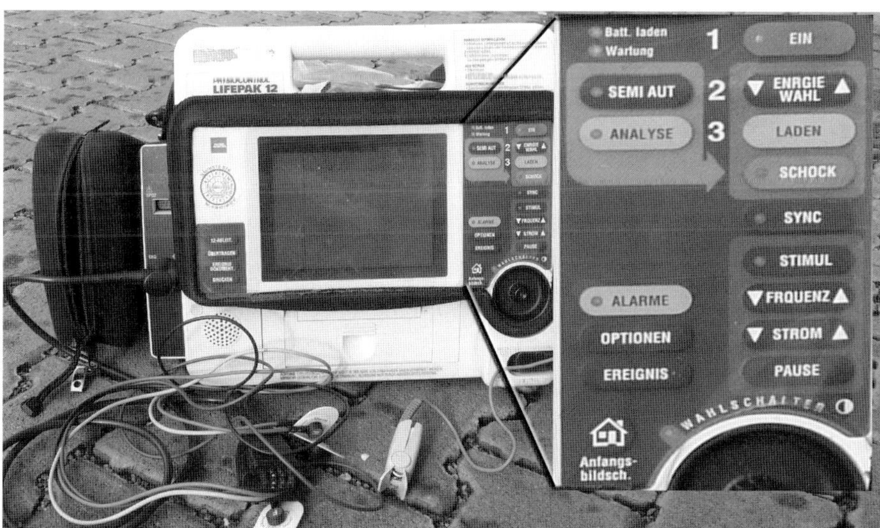

Abbildung 1: LifePak mit EKG, Pulsoxymeter und Defibrillator

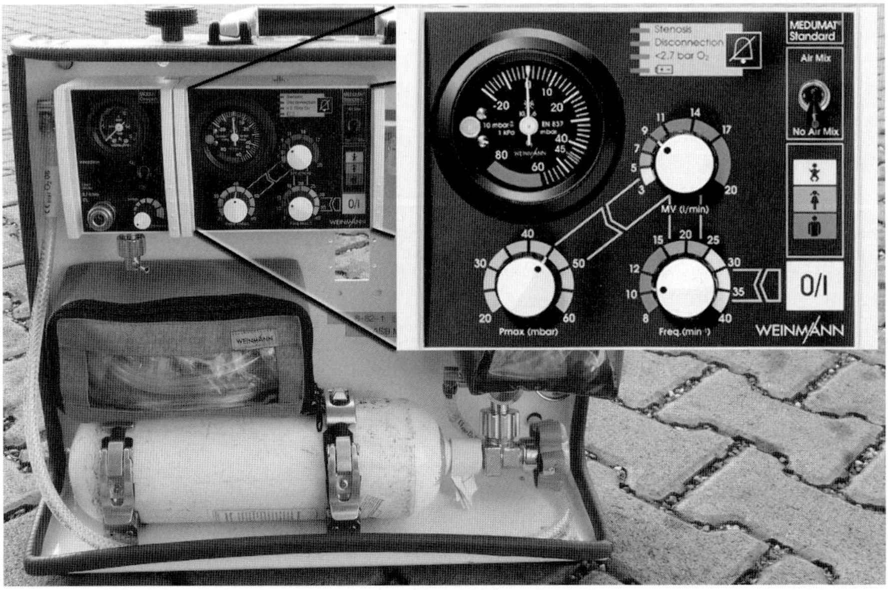

Abbildung 2: Sauerstoffzufuhr und Beatmung

Neben Ihren fünf Sinnen verfügen Sie über ein multifunktionales Monitoring-Gerät, den sog. LifePak 12 (Abbildung 1). Dabei handelt es sich um ein tragbares EKG-Gerät, das neben einer Pulsoxymetrie und dem normalen Standard-EKG (Extremitätenableitungen) auch ein 12-Kanal-EKG ableiten kann und im Notfall auch über seine Paddels als Defibrillator oder Schrittmacher dienen kann. Weitere wichtige Geräte sind die Absaugpumpe und das (nur optisch steinzeitliche) Beatmungsgerät (Abbildung 2), mit dem Sie Ihren Patienten Sauerstoff geben oder beatmen können.

Personell werden Sie bei allen Einsätzen von dem Fahrer des Notarzteinsatzfahrzeuges unterstützt, der ebenfalls ein Dienstzimmer in der Klinik hat und dort auf den nächsten Einsatz wartet. Sie treffen ihn in der Regel am Auto, und gemeinsam geht es los.

Da der Fahrer jedoch nicht nur besondere Fähigkeiten im Straßenverkehr hat, sondern auch ein ausgebildeter Rettungsassistent (RA) ist, kann er Ihnen auch bei der medizinischen Versorgung eine große Hilfe sein. Sie werden ihn im Laufe des Buches noch in Ihr Herz schließen!

Außerdem wird bei den meisten Einsätzen nicht nur der Notarzt, sondern auch ein Rettungswagen (RTW) verständigt und zur Einsatzstelle geschickt. Die Qualifikation der Besatzung schwankt in der Praxis je nach Rettungsdienstbereich, in diesem Buch werden Sie jedoch nur auf RTWs treffen, die mit zwei Rettungsassistenten besetzt sind und Sie tatkräftig unterstützen.

Abenteuerteil

1 Sie haben heute Ihren zweiten Notarztdienst. Die Zusatzbezeichnung „Notfallmedizin“ haben Sie erst vor kurzem erworben und haben sich gleich danach in den Dienstplan des Notarzteinsatzfahrzeuges (NEF) am Rhein-Klinikum eingetragen. Der letzte Dienst (Notarzt-Einsatz!, Band 1) war tatsächlich ziemlich aufregend – Sie erinnern sich mit Unbehagen an einige brenzlige Situationen zurück. Letztlich ging aber auch dieser Dienst vorbei, und Sie freuen sich jetzt auf die kommenden 24 Stunden.

Den Piepser haben Sie gerade von Ihrem Vorgänger übernommen, der nichts Besonderes zu berichten hatte. Von den neun Einsätzen, die der Kollege gefahren ist, war nichts Aufregendes dabei. Mal sehen, wie das bei Ihnen wird.

Sie machen sich zu Beginn des Dienstes, es ist morgens kurz nach halb neun, auf den Weg in die Fahrzeughalle des Rhein-Klinikums, wo Ihr NEF stationiert ist. Sie vermuten richtig und finden dort Tom, Ihren Fahrer und erfahrenen Rettungsassistenten vor, der gerade das Auto nach der Übernahme aus der vorhergehenden Schicht einmal durchcheckt.

„Hey, alles klar? Schön Dich zu sehen!“, begrüßt er Sie herzlich.

„Ja, kann nicht klagen! Und wie geht’s Dir?“

„Ach, schlechten Menschen geht’s immer gut!“, antwortet er mit einem Augenzwinkern und fügt hinzu: „Bin gespannt, was wir heute erleben – beim letzten Mal ging es ja ganz schön hoch her, was?“

„Stimmt, ist ja schon fast nicht mehr zu toppen“, erwidern Sie gut gelaunt. Toms unbesorgte Stimmung ist auf Sie übergegangen, und Sie wissen, dass Sie mit ihm an Ihrer Seite einen erfahrenen Helfer vor Ort haben – was soll da schon passieren?

Sie unterhalten sich noch eine Weile und tauschen den neusten Gesprächsstoff aus dem örtlichen Rettungsdienstbereich aus, als der Piepser etwas später erwartungsgemäß Ihre entspannte Atmosphäre mit seinem inzwischen gut bekannten Piepsen stört. Schnell drücken Sie den gelben Knopf an der Box, um den Ton abzuschalten und werfen einen neugierigen Blick auf das blasse Display, während Tom den Kofferraum des NEf zuschlägt und Sie sich zur Beifahrertür begeben.

„Notarzteinsatz167668/2. Juli/9:12/nefso/Schmidt/Dyspnoe/Kammstr. 12“

Dyspnoe – keine sehr interessante Meldung, aber ohnehin ziemlich nichtssagend, denn hinter einer Dyspnoe kann sich die harmlose Hyperventilation genauso wie eine Reanimationssituation verbergen, das wissen Sie inzwischen.

Mit ein paar schnellen Bewegungen hat Tom den Zielort im Navi einprogrammiert, und die quäkende Frauenstimme verkündet, dass die Route nun berechnet würde, während Sie zügig aber mit der notwendigen Vorsicht das Kliniksgelände Richtung Ausfahrt durchqueren.

Tom absolviert die Signalfahrt durch den morgendlichen Berufsverkehr gewohnt umsichtig, und wenige Minuten später haben Sie Ihren Zielort erreicht, den Sie gemeinsam mit einem simultan alarmierten Rettungswagen erreichen.

Sie springen aus dem Wagen, werfen einen kurzen Blick auf die umliegenden Häuser, fast alles etwas herunter gekommene Altbauten, und machen sich zur Haustüre auf. Komischerweise fällt Ihnen gerade ein, dass Bündnis 90/Die Grünen bei der letzten Kommunalwahl in diesem Stadtviertel über 60 % der Stimmen erlangt haben.

Die Haustüre ist nur leicht angelehnt, und da Sie an den Klingelschildern erkennen können, dass Ihr Ziel in einem der oberen Stockwerke liegen muss, machen Sie sich mit ausholenden Schritten auf den Weg nach oben.

An einer Wohnungstür im zweiten Stock erwartet Sie bereits ein etwa 40-jähriger Mann, der in den Siebzigern jeder Kommune alle Ehre gemacht hätte; Seine langen brauen Haare umrahmen ein hageres Gesicht und die schmucklose Drahtbrille mit den kleinen runden Gläsern lässt Sie unwillkürlich an John Lennon denken. Passend dazu trägt er ein hellblaues Batik-T-Shirt und eine violette Stoffhose, seine nackten Füße stecken in ausgelatschten Sandalen, und jetzt wissen Sie auch, wem vermutlich der bunt bemalte VW-Bus gehört, der Ihnen vor dem Haus aufgefallen ist.

„Hallo!“, werden Sie von ihm hastig begrüßt und in die Wohnung geführt, die bunt, chaotisch und gemütlich wirkt. Im Flur schlängelt sich Ihre kleine Karawane an einem abgewetzten Sofa und vorbei, das offensichtlich als Garderobe genutzt wird und folgt dem John-Lennon-Double in ein großes Wohnzimmer, das hinter einer der Türen liegt. Dort finden Sie nun auch Ihre Patientin vor, denn auf einem weiteren Sofa sitzt eine ebenfalls dem Kommunenzeitalter entsprungene Frau in den Dreißigern in deutlich reduziertem Allgemeinzustand und jappst nach Luft, während sie zurückgelehnt mit leeren Blick an die gegenüberliegende Wand starrt, die mit jugendlichen Posteraufnahmen von inzwischen senilen Rockstars behängt ist. Bereits von der Tür aus können Sie die feuchten Rasselgeräusche hören, die sie bei jedem ihrer Atemzüge produziert.

„Lungenödem!“, fährt es Ihnen sofort durch den Kopf … aber … irgendwas kommt Ihnen merkwürdig vor.

Und plötzlich wird Ihnen klar, wo der Fehler im Bild versteckt ist: Der Bauch der Patientin wölbt sich unter einem regenbogenfarbenen T-Shirt prall und kugelrund nach vorne – Die Frau muss hochschwanger sein! Von weitem schätzen Sie, dass sie irgendwo jenseits der 35. Woche sein dürfte.

Ein kalter Schweißausbruch packt Sie – mit Schwangeren kennen Sie sich doch überhaupt nicht aus! Da befinden Sie sich zwar in guter Gesellschaft mit dem Großteil der Ärzteschaft, aber das nützt Ihnen im Moment auch nicht viel. Und das auch noch am frühen Morgen!

Ihre Ankunft wurde inzwischen auch von der Patientin bemerkt, die Sie kurz mit einem abwesenden Blick streift und dann wieder ausdruckslos in die Ferne starrt. Dies und die ziemlich blasse Gesichtsfarbe lassen Sie auf eine relevante Hypoxie schließen.

Ein RA hat den Materialkoffer und die Beatmungseinheit auf dem Fußboden vor der Patientin abgestellt und zerrt eine Sauerstoffmaske aus ihrer Plastikverpackung. Der andere RA kümmert sich um den LifePak, den er auf das Sofa neben die Patientin stellt und steckt den Fingerclip der Pulsoxymetrie an einen ihrer Finger.

„Claudia ist in der 38. Woche schwanger! Seit ein paar Tagen geht es ihr immer schlechter. Morgen haben wir einen Arzttermin, aber es geht ihr jetzt schon so schlecht, dass ich echt Angst habe, Mann!" Der Ehemann ist offensichtlich und zu Recht besorgt und wischt sich mit der Hand ein paar Haarsträhnen fahrig aus dem Gesicht.

„Guten Tag, der Rettungsdienst ist da!" Sie machen einen schnellen Schritt auf die Patientin zu, sprechen sie laut an und stellen sich als Notarzt vor.

Erneut gelingt es Ihnen jedoch nur kurz, die Aufmerksamkeit der Patientin auf sich zu ziehen, die dann wieder in ihre Apathie verfällt. Eine kurze Auskultation der Patientin ergibt über allen Lungenabschnitten heftige feuchte Rasselgeräusche und ein leichtes Giemen. Die Herztöne erscheinen normal, allerdings hören Sie eine Tachykardie mit über den Daumen gepeilten 120 Schlägen pro Minute. Ein Blick auf das Pulsoxymeter zeigt Ihnen einen Wert von 89 %.

„Ohne Sauerstoff waren es eben 78 %", meint der RA leise zu Ihnen. John Lennon hat inzwischen ein paar zerknautschte Medikamentenschachteln aus einer Tüte gezogen und auf einem Klapptisch am Fenster ausgebreitet.

Was tun Sie?

- Den Blutdruck messen (11)
- Einen Blick auf die Medikamentenschachteln werfen (15)
- Den Verlauf der jetzigen Beschwerden erfragen (19)
- Die Intubation richten lassen (24)
- Die Fundushöhe palpieren (30)
- Nach anderen Beschwerden fragen (34)
- Die kindlichen Herztöne auskultieren (39)
- Mit dem LifePak ein Cardiotokogramm schreiben (45)
- Nach einem Mutterpass fragen (50)

Lesen Sie bei 53 weiter, wenn Sie keine der oben genannten Optionen mehr wahrnehmen wollen.

2 Sie haben gerade die Schwangere in der Notaufnahme abgegeben, da klingelt schon wieder der Piepser … genervt werfen Sie einen Blick auf die Anzeige:

„Notarzteinsatz167818/2. Juli/11:21/nefso/Nasic/NA vor Ort/Waldstr. 33“

„Hä? Notarzt vor Ort?“, fragend schauen Sie zu Tom rüber, der ebenso verständnislos auf die Piepsermeldung glotzt. „Wart’ mal kurz. Keine Ahnung, was das soll“, er greift zum Funkgerät und bereits wenige Sekunden später verkündet eine knackende Stimme aus dem Lautsprecher:: „Da ist bereits ein Kollege vor Ort bei laufender Reanimation. Die kommen irgendwie nicht klar!“

„Na, das hört sich ja richtig toll an!“, Sie zerren den Anschallgurt über Ihre Schulter und klicken ihn links unten ein, während Tom die Kippschalter für Signal und Blaulicht umlegt und aus der Fahrzeughalle heraus beschleunigt. „Muss wohl das Auto von Fronberg drüben sein“, ruft Tom, während er den Wagen aus dem Kliniksgelände steuert. „Hm“, brummen Sie vor sich hin und grübeln angestrengt, was da wohl los sein mag. Am Standort in Fronberg fahren viele unterschiedliche Kollegen in ihrer Freizeit als lukrativer Nebenjob. Da sind eine Menge erfahrene Notärzte dabei, allerdings erzählt man sich hin und wieder auch mal die Story von der einen oder anderen Gurke, die da auf dem Auto hockt. Gurke hin oder her – Sie sind noch lange kein erfahrener Notarzt und fragen sich insgeheim, was Sie eigentlich da sollen. Wenn es nach dem Prinzip „Minus mal Minus gibt Plus“ funktioniert, könnte alles gut werden, ansonsten sehen Sie aber eher eine ziemlich unangenehme Situation auf sich zukommen. Reanimationen haben Sie ja jetzt schon einige gesehen, aber das allein wird wohl nicht das Problem sein. Vielleicht eine schwierige Intubation? Oder doch nur ein adipöser Patient, den man allein kaum bewegen kann? Nein, nur als Tragehilfe würde man Sie da doch wohl kaum hinschicken!

Während Tom sich aufs Fahren konzentriert, überlegen Sie noch ein paar Augenblicke hin und her, was da wohl los sein möge, aber letztendlich bleibt alles Grübeln sinnlos – Sie müssen sich wohl einfach überraschen lassen. Wenig später erreichen Sie die Zieladresse; Vor dem niedrigen Einfamilienhaus in Fertigbauweise steht bereits das NEF aus dem Nachbarort, ein schicker Audi, den Sie mit einem Anflug von Neid mustern. Ein Stück weiter steht ein RTW verlassen da.

Tom quetscht Ihren Wagen zwischen ein paar Blumenkübel und lässt Signal und Motor verstummen, während Sie durch die Frontscheibe einen neugierigen Blick auf den Einsatzort werfen. Die Haustür ist nur angelehnt. Auf der anderen Straßenseite steht ein neugieriger Hundehalter, der sich wohl dazu entschlossen hat, den heutigen Gassirundgang im wesentlichen hier auf drei Quadratmetern Bürgersteig zu erledigen und Sie interessiert beobachtet, während Sie gemeinsam mit Tom aus dem Auto steigen.

Bitte wählen Sie eine Materialkomponente aus, die Sie mit ins Haus nehmen wollen:

- Kinderkoffer
- Thoraxdrainagen-Set
- Intraossär-Zugang
- Koniotomie-Set
- Antidot-Box

Dann eilen Sie mit Tom zur Haustür und fummeln sich im Laufen noch zwei Gummi-Einmalhandschuhe über die zugegebenermaßen etwas verschwitzten Finger. Lesen Sie weiter bei 7.

3 „Endlich mal meine Emails der letzten Woche abarbeiten", denken Sie und lassen die Tür des Dienstzimmers hinter sich ins Schloss fallen, nachdem Sie nach der Reanimation tatsächlich nicht gleich zum nächsten Einsatz geschickt werden, sondern sogar noch einen Kaffee zwischendrin trinken konnten.

Oder vielleicht machen Sie doch lieber ein kurzes Nickerchen? Sie entscheiden sich doch für die Emails und loggen sich ohne große Begeisterung in Ihr Emailpostfach ein. Irgendjemand von Ebay will noch eine Bewertung der letzten Transaktion … gelangweilt lassen Sie die Email im virtuellen Papierkorb verschwinden. Und in einem SocialNetwork hat Ihnen jemand eine Freundschaftsanfrage geschickt … das ist doch wenigstens mal ein Grund zur Freude. Gott sei Dank gibt es mittlerweile die automatischen Verknüpfungen, sodass Sie durch einen Klick auf das blaue „F" am oberen Rand Ihres Postfaches direkt zu Ihrem Community-Profil gelangen, ohne sich extra noch mal einloggen zu müssen. Die ganzen Passwörter kann sich eh kein Mensch merken! Mal schauen, wer sich gerade im Chatbereich rumtreibt … PIEEEEEEP-PIEEEEEP-PIEEEEEEP … Ihre sozialelektronischen Aktivitäten werden mal wieder von einem Notfall unterbrochen …

„Notarzteinsatz167923/2. Juli/12:01/nefso/Bengel/Dyspnoe/Friedplatz. 17"

„Atemnot" verkündet der Piepser schon wieder und mit einem Seufzer drücken Sie sich aus dem Stuhl hoch. Mit Jacke und Stethoskop unter dem Arm eilen Sie zum NEF und lassen sich auf den Beifahrersitz fallen. Tom übernimmt die Navigation und bereits kurze Zeit später treffen Sie am Ort des Geschehens ein – eine graue Strasse mit stereotypen Sechzigerjahre Billigbauten. Dünne Wände, braune Blechbalkone und hellgrüne Wohnungstüren mit Spion, so sieht hier das Leben aus. Der RTW ist bereits vor Ort und so stapfen Sie eilig die Stufen im Treppenhaus bis in den zweiten Stock, wo die Patientenwohnung liegt.

Den Stimmen mehrerer Personen folgend betreten Sie eines der Zimmer und registrieren widerwillig den Geruch von Alter, Urin und längst vergangenen Tagen, der in der Wohnung steht. Sie rümpfen die Nase, aber umdrehen und abhauen ist jetzt leider nicht drin, denn Sie vernehmen bereits das schwere, brodelnde Atemgeräusch, das von einem Pflegebett im hinteren Teil des Raumes zu Ihnen dringt. Die Sicht wird Ihnen noch von zwei Rettungsassistenten und einer Frau von etwa 80 Jahren versperrt, die vor dem Bett stehen. Während einer der RA die Frau zu befragen scheint, ist der andere gerade dabei, am Patienten Blutdruckmanschette und EKG anzubringen. Ihre Ankunft wird sofort bemerkt und Sie werden informiert, dass der Ehemann der alten Dame der Patient im Pflegebett ist und dass es ihm seit einigen Tagen zunehmend schlechter gehe. Ein Mitarbeiter eines ambulanten Pflegedienstes habe nun den Notruf abgesetzt, ist aber schon wieder zum nächsten Patienten weiter gefahren.

Das Atemgeräusch des Patienten sehen Sie als dringende Aufforderung an, einen genauen Blick auf ihn zu werfen und so treten Sie zu allererst an das Bett heran. Ihr Blick fällt auf eine fleckigen alten Mann in speckigem Schlafanzug, der abwesend mit halbgeschlossenen Augen und hageren Wagen röchelnd nach Luft ringt und die knochigen Schultern im Atemtakt vor und zurückschiebt. Aus seinem Mund brodelt es deutlich hörbar. Was möchten Sie tun?

- Auskultation (44)
- Blutdruck messen (49)
- Sauerstoffsättigung messen (13)
- EKG ableiten (64)
- In den Mund schauen (74)

4 Mittlerweile ist es 13:30 Uhr und Sie haben die letzten Minuten mit dem Einscannen und Korrigieren der elektronisch erfassbaren Protokolle ihrer bisherigen 3 Einsätze verbracht.

Nachdem Sie mit einem Seufzer das letzte Dokument gescannt und die Abspeicherung bestätigt haben, nimmt Ihnen Ihr Piepser die Entscheidung über die Wahl Ihrer weiteren Beschäftigung ab.

„PIIEEEP-PIIEEEEP-PIIEEEEP“.

„Notarzteinsatz167999/2. Juli/13:31/nefso/Hinrichs/Kollaps/Züricher Str. 8“

„Notarzteinsatz, Hinrichs, Züricher Straße 8, Kollaps“ lesen sie auf dem Display. Während Sie, angetrieben von der ihnen gesetzlich vorgeschriebenen Ausrückzeit von 2 Minuten, zum Fahrzeug hetzen, wundern Sie sich über die Einsatzmeldung.

„Ein Kollaps braucht doch keinen Notarzt! Aber egal, erst mal schauen…“, denken Sie.

Am NEF angekommen sitzt Tom bereits auf dem Fahrersitz und erwartet Sie. Die Züricher Straße liegt in einem der anschaulicheren Teile der Stadt und wird hauptsächlich von der gehobenen Mittelschicht bewohnt. Unterwegs holen Sie den parallel alarmierten RTW ein, der sich gerade mit Blaulicht und Martinshorn seinen Weg durch den dicht gedrängten Verkehr bahnt, was sich vor allem an roten Ampeln als relativ beschwerlich herausstellt.

Nach 5 Minuten Anfahrtszeit erreichen Sie schließlich Ihr Ziel. Der RTW stoppt vor einem Einfamilienhaus mit gepflegtem Vorgarten, an dessen Türe bereits eine Frau mittleren Alters mit besorgter Miene auf Sie wartet. Tom parkt in einigen Metern Abstand hinter dem RTW, um später ein problemloses Ein- und Ausladen der Trage zu ermöglichen. Sie stellen sich der Frau als der diensthabende Notarzt vor, Tom präsentiert sich etwas umsichtiger als Sie und hilft den Kollegen unterdessen beim Tragen der Gerätschaften. Ihr Mann sei ja heute Morgen im Klinikum gewesen und jetzt fühle er sich zusehends unwohl. Und er habe vor einiger Zeit ja schon einmal Probleme mit dem Herzen gehabt, berichtet ihnen die Dame.

Sie finden das Haus ebenso gepflegt vor wie bereits den Vorgarten. Die Ehefrau weist ihnen den Weg ins Wohnzimmer. Dort sitzt ein circa 50 jähriger Mann auf der Couch, dessen blass-graue Gesichtsfarbe Ihnen unmittelbar auffällt. Sie schütteln ihm die Hand, stellen sich vor und bemerken eine deutliche Kaltschweißigkeit des Patienten. Winzige Tröpfchen stehen bereits auf seiner Stirn.

Weiterhin fällt Ihnen der Beutel eines Blasenkatheters zwischen den Beinen den Patienten auf. In der Zwischenzeit sind auch Tom und die beiden Rettungsassistenten eingetroffen, welche unmittelbar mit dem Anbringen des Monitorings beginnen. Tom kümmert sich unterdessen um die Personalien.

Herr Hinrichs berichtet, sich seit circa drei Stunden zusehends unwohl zu fühlen. Im Verlauf seien auch eine zunehmende Atemnot und leichtes Drücken und Stechen im Bereich des Brustkorbs hinzugekommen, ein synkopales Ereignis verneint er, er sei aber bereits vor 2 Jahren mit „Herzbeschwerden" im Krankenhaus gewesen. Ein damals durchgeführter Herzkatheter sei aber unauffällig gewesen. Eine Stentimplantation verneint er ebenso wie eine regelmäßige Medikamenteneinnahme. Der Patient ist zwar etwas kurzatmig, jedoch vollkommen kontaktfähig und orientiert. Der Rettungsassistent macht sie auf den Monitor aufmerksam, wo Sie eine Tachykardie von 150 /min mit schmalen Kammerkomplexen erblicken. Die Sauerstoffsättigung zeigt unter Gabe von 5 L/min 99 %, der zweite Rettungsassistent ist gerade dabei einen 18G i.v.-Zugang am linken Handrücken zu legen.

Einer der beiden RA hat Ihnen bereits einen Streifen des EKGs ausgedruckt. Betrachten und diagnostizieren können Sie bei Absatz 14.

5 Nachdem Sie den Patienten mit seiner hämodynamischen Instabilität in der urologischen Aufnahme abgegeben haben, stellen Sie fest, dass Sie dringend was zum inzwischen leicht verspäteten Mittag zu sich nehmen müssen, und Tom geht es genauso. Frei nach: „Die Hoffnung stirbt zuletzt", begeben Sie sich in Richtung Kantine der Klinik und wagen der Versuch eines stationären Mittagessens aus der berüchtigten Klinikskiiche. Und obwohl Sie während des Essens ständig auf den Pieps warten, der Sie weg vom Mittagstisch wieder zurück in den Notarztalltag reißen würde, werden Sie unerwarteter weise verschont. Erst als Sie schwerfällig und zufrieden gemeinsam Richtung Haupthaus der Klinik zurückschlendern, meldet sich der Piepser erneut zu Wort:

„Notarzteinsatz168110/2. Juli/14:55/nefso/kein Name/Sturz/Reithof Almonder Str"

„Wird wohl nichts aus meinem Mittagsschlaf!". Die Enttäuschung in Ihrer Stimme ist jedoch nur gespielt. Sie haben sich schon mehr als gewundert, dass das Mittagsessen so glatt verlief.

„Tja, das Leben ist schon echt hart, was?!" Tom hat offensichtlich nicht sehr viel Mitleid für Sie übrig.

Der Einsatzort liegt diesmal etwas außerhalb auf einem Reiterhof in den Feldern und die Anfahrt dauert entsprechend einige Minuten.

Als Sie vorbei an einem wild gestikulierenden Mädchen die Einfahrt des Hofes passieren, erkennen Sie in einer Entfernung neben einem Stallgebäude bereits den RTW und daneben auf einer kleinen Koppel die beiden Kollegen, die gerade zu einer auf dem Boden liegenden Person eilen.

Sie greifen sich eilig ein paar Gummi-Handschuhe aus der Papp-Box in der Mittelkonsole des NEF und eilen auf den Schauplatz zu. Einige etwas abseits stehende Mädchen im Grundschulalter beobachten ehrfürchtig, was sich abspielt, während am anderen Ende des Reitplatzes ein gesattelter „Brauner" seelenruhig seinen Grashunger stillt – Sie haben den dumpfen Verdacht, dass der Bursche etwas mit Ihrem Einsatz zu tun haben könnte.

Ihre Patientin ist ein etwa 16 Jahre altes Mädchen in Reithose, passenden Stiefel und einem hellen T-Shirt, dass mit frischer Erde und ein paar Blutflecken verschmiert ist. Ihr Kopf ist auf einem zusammen geknäulten Pullover gebettet. Sie liegt regungslos und hat die Augen geschlossen, aus ihrem Zopf haben sich einige Strähnen gelöst und hängen wirr in Ihrem Gesicht, das von ein paar frischen, oberflächlichen Kratzern gezeichnet ist. Die rechte Schläfe ist blutverschmiert, die Haare dort dunkelrot verfilzt – allem Anschein nach liegt eine Kopfverletzung vor.

Eine Frau, die vermutlich die Reitlehrerin sein dürfte, hatte neben der Verletzten gekniet, erhebt sich nun und berichtet aufgelöst die Vorgeschichte: „Ich kann mir das nicht erklären, so was ist mit Calander noch nicht passiert! Plötzlich lag Lena hier am Boden, sie muss abgerutscht sein! Wir haben Sie sofort angerufen!"

Sie knien sich neben die Patientin und massieren ihr mit rechts das Sternum, „Lena, mach' mal die Augen auf!" Dass das Mädchen reglos mit geschlossenen Augen daliegt, hat Sie sofort beunruhigt.

Ihre Patientin öffnet die Augen und blickt irgendwo in den blauen Himmel, verzieht missmutig das Gesicht und entscheidet sich dann dazu, lieber weiterschlafen zu wollen und dreht das Gesicht von Ihnen weg. Sie lassen jedoch nicht locker: „Hey, Lena, schau' mich noch mal an!"

Sie ergreifen die rechte Hand des Mädchens und werden etwas aufdringlicher: „Drück' mal meine Hand!"

Lena erwidert Ihren Händedruck nicht, zieht ihre Hand jedoch zurück, als Sie den Druck schmerzhaft verstärken, dreht sich noch weiter auf die Seite und murmelt irgendwas unverständliches wie „ohmannlassmichjetztbinmüde". Beruhigt stellen Sie fest, dass das Mädchen bei dem Versuch, sich auf die Seite zu drehen auch den linken Arm und beide Beine bewegt. Sie scheint es auf dem harten Untergrund echt gemütlich zu finden und hat die Augen schon wieder geschlossen. Bitte rechnen Sie den GCS aus und lesen weiter bei 10.

6 Tom zählt die Kompressionen laut ab und Sie applizieren in einer kurzen Pause die Beatmung mit vorsichtigem Druck auf den Beutel. Inzwischen können Sie die Maske dicht auf dem Gesicht des Kindes platzieren und so eine problemlose Beatmung durchführen. Tom beginnt sofort wieder mit den Kompressionen. Wie viele davon sollte er pro Minute etwa machen?

- 70 (229)
- 90 (241)
- 110 (174)
- 130 (148)

7 Ihre Hand klatscht auf die Metalltür, die schwungvoll nach innen saust und den Blick ins Innere des Hauses freigibt. Zwei Schritte später stehen Sie in einem kurzen Flur, von dem einige Türen im hinteren Teil abgehen. Eine Treppe führt jeweils nach oben und unten und rechts können Sie in eine Küche blicken. Da niemand zu sehen ist, ruft Tom ein lautes „Hallllooo!" in die vermeintliche Stille, dem sofort ein mehrstimmiges „Hier unten!!" aus dem Keller folgt. Verdammt, das hört sich nicht so an, als würden die da unten Kaffee trinken und auf jemanden warten, der frische Kekse bringt.

Mit großen Schritten stürzen Sie die Treppe nach unten und nehmen zwei Stufen auf einmal. Die Treppe führt in einer Linkskurve nach unten, am Fuße kommt Ihnen eine Frau in den Vierzigern entgegen, die Sie aufgeregt in ein Badezimmer führt, dass hinter einer Tür einige Meter entfernt liegt.

Bereits bevor Sie in das Zimmer sehen können, hören Sie bereits eine Stimme laut zählen:„17 … 18 … 19 … 20!“ und ahnen nichts Gutes – es scheint tatsächlich eine Reanimation abzulaufen.

Eine Sekunde später stehen Sie in der Tür und können die Szenerie überblicken, die sich Ihnen bietet.

Und auf den ersten Blick sehen Sie: Es herrscht das Chaos! Eine ältere, leicht adipöse Patienten um die siebzig, die mit einem rötlichen T-Shirt und einer blauen, kurze Hose und Hausschuhe bekleidet ist, liegt lang ausgestreckt auf dem Boden und wird von vier Personen in rettungsdienstlicher Berufskleidung bearbeitet. Einer, in dem Sie einen RA vermuten, führt Thoraxkompressionen aus und kniet links neben der Patientin, während der Notarzt, den Sie von Hinten an der Aufschrift auf seiner Jacke erkennen, am Kopf der Patientin kniet und mit beiden Händen eine Beatmungsmaske krampfhaft auf dem Gesicht fixiert, während ein weiterer RA den Beatmungsbeutel in der Händen hält und zitternd komprimiert.

Es werden gerade zwei Beatmungen abgegeben, bevor die Thoraxkompressionen wieder aufgenommen werden. Bereits mit dem ersten Blick von der Tür haben Sie jedoch erkannt, dass wenn überhaupt nur ein kleiner Teil der Luft in den Lungen der Patientin ankommt. Das meiste scheint zur Seite heraus zu pfeifen.

Ein LifePak steht neben der Patientin, die Elektroden kleben auf dem Thorax, aber der Monitor zeigt im Rahmen der Herz-Druckmassage nichts Lesbares an. Neben dem Kopf der Patientin erkennen Sie ein aufgeklapptes Laryngoskop, einen herumliegenden Führungsstab und einen Tubus. Ein weiterer RA ist gerade dabei, an der linken Hand der Patientin eine Vene zu suchen, während Sie in der linken Ellenbeuge eine herrenlose Braunüle stecken sehen, die offensichtlich einem Fehlversuch zum Opfer gefallen ist. An der rechten Hand sehen Sie einen Bindenverband um eine rosa Braunüle, an der auch eine Infusionsleitung befestigt ist. Die Flasche der Infusion liegt auf dem benachbarten Klodeckel.

„Was ist denn hier los??“, rufen Sie ungeduldig in die Runde.

Der Notarzt, dreht in seiner hockenden Position den Kopf zu Ihnen herum und schaut Sie mit großen, erleichterten Augen von unten an. Sie erkennen einen jungen Kollegen, der wie Sie im Rhein-Klinikum arbeitet. An seine Fachrichtung können Sie sich nicht erinnern, aber allein vom Dienstalter her kann er auch erst seit ganz kurzer Zeit im Besitz des Notarztscheines sein. Und er verdient nebenher ein paar Mücken mit der Notarztfahrerei, das haben Sie offensichtlich richtig vermutet.

„Als ich kam, war sie tief bewusstlos mit insuffizienter Atmung. Ich krieg keinen Zugang rein und die Intubation klappt auch nicht! Und jetzt reanimieren wir ….“

„17 … 18 … 19 … 20!“, fällt ihm der RA am Thorax ins Wort, pausiert mir hochrotem, verschwitzen Gesicht die Kompressionen und der gestresste Kollege muss sich wieder auf die Maskenfixierung konzentrieren, sonst geht gar keine Luft in die Patientin. Zweimal wird der Beatmungsbeutel komprimiert und erneut scheint fast keine Luft wirklich in die Patientin zu gelangen. Sie müssen nun zusehen, dass Sie etwas Gutes für die Patientin tun können, denn derzeit geht es steil bergab. Wenn Sie wollen, können Sie kurz weitere Informationen über den bisherigen Hergang erfragen, nutzen Sie aber höchsten drei der angebotenen Optionen. Wenn Sie bis zu drei Fragen gestellt haben, lesen Sie weiter bei 12.

- Wieso ging die Intubation nicht? (682)
- Welche Medikamente haben Sie gegeben? (688)
- Wie lange dauert die Reanimation schon an (695)
- Welche Vorerkrankungen bestehen? (701)
- Welche Medikamente nimmt die Patientin? (708)
- Was zeigt das EKG? (715)

8 „Ziehst Du mir bitte mal Amiodaron auf?“, wenden Sie sich an einen der beiden RA und drehen sich wieder zu Patienten um.

„Hä? Wieso willst Du denn das geben?“, mischt Tom sich in Ihre Planungen ein.

„Nur wegen der Tachykardie? Die ist doch nicht so wild“, bekräftigt er seine Zweifel an Ihren Entscheidungen. Sie sind in Erklärungsnot, denn schließlich handelt es sich bei Amiodaron um eine Antiarrhythmikum, dass bei Patienten mit einem mutmaßlichen Tauchunfall nur wenig zu suchen hat. Eigentlich nur dann, wenn tatsächlich eine relevante Herzrhythmusstörung vorliegt – was hier nicht der Fall ist.

„Ja, stimmt, das habe ich grade verwechselt“, geben Sie kleinlaut zu, ziehen sich zwei Kompetenzpunkte ab und kehren zurück zu den Optionen von 453.

9 Sie haben was Wichtiges vergessen, aber Tom erinnert Sie daran. Sie verlieren 2 Kompetenzpunkte und gehen zur 594.

10 Und? Wie lautet Ihr Ergebnis? Korrekt ist 11 oder 12 Punkte, je nachdem, ob Sie der Ansicht sind, dass die Antwort des Mädchens als „verwirrt“ oder „inadäquate Antwort“ einzuordnen ist. Ziehen Sie sich 2 Kompetenzpunkte für jeden GCS-Punkt ab, den Sie daneben gelegen haben. Was möchten Sie nun tun?

- Blutdruck messen (54)
- Einen Body-Check durchführen (47)
- Den Kopf untersuchen (41)
- Der Patienten in die Pupillen leuchten (32)
- Der Patientin in den Mund leuchten (26)
- Eine Halskrause anlegen (17)

11 Natürlich müssen Sie in einem der ersten Schritte nach der Beurteilung der respiratorischen Situation die Zirkulation evaluieren und den Blutdruck messen. Nachdem er der Patientin die Sauerstoffmaske aufgesetzt hat, hat der RA inzwischen die Blutdruckmanschette um den rechten Oberarm der Patientin geschlungen und verkündet: „100/60!“

Sie greifen erneut kurz an das Handgelenk der Patientin und tasten den flachen, viel zu schnellen Radialispuls. Sie schätzen die Frequenz auf 120 /min. Kehren Sie zurück zu den Optionen von Absatz 1.

12 Während der Notarzt Ihre Frage beantwortet hat, hat der RA einen erneuten Akupunkturheilversuch bei der Patientin an der linken Hand unternommen – der I.v.-Zugang hat auch diesmal offensichtlich keine Vene erwischt. Die Pulsoxymetrie an einem Finger der Patientin zeigt einen Sättigungswert < 50% an, während das EKG weiterhin nur Artefakte der Kompressionsbemühungen anzeigt. Hier klappt ja gar nichts! Sie fluchen innerlich und erkennen, dass Sie nun eingreifen müssen.

- Sie legen einen Gefäßzugang (16)
- Sie optimieren die Beatmung (51)
- Sie optimieren die Herzdruckmassage (20)

13 Der RA hat mittlerweile den Clip an einem der dürren Finger befestigt und leitet schlappe 82% Sauerstoffsättigung ab. Wollen Sie Ihrem Patienten Sauerstoff via Maske geben?

Ja (21)

Nein (33)

Eine O_2-Insufflation reicht nicht mehr aus, eine Beatmung ist indiziert (38)

14 Einer der Rettungsassistenten hat bereits einen Streifen (leider ziemlich verwackelt, 50 mm/s, siehe Abbildung 3) ausgedruckt. Was sehen sie?

- Eine Tachyarrhythmie bei Vorhofflimmern (22)
- Eine supraventrikuläre Re-Entry-Tachykardie (28)
- Eine Sinustachykardie (36)

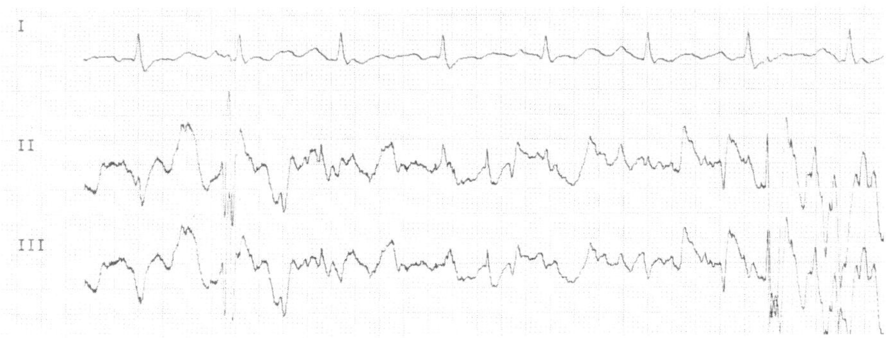

Abbildung 3: Ein ziemlich verwackelter EKG-Streifen

15 Sie werfen einen schnellen Blick auf die Schachteln und erfahren, dass die Frau ein Magnesium-Präparat, eine Folsäure-Tablette und ein homöopathisches Mittel zu sich nimmt. Zurück zu den Optionen von Absatz 1.

16 Sie haben schon recht: ohne Gefäßzugang ist die Situation nicht gerade gemütlich, aber es gibt wichtigeres, um dass Sie sich jetzt erstmal kümmern müssen! Denn ohne suffiziente Beatmung und Reanimation brauchen Sie auch keinen Gefäßzugang mehr – jedenfalls gibt Tom Ihnen das mit einem Bösen Blick zu verstehen und Sie verwerfen Ihren Plan. Sie verlieren 3 Kompetenzpunkte und gehen zurück zur 12.

17 Das Anlegen einer Halskrause ist absolut wichtig, um Folgeschäden zu vermeiden. Ihre Patientin dürfte aus einer Höhe von etwa 3 Metern gestürzt sein, sodass eine Wirbelkörperverletzung durchaus möglich ist. Lena ist zwar nicht sehr begeistert von der Tatsache, das Ihr Kopf am Thorax festzementiert wird, ist aber zu schlapp, um sich nachhaltig dagegen zu wehren, als Sie gemeinsam mit einem RA die Halskrause anlegen.

Die Leitlinien zur Traumaversorgung sind sich insgesamt mit einigen Variationen einig, dass zunächst eine Sicherung der Vitalfunktionen das Wesentliche ist, im Besonderen muss zunächst der Atemweg und die Atmung sicher gestellt werden. Dazu müssen Sie in den Mund schauen, um Atemwegshindernisse aufzuspüren und dann sofort die Halskrause anlegen (sofern der Atemweg frei ist). Wäre der Atemweg nicht frei durch eine Verlegung mit einem Fremdkörper oder eine Blutung wäre an eine Intubation zu denken. Wenn Sie der Patientin nicht in den Mund geleuchtet haben, verlieren Sie leider 2 Kompetenzpunkte.

Einer der beiden RA hat inzwischen den Clip des Pulsoxymeters an einen Finger der Patientin gesteckt – das Display verkündet beruhigende 98 %.

Was möchten Sie als nächstes tun?

- Blutdruck messen (104)
- Einen Body-Check durchführen (128)
- Den Kopf untersuchen (135)
- In Panik ausbrechen (142)
- Auskultation der Lungen (58)
- Der Patienten in die Pupillen leuchten (114)

18 „Ziehst Du mir bitte mal Amiodaron auf?", wenden Sie sich an einen der beiden RA und drehen sich wieder zu Patienten um.

„Hä? Wieso willst Du denn das geben?", mischt Tom sich in Ihre Planungen ein.

„Nur wegen der Tachykardie? Die ist doch nicht so wild", bekräftigt er seine Zweifel an Ihren Entscheidungen. Sie sind in Erklärungsnot, denn schließlich handelt es sich bei Amiodaron um eine Antiarrhythmikum, dass bei Patienten mit einem mutmaßlichen Tauchunfall nur wenig zu suchen hat. Eigentlich nur dann, wenn tatsächlich eine relevante Herzrhythmusstörung vorliegt – was hier nicht der Fall ist.

„Ja, stimmt, das habe ich grade verwechselt", geben Sie kleinlaut zu, ziehen sich zwei Kompetenzpunkte ab und kehren zurück zu den Optionen von 421.

19 Auf Ihre Nachfrage hin berichtet der mutmaßliche Partner der Patientin, dass sie bis vor 10 Tagen völlig gesund gewesen sei. Erst in den letzten Tagen haben Sie über zunehmende Luftnot geklagt und auch dicke Beine entwickelt. Schmerzen habe Sie keine. Zum Arzt seien sie bislang nicht gegangen aus Angst vor einer Krankenhauseinweisung – die beiden wünschen sich unbedingt eine Hausgeburt für ihr Kind.

Da die Patientin bereits in der 38. Schwangerschaftswoche ist, kann die Geburt jeden Moment losgehen. Ihnen wird ganz flau bei dem Gedanken daran. Haben Sie bereits den Blutdruck der Patientin gemessen? Wenn nicht, dann verlieren Sie 2 Kompetenzpunkte und gehen zu Absatz 11, ansonsten zurück zu Absatz 1.

20 Die Thoraxkompressionen werden derzeit noch im falschen Rhythmus mit der Beatmung ausgeführt, das müssen Sie ändern. Was rufen Sie dem RA am Thorax zu?

- „Du drückst 25 mal, dann kommen zwei Beatmungen!" (25)
- „Du drückst 15 mal, dann kommen drei Beatmungen!" (29)
- „Du drückst 20 mal, dann kommen drei Beatmungen!" (35)
- „Du drückst 30 mal, dann kommen zwei Beatmungen!" (40)

21 Einer der RA reißt eine Sauerstoffmaske aus der Plastikhülle und setzt sie dem Patienten auf, indem er den Kopf des apathischen Patienten nach vorne neigt und das Gummiband über den Hinterkopf zieht. Weiter bei 84, wenn Sie bereits eine Auskultation der Lunge vorgenommen hatten. Wenn nicht, dann weiter bei 169.

22 Sie glauben zunächst an ein VHF, müssen dann aber doch erkennen, dass regelmäßige P-Wellen zu sehen sind – das spricht eindeutig für eine geregelte Vorhofaktivität. Überlegen Sie neu. Sie verlieren 2 Kompetenzpunkte und kehren zurück zu 14.

23 Nachdem Sie nun einen ersten Eindruck gewonnen und die notwendigsten therapeutischen Maßnahmen eingeleitet haben, können Sie die Anamnese fortsetzen und dürfen weitere 5 Optionen wahrnehmen und dann bei Absatz 199 ggf. weitere Untersuchungsschritte durchführen, bevor Sie endgültig eine Diagnose stellen:

- „Wo waren Sie in Urlaub? Gab es Beschwerden?" (237)
- „Wie ging es ihm denn seit gestern?" (242)
- „Hat er etwas Besonderes gegessen?" (253)
- „Hat er über Kopfschmerzen geklagt?" (369)
- „Welche Medikamente nimmt er denn normalerweise?" (267)
- „Wann war er denn zum letzten Mal beim Arzt?" (276)
- „Hat er erbrochen?" (289)
- „Ist eine Herzerkrankung bekannt?" (372)
- „Hatte er solche Beschwerden schon mal früher?" (320)
- „Gibt es besondere Erkrankungen in der Familie?" (326)
- „Was ist er denn von Beruf?" (350)
- „Sind bei ihm Allergien bekannt?" (360)
- „Wie war denn seine Leistungsfähigkeit in der letzten Zeit?" (358)

24 „Sie ist ateminsuffizient, wir müssen sie intubieren!", informieren Sie Ihr Team und einer der beiden RA beginnt, das Material für eine Intubation zu richten, während der andere die nötigen Medikamente vorbereitet. Sie informieren das Pärchen über die geplante Maßnahme. Die Schwangere schüttelt heftig den Kopf, als Sie davon sprechen, dass man sie jetzt in einen künstlichen Schlaf versetzen und an eine Beatmungsmaschine anschließen würde.

„Gibt es denn da keine andere Möglichkeit?", bittet sie atemlos mit ängstlicher Stimme.

Sie überlegen, ob eine konservativere Therapie möglich ist. Ein Blick auf die Sauerstoffsättigung zeigt weiterhin 89 %. Der Wert hält sich. Vielleicht geht es ja doch ohne die Intubation, denken Sie hoffnungsvoll. Die Vorstellung der Intubation einer Schwangeren hat bei Ihnen schließlich auch keine Freudenstürme ausgelöst. Soweit Sie sich erinnern, besteht bei Schwangeren ohnehin ein höheres Risiko bei einer Intubation im Vergleich zu „gesunden“ Patientinnen.

„Wir können es ja erstmal so probieren und die Atmung mit Medikamenten verbessern!“, mischt sich Tom in Ihre Planungen ein. Offensichtlich hat auch er Respekt vor einer Narkoseeinleitung im Wohnzimmer. Zur großen Erleichterung der Patientin nicken Sie langsam.

„Okay, dann machen wir es erstmal so. Sollte die Situation sich weiter verschlechtern, können wir das immer noch machen.“ Kehren Sie zu den Optionen von Absatz 1 zurück. Allerdings verlieren Sie 4 Kompetenzpunkte, denn eine Intubation ist derzeit tatsächlich noch nicht indiziert. Eine Sauerstoffsättigung von knapp 90 % reicht aktuell aus, zumal Sie auch für eine konservative Therapie noch einige Pfeile im Köcher haben.

25 Der RA nickt, scheint jedoch kurz irritiert. Dieser Eindruck wird unterstützt von der Tatsache, dass Tom korrigieren eingreift: „Nach den aktuellen Empfehlungen ist es doch dreißig zu zwo!“ Stimmt, Sie erinnern sich dunkel! Leider verlieren Sie 3 Kompetenzpunkte. Weiter bei 46.

26 Sie leuchten der Patientin nach Ankündigung mit einer Stiftlampe in den Mund, können hier jedoch weder Fremdkörper noch Verletzungszeichen erkennen. Zurück zur 10.

27 Auf Ihre Bitte hin zieht einer der RA eine Ampulle Heparin mit 5000 I.E. auf und drückt sie Ihnen in die Hand. Bitte notieren Sie, wie viel Sie davon geben möchten und kehren zurück zur 492.

28 Sie glauben zunächst an eine Re-Entry-Tachykardie, müssen dann aber doch erkennen, dass regelmäßige P-Wellen zu sehen sind – das spricht eindeutig für eine geregelte Vorhofaktivität und gegen eine Re-Entry-Tachykardie. Überlegen Sie neu. Sie verlieren 2 Kompetenzpunkte und kehren zurück zu 14.

29 Der RA nickt, scheint jedoch kurz irritiert. Dieser Eindruck wird unterstützt von der Tatsache, dass Tom korrigieren eingreift: „Nach den aktuellen Empfehlungen ist es doch dreißig zu zwo!“ Stimmt, Sie erinnern sich dunkel! Leider verlieren Sie 3 Kompetenzpunkte. Weiter bei 46.

30 Die Patientin sitzt japsend und hochschwanger vor Ihnen. Sie tasten vorsichtig aber unbeholfen auf dem Bauch herum und können eine wesentliche Erkenntnis gewinnen: Der Bauch ist prall, da ist Leben in der Bude und der Uterus steht ziemlich hoch. Leider verlieren Sie aber 2 Kompetenzpunkte. Diese Untersuchung stellt jetzt nur Zeitverlust dar, denn das Ergebnis der Untersuchung hat keine Konsequenzen für Ihr weiteres Vorgehen. Und dass die Frau hoch schwanger ist, das haben Sie bereits gesehen und gehört. Zurück zu den Optionen von Absatz 1.

31 Abwechselnd drückt Tom und Sie applizieren die Beatmung mit vorsichtigem Druck auf den Beutel. Inzwischen können Sie die Maske dicht auf dem Gesicht des Kindes platzieren und so eine problemlose Beatmung durchführen. Wie viele davon sollte er pro Minute etwa machen?

- 70 (229)
- 90 (206)
- 110 (174)
- 130 (148)

32 Sie wollen der Patientin als erstes in die Augen leuchten, sehen aber im Augenwinkel Tom, der bereits mit einer Halskraus wedelt. Tatsächlich – Sie sollten sich erstmal um den Atemweg und die HWS kümmern. Sie verlieren 5 Kompetenzpunkte und gehen zurück zur 10.

33 Der RA hat eine Sauerstoffmaske aus ihrer Plastikhülle gerissen und ist gerade dabei, sie auf das Gesicht des Patienten zu ziehen. Sie überlegen kurz, ob Sie ihn aufhalten sollen. Hm, Sie lassen es lieber und gestehen sich ein, dass der Patient in der jetzigen Situation durchaus von etwas mehr Sauerstoff im cerebralen Kompartiment profitieren könnte. Sie verlieren leider 3 Kompetenzpunkte. Weiter bei 21.

34 „Bisher war alles völlig easy", meint der Langhaarige zu Ihnen. Er verneint jegliche Schwangerschaftsprobleme und bestätigt, dass bislang alle Arzttermine wahrgenommen wurden. Auch sonstige Beschwerden der Patientin verneint er. Kehren Sie zurück zu Absatz 1.

35 Der RA nickt, scheint jedoch kurz irritiert. Dieser Eindruck wird unterstützt von der Tatsache, dass Tom korrigieren eingreift: „Nach den aktuellen Empfehlungen ist es doch dreißig zu zwo!" Stimmt, Sie erinnern sich dunkel! Leider verlieren Sie 3 Kompetenzpunkte. Weiter bei 46.

36 Sie sehen in diesem EKG eine regelmäßige Tachykardie mit schmalen QRS-Komplexen. Diesen gehen in regelmäßigem und gleichbleibendem Abstand P-Wellen voraus. Das müsste eine Sinustachykardie sein, hoffen Sie. Wie verfahren sie weiter?

- Sie schreiben ein 12-Kanal-EKG (52)
- Sofortmaßnahme: Sie verabreichen 3 mg Metoprolol i.v. (78)
- Sofortmaßnahme: Sie verabreichen einen Flüssigkeitsbolus von 250 ml (86)
- Sie haben weitere anamnestische Fragen (94)
- Klinische Untersuchung (108)

Sobald sie Ihre Auswahl der angebotenen diagnostischen und therapeutischen Maßnahmen beendet und eine Verdachtsdiagnose im Kopf haben, lesen Sie weiter bei 200.

37 Auf Ihre Bitte hin zieht einer der RA eine Ampulle Heparin mit 5000 I.E. auf und drückt sie Ihnen in die Hand. Bitte notieren Sie, wie viel Sie davon geben möchten und kehren zurück zur 438.

38 Sie sind der Ansicht, dass der Patient intubiert werden sollte, um eine angemessene Sauerstoffversorgung herzustellen. Sie ergreifen die Initiative.

„Tom, ich glaube, den müssen wir intubieren!“

„Ach, mach’ mal halblang! Gib’ ihm doch erstmal Sauerstoff über Maske und dann machen wir uns erstmal schlau, was hier eigentlich los ist“, meint Tom besänftigend und damit hat er derzeit auch Recht. Denn der Patient ist nicht so stark vital bedroht, dass keine Zeit mehr bliebe, um eine genaue Anamnese zu erheben und zu überlegen, welche anderen Maßnahmen möglicherweise weniger invasiv sind, dem Patienten aber trotzdem helfen.

Weiter bei 21.

39 Sie setzen Ihr Stethoskop auf den prallen Bauch der Patientin und lauschen andächtig. Das Rasselgeräusch erschwert die Wahrnehmung anderer Geräusche, und Sie können keine fetalen Herztöne auskultieren.

„Und, geht es dem Baby gut?“, will der Vater wissen. Sie sind sich dessen aufgrund des schlechten Zustands der Mutter zwar nicht so sicher, nicken jedoch vorsichtig. Haben Sie bereits den Blutdruck der Patientin gemessen? Wenn nicht, dann verlieren Sie 5 Kompetenzpunkte und gehen zu Absatz 11, ansonsten zurück zu Absatz 1.

40 Der RA nickt, scheinbar ist es ihm selbst etwas peinlich, dass er im Eifer nicht gleich auf den richtigen Rhythmus gekommen ist. Sicherlich liegt das an der allgemeinen Aufregung. Aber jetzt sind Sie ja da! Weiter bei 46.

41 Sie wollen zuerst den Kopf untersuchen, sehen aber im Augenwinkel Tom, der bereits mit einer Halskrause wedelt. Tatsächlich – Sie sollten sich erstmal um den Atemweg und die HWS kümmern. Sie verlieren 5 Kompetenzpunkte und gehen zurück zur 10.

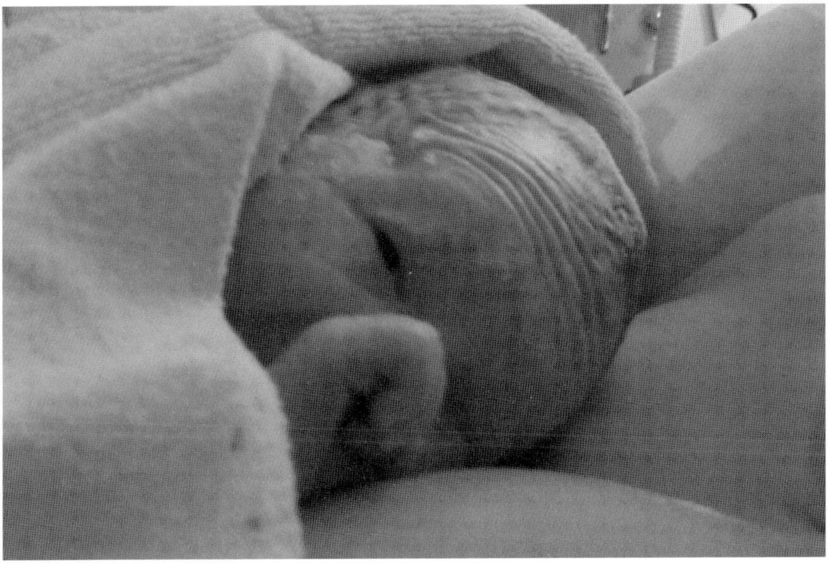

Abbildung 4: Dem Neugeborenen geht es gut!

42 Mutter und Vater sind zwar auch diesmal nicht sosehr davon begeistert, aber immerhin haben sie eingesehen, dass es auch manchmal ganz sinnvoll sein kann, wenn man tut, was der Arzt einem sagt. Alle Beteiligten werden eingepackt und in den RTW verfrachtet. Sie werfen nach einigen Minuten nochmals einen Blick auf das Kind, der kleinen Lisa scheint es gut zu gehen. Das Neugeborene ruht zufrieden warm und trocken eingewickelt an der Brust der Mutter (siehe Abbildung 4). Auf ein Monitoring haben Sie verzichtet, klinisch sind jedoch alle Wohlauf.

Den ersten APGAR-Score haben Sie auf dem Protokoll festgehalten, sollten ihn jedoch noch mal bestimmen nach 5 und 15 Minuten, wie Sie aus Ihrem Schauen Buch erfahren, dass Sie in einer ruhigen Minute konsultieren. Sie lehnen sich in Ihrem Sitz im RTW zurück und können endlich aufatmen – das hätte auch viel schlimmer ausgehen können. Nicht umsonst zählt der Geburtsnotfall zu den unbeliebtesten Einsatzszenarien!

Sie greifen tastend nach dem Handgelenk der jungen Mutter, die mit sanftem Blick ihr schlummerndes Baby fest eingepackt in den Armen hält. Sie tasten einen kräftigen, gleichmäßigen Pulsschlag. Offensichtlich ist die geringfügige vaginale Blutung nicht hämodynamisch relevant. Und inzwischen fühlen Sie sich sogar ein bisschen stolz – nicht jeder hat schon mal ein Kind auf die Welt gebracht! Entspannt schließen Sie für einen Moment die Augen und lauschen dem Rumpeln des Rettungswagens, der Sie in die nächste Klinik fährt. Lesen Sie weiter bei 753.

44 Um dem deutlichen Brodeln auf die Spur zu kommen, schieben Sie die zerknautschte Bettdecke zurück, den Schlafanzug am knochigen Thorax des Mannes nach oben und setzen Ihr Stethoskop auf beide Lungen und das Herz. Sie hören beidseits massiv feuchtes Rasseln, das hört sich sehr nach einem Lungenödem an. Das Herz hören Sie nur sehr leise dazwischen heraus und können dabei außer einem schnellen Pochen nicht viel erkennen. Weiter bei 13.

45 Sie haben die grandiose Idee, den LifePak zu nutzen, um damit ein Cardiotokogramm (CTG) zu schreiben.

„Ein was!?", will Tom mit verdutztem Blick wissen.

„Erfassen der kindlichen Herzfrequenz und der Wehentätigkeit!", beharren Sie auf Ihrer Idee. Tom dreht sich hilfesuchend zu den beiden RA um.

„Habt Ihr eine Ahnung, wie das gehen soll?"

„Nee, keine Ahnung."

Allgemeines Schulterzucken geht durch die Runde.

Sie müssen leider akzeptieren, dass der LifePak keine Allzweckwaffe ist. Ein CTG können Sie damit nicht schreiben, und so verlieren Sie 3 Kompetenzpunkte. Zurück zu den Optionen von Absatz 1.

46 Sie haben jetzt die Thoraxkompressionen optimiert, was sicherlich auch nötig war, allerdings sollten Sie sich zu allererst um die Beatmung kümmern – schließlich gelingt es im Moment kaum, den nötigen Sauerstoff in die Patientin zu bringen. Sie verlieren deshalb 2 Kompetenzpunkte und übernehmen jetzt die Position am Kopf des Patienten. Der notärztliche Kollege rückt dankbar zur Seite. Weiter bei 831.

47 Sie wollen die Patientin zunächst auf wesentliche Verletzungen hin untersuchen, sehen aber im Augenwinkel Tom, der bereits mit einer Halskraus wedelt. Tatsächlich – Sie sollten sich erstmal um den Atemweg und die HWS kümmern. Sie verlieren 5 Kompetenzpunkte und gehen zurück zur 10.

48 Auf Ihre Bitte hin zieht einer der RA eine Ampulle Heparin mit 5000 I.E. auf und drückt sie Ihnen in die Hand. Bitte notieren Sie, wie viel Sie davon geben möchten und kehren zurück zur 453.

49 Sie legen die Blutdruckmanschette um das dürre Ärmchen des Mannes, der dies scheinbar weder bemerkt, noch irgendwie reagiert. Ob er wohl hypoxisch ist? Sie denken, dass es vielleicht im Moment wichtiger ist, die Atmungsfunktion erstmal zu bewerten – schließlich scheint da eher ein

Problem zu bestehen. Sie verlieren einen Kompetenzpunkt und kehren zurück zur 3.

50 „Moment, ich hole ihn“, verabschiedet sich Lennon in einen der anderen Räume der Wohnung. Einige Augenblicke später kehrt er allerdings mit leeren Händen zurück.

„Tut mir echt leid, ich kann das Ding nicht finden!“ Sie müssen also ohne auskommen. Haben Sie bereits den Blutdruck der Patientin gemessen? Wenn nicht, dann verlieren Sie 5 Kompetenzpunkte und gehen zu Absatz 11, ansonsten zurück zu Absatz 1.

51 „Ich hab den Tubus einfach nicht reingekriegt!“, gibt Ihr Kollege nochmals verzweifelt von sich, als er Ihnen den Weg frei macht und zur Seite rückt. Sie knien nun am Kopf der Patientin und können einen weiteren Blick auf die Situation werfen. Der RA am Thorax zählt gerade wieder gegen 20 und so droht die nächste Maskenbeatmung, die Sie ausführen müssen. Allerdings zögern Sie einen Moment; Wie ist der Reanimationsrhythmus den Leitlinien entsprechend?

- „Du drückst 25 mal, dann kommen zwei Beatmungen!“ (805)
- „Du drückst 15 mal, dann kommen drei Beatmungen!“ (812)
- „Du drückst 20 mal, dann kommen drei Beatmungen!“ (817)
- „Du drückst 30 mal, dann kommen zwei Beatmungen!“ (822)

52 Auf Ihren Wunsch hin kleben die Kollegen vom RTW routiniert die Elektroden auf Herrn Hinrichs Brust in gewohnter Position.

„Mal kurz nicht bewegen“, informieren Sie den Patienten und drücken den 12-Kanal-Knopf am LifePak und ziehen wenig später die Papierschlange aus dem Druckerschlitz des Gerätes. Sie betrachten den Ausdruck eingehend und lesen weiter bei 73.

53 Sie sind verwirrt. Die Patientin scheint ein Lungenödem zu haben. Aber warum? In diesem Alter! Aus völliger Gesundheit heraus. Das ganze macht derzeit keinen Sinn für Sie und solange Sie keine vernünftige Diagnose haben, fühlen Sie sich absolut nicht wohl. Der LifePak zeigt im EKG einen tachykarden Sinusrhythmus an, die Sauerstoffsättigung auf dem blassen Display des Pulsoxymeters liegt weiterhin bei 87–89 %. Und selbst wenn Sie die Diagnose gestellt haben – wie sollen Sie eine Schwangere therapieren?

Die angestrengte Atemfrequenz der Patientin liegt bei 16–20 /min und sie wird inzwischen doch wieder etwas munterer, da etwas mehr Sauerstoff im Gehirn ankommt. Sie schaut Hilfe suchend zu Ihrem Partner, der ihr beruhigend zunickt. Welche Untersuchungen möchten Sie durchführen, um wichtigen Differentialdiagnosen dieser Symptome auf die Spur zu kommen?

Tun Sie jedoch nur das nötigste, denn alles andere kostet wertvolle Zeit und Kompetenzpunkte!

- Abdominelle Palpation (56)
- Abdominelle Auskultation (59)
- Thoraxperkussion (66)
- Auskultation der Carotiden (70)
- Muskeleigenreflexe der Beine testen (75)
- Bauchhautreflex testen (79)
- Inspektion der Halsvenen (87)
- Palpation der Schilddrüse (91)
- Untersuchung auf Nackensteifigkeit (95)
- Palpation der peripheren Pulse (101)
- Untersuchung der Unterschenkel (106)
- Untersuchung der Oberarme (109)
- Sie untersuchen die Hautpigmentierung der Flanken (113)
- Sie schreiben ein Extremitäten-EKG (118)
- Sie führen eine Inspektion des Mundraumes durch (125)
- Sie untersuchen die Pupillomotorik (131)
- Sie prüfen die Gesichtssensibilität (137)
- Körpertemperatur messen (140)

Wenn Sie keine weiteren Befunde mehr erheben wollen, dann lesen Sie weiter bei 150.

54 Sie wollen erstmal die Kreislauffunktion evaluieren, sehen aber im Augenwinkel Tom, der bereits mit einer Halskrause wedelt. Tatsächlich – Sie sollten sich erstmal um den Atemweg und die HWS kümmern. Sie verlieren 5 Kompetenzpunkte und gehen zurück zur 10.

55 Sie wollen erstmal keine weitere medikamentöse Therapie durchführen, sondern die Diagnosefindung abschließen.

Haben Sie allerdings Maßnahmen zur Behandlung der Tachykardie und des Lungenödems eingeleitet? Wenn nicht, dann verlieren Sie jeweils 2 Kompetenzpunkte und werden von Tom genervt darauf hingewiesen, dass vor der akademischen Diagnosestellung erstmal die notfallmedizinische Behandlung der bedrohlichen Symptome steht. Weiter bei 23.

56 „Ich taste kurz Ihren Bauch ab“, informieren Sie Ihre Patientin und ziehen das weite T-Shirt etwas nach oben. Ein prall gespannter, kugelrunder Bauch kommt zum Vorschein. Die Bauchdecken sind gespannt, aber das dürfte aufgrund der Schwangerschaft ganz normal sein. Als Sie behutsam die Hände auf beide Seite auflegen, kriegen Sie rechts einen ordentlichen Tritt von dem ungeborenen Kind verpasst. Offensichtlich haben Sie hier nicht alle Sympathien auf Ihrer Seite! Eine wirklich aussagekräftige Palpation der abdominellen Organe ist so nicht möglich. Zurück zur 53.

57 Sie legen die letzten drei Finger unter den Unterkiefer der Patientin und ziehen diesen nach oben, während Sie die Maske mit Zeigefinger und Daumen auf das Gesicht der Patientin drücken. Da diese beiden Finger ein „C“ formen, nennt sich dieser Griff entsprechend. Sie drücken hoffnungsvoll auf den Beatmungsbeutel, aber das meiste der Luft zischt irgendwo zwischen Maske und Patientengesicht in die Umgebung. Dies scheint aber nicht daran zu liegen, dass die Maske nicht dicht sitzt, denn Sie können mit dem Beatmungsbeutel einen gehörigen Druck aufbauen, bevor die Luft entweicht. Es geht einfach nichts in die Patientin hinein.

„Das Problem hatte ich auch die ganze Zeit!“, ereifert sich der Kollege. Na toll, aber deswegen sind wir jetzt noch lange keine dicken Freunde, denken Sie sarkastisch und konzentrieren sich weiter auf Ihre Arbeit.

So geht es jedenfalls nicht weiter! Sie denken an einen Intubationsversuch, während der Kollege scheinbar Ihre Gedanken gelesen hat und Sie von seinen Intubationsversuchen unterrichtet.

„Ich hab’s zweimal probiert. Beim ersten Mal hab ich gar nichts gesehen, bei zweiten Mal konnte ich zwar die Stimmbänder einsehen, aber irgendwie konnte ich den Tubus nicht reinschieben!“

„Okay, Du drückst jetzt einfach mal weiter, ich seh’ zu, dass ich den Tubus reinkriege!“, informieren Sie den RA am Thorax und die anderen Ihres Teams. Lesen Sie weiter bei 71.

58 Bei einem solchen Trauma kann es auch zu einem relevanten Thoraxtrauma kommen, deshalb sollten Sie die Lungen auskultieren, um einen Pneumothorax nicht zu übersehen und das Untersuchungs-Segment „Atemweg/Atmung“ abzuschließen. Sie setzen Ihr Stethoskop beidseits ventral auf und können ein vesikuläres Atemgeräusch orten. Zurück zur 17.

59 Sie setzen Ihr Stethoskop auf den Bauch der Patientin und lauschen.

Die Darmgeräusche sind vorhanden, ein leises Puckern könnte die kindlichen Herztöne andeuten, aber sicher sind Sie sich nicht, da die Geräusche von den heftigen Atembemühungen der Patientin überlagert werden. Weiterhin verlieren Sie einen Kompetenzpunkt – schließlich geht es jetzt erstmal um das Leben der Mutter und der Befund der kindlichen Herztöne oder irgendwelcher Darmgeräusche hilft Ihnen im Moment nicht weiter. Selbst wenn Sie einen pathologischen Befund erheben würden, würde dies nichts an der ohnehin schon sehr bedrohlichen Gesamtsituation ändern. Zurück zur 53.

60 So richtig viel Erfahrung haben Sie nicht mit der Beatmung mittels Maske und Beutel. Sie wurschteln mit der Maske in der Hand auf dem Gesicht der Patientin herum und drücken mit der anderen Hand krampfhaft den Beutel zusammen. Die Luft zischt hörbar zwischen Gesicht und Maske hindurch, denn Sie haben die Maske völlig undicht aufgesetzt. Sie verlieren 3 Kompetenzpunkte und versuchen es bei 826 mit einer neuen Technik.

61 Auf Ihre Bitte hin zieht einer der RA eine Ampulle Heparin mit 5000 I.E. auf und drückt sie Ihnen in die Hand. Bitte notieren Sie, wie viel Sie davon geben möchten und kehren zurück zur 421.

62 Da Tom immer noch unentschlossen wirkt, machen Sie ihm jetzt Beine und erklären ihm auch noch, wie tief der den Thorax komprimieren soll. Tom nickt dankbar und beginnt mit der Herzdruckmassage. In welchem Rhythmus sollte die Reanimation nun durchgeführt werden?

- Thoraxkompression : Beatmung = 5:1 (294)
- Thoraxkompression : Beatmung = 1:1 (31)
- Thoraxkompression : Beatmung = 10:1 (6)
- Thoraxkompression : Beatmung = 3:1 (855)
- Thoraxkompression : Beatmung = 30:2 (716)

63 Sie blicken kurz auf den Streifen und winken Tom schnell neben sich. „Hier guck' mal!"

Tom schaut … und schaut … und verzieht keine Miene.

„Ziemlich tachykard, aber ansonsten seh' ich da nichts, Du??"

Sie werfen verdutzt noch mal einen genaueren Blick auf das EKG und müssen nach dem zweiten Blick zugeben, dass Sie weder eine ST-Streckenhebung noch eine ischämie-verdächtige Blockbildung sehen können. Sie verlieren 2 Kompetenzpunkte. Gehen Sie zur 36 für das weitere Vorgehen.

64 Während Sie mit dem EKG-Kabel herumhantieren, drängelt sich Tom an Ihnen vorbei und horcht dem Patienten beidseits auf die Lunge.

„Puh, das hört sich grässlich an", raunzt er Ihnen zu. Sie wollten erstmal ein EKG schreiben – und haben damit gegen einen Grundsatz im Rettungsdienst verstoßen. Denn Sie sollten erstmal Ihre nicht-apparativen Sinne nutzen, um den Patienten zu beurteilen und nicht gleich zur Geräte-Medizin greifen! Sie verlieren 5 Kompetenzpunkte und kehren zurück zu den Optionen von 3.

65 So richtig viel Erfahrung haben Sie nicht mit der Beatmung mittels Maske und Beutel. Sie wurschteln mit der Maske in der Hand auf dem

Gesicht der Patientin herum und drücken mit der anderen Hand krampfhaft den Beutel zusammen. Die Luft zischt hörbar zwischen Gesicht und Maske hindurch, denn Sie haben die Maske völlig undicht aufgesetzt. Sie verlieren 3 Kompetenzpunkte und versuchen es bei 826 mit einer neuen Technik.

66 Sie bitten die Patientin, sich ein wenig nach vorne zu lehnen, damit Sie den Rücken perkutieren können. Über den beiden Lungen ergibt sich ein sonorer Klopfschall. Die unteren Lungengrenzen erscheinen Ihnen etwas nach kranial verlagert – dies könnte ein Hinweis auf Pleuraergüsse sein. Oder ist das vielleicht ganz normal in der Schwangerschaft? Ein wenig ratlos ziehen Sie das T-Shirt der Patientin nach unten und beugen sich wieder zurück. Weiter bei 53.

67 Wirklich dumm, dass Sie die Lungen nicht auskultiert haben, als Sie zu Beginn der Untersuchung beim Thema „Atmung/Atemweg" waren. Entscheiden Sie sich zufällig, wie es weitergehen soll:

- 77
- 82

68 Auf Ihre Bitte hin zieht einer der RA eine Ampulle Aspirin mit 500 mg auf und drückt Sie Ihnen in die Hand. Bitte notieren Sie, wie viel Sie davon geben möchten und kehren zurück zur 492.

69 Bei so einem kleinen Kind haben Sie noch nie einen i.v.-Zugang legt! Dementsprechend zufrieden sind Sie, als Tom Ihre Idee mit einem „Ach, lass doch, das brauchen wir jetzt wirklich nicht!" ablehnt und Sie schließen sich an. Das Kind benötigt im Moment keinerlei medikamentöse Therapie und allein das prophylaktische Legen eines i.v.-oder gar i.o.-Zugangs ist übertrieben. Sie verlieren einen Kompetenzpunkt. Zurück zur 627.

70 Sie fordern die Patientin auf, jeweils den Kopf leicht nach rechts und links zu drehen und setzen Ihr Stethoskop auf die Stelle, wo Sie die A. carotis vermuten. Aufgrund der starken Atemgeräusche könnten Sie jedoch keine Strömungsgeräusche hören, selbst wenn eine relevante Stenose vorliegen würde. Ohnehin ist diese Maßnahme in der derzeitigen Situation unnötig. Sie verlieren 2 Kompetenzpunkte und gehen zurück zur 53.

71 Neben dem Kopf der Patientin liegt der Tubus und der Führungsstab aus Metall liegt daneben. Der Kollege hat ihn wohl im Rahmen seines Intubationsversuches aus dem Tubus herausgezogen. Wie wollen Sie verfahren?

- Tubus mit Führungsstab bestücken, um die Flexibilität des Tubus zu mindern (80)
- Tubus ohne Führungsstab verwenden, um Verletzungen bei der schwierigen Intubation zu vermeiden (76)

72 Für Sie gibt es jetzt nicht mehr viel zu tun. Der Patient wird jetzt langsam wieder zu sich kommen und mit dem hochgradigen Verdacht auf einen bislang nicht bekannten Diabetes mellitus Typ I auf eine endokrinologische Station aufgenommen werden. Obwohl Sie wenig getan haben, sind Sie jetzt einigermaßen zufrieden und verlassen die Notaufnahme, um mal zu schauen, was Tom so treibt.

In diesem Einsatz sind Sie mit einer komplizierten Situation konfrontiert worden, denn das vorliegende Krankheitsbild hatte nichts mit der Meldung auf dem Piepser und der anfänglichen Verdachtsdiagnose eines Tauchunfalls zu tun.

Die Diagnose eines Tauchunfalles stellen Sie, wenn es während oder nach einem Tauchgang zu typischen Symptomen kommt. Ursächlich ist die Bildung von Gasblasen im Blut und Gewebe, die bei einem zu schnellen Abfall des Umgebungsdruckes auftreten. Dies ist zb. Beim zu schnellen Auftauchen der Fall. Typische Symptome sind auffallende Müdigkeit und Hautjucken („Taucherflöhe“).

Man unterscheidet weiterhin die Dekompressionskrankheit Typ I mit muskuloskeletalen Symptomen (Muskelschmerzen, Gliederschmerzen) und die Dekompressionskrankheit Typ II mit neurologischer Symptomatik (Dysästhesien, Bewusstseinstrübung, Paresen). Als weitere Entität existiert die arterielle Gasembolie. Dabei kommt es im Rahmen von Gasbildungen zum Barotrauma der Lunge. Die Gewebseinrisse dringt dann Gas ins Gefäßsystem ein und kann so zu Gasembolien führen.

Als Notarzt haben Sie auch beim Tauchunfall wenig kurative Optionen. Die „nasse Dekompression“ (das Verbringen des Patienten zurück unter Wasser) ist obsolet und so obliegt es Ihnen, führ eine ausreichende Flüssigkeitszufuhr und Sauerstoffzufuhr zu sorgen. GGf. sind Maßnahmen wie Reanimation oder Intubation durchzuführen. Transportziel ist die nächste Notaufnahme, von dort kann ggf. ein weiterer Tramsport in ein Zentrum mit Druckkammer erfolgen.

Letztendlich hat Ihr Patient in diesem Beispiel allerdings gar keine Dekompressionkrankheit, sondern leidet an einer Ketoazidose. Sollten Sie bislang an ein hyperosmolares Koma geglaubt haben, verlieren Sie leider 2 Kompetenzpuntke. Sollte Sie allerdings bei der Verdachtsdiagnose „hyperosmoloares Koma“ auch noch Bikarbonat gegeben haben, dann sind Sie weitere 2 Kompetenzpunkte los. Denn bei einem hyperosmolaren Koma ist nicht mit einer relevanten pH-Verschiebung zu rechnen. Im Gegensatz dazu kommt es bei der Ketoazidose zu einem sauren pH des Blutes und bei der verstärkten Atemtätigkeit zu einem Abfall des Bikarbonats, sodass eine Gabe von Bikarbonat durchaus sinnvoll sein kann, um zu puffern.

Bislang war bei dem Jungen kein Diabetes bekannt, allerdings kam es bereits an diesem Morgen zu einem Insulinmangel, der zu Hyperglykämie und Ketonkörpersynthese führte. Der Junge fühlte sich dann schon vor dem Tauchgang schlecht und hatte beginnende Bauchschmerzen, wollte dies jedoch nicht mitteilen, da er sonst nicht hätte Tauchen gehen können. Während des Tauchgangs kam es dann zur Aggravierung der Symptome mit Ausbildung einer deutlichen Somnolenz, eines Pseudoperitonismus und des charakteristischen Mundgeruchs.

Leider können Sie auch da nicht viel ausrichten. Ihre Aufgabe ist es, die Vitalwerte möglichst zu stützen und ggf. den Atemweg zu sichern. Das grundlegende Problem, den Insulinmangel, können Sie nicht beheben, da kein Insulin vorhanden ist. Außerdem ist die Gabe von Insulin präklinisch nicht empfohlen, da es zu Kaliumverschiebungen kommen kann, da durch Insulingabe nicht nur Zucker, sondern auch Kalium in die Zellen verschoben wird. Außerdem senken Sie mit einer Insulingabe die Osmolariät des Blutes, was ein Hirnödem begünstigen kann, da dann im Gehirn eine höhere Osmolarität herrscht und Wasser angezogen wird.

D.h. Sie lassen die Finger von experimentellen Infusionsregimes oder Medikamentengaben und transportieren den Patienten mit gesicherten Vitalfunktionen in die nächste Notaufnahme.

Eine Intubation scheint bei dem Patienten nicht notwendig, auch wenn der GCS von 8 Punkten dies suggerieren könnte. Schließlich sollte jeder Patient mit einem GCS von 8 oder weniger intubiert werden, oder? Nein, diese Zahl gilt für Patienten mit Schädel-Hirn-Traumen und ist bei dem Jungen nicht anzuwenden. Er scheint allzeitig erweckbar und im Vollbesitz seiner körperlichen Kräfte und Schutzreflexe zu sein, sodass eine Atemwegssicherung nicht empfohlen ist. Und die Sauerstoffversorgung ist mittels Gesichtsmaske problemlos gewährleistet. Weiter bei 866 mit dem nächsten Einsatz.

73 Sie sehen eine Sinustachykardie ohne Zeichen einer frischen Myokardischämie und sind etwas beruhigt. Gehen Sie zur 36 und bestimmen Sie Ihr weiteres Vorgehen.

74 Das Brodeln kommt hörbar aus dem Mund des Patienten, der angestrengt atmend vor Ihnen liegt. „Herr Funke, ich schaue Ihnen mal kurz in den Mund“, informieren Sie den Patienten, dies ruft bei dem Patienten allerdings keine Reaktion hervor.

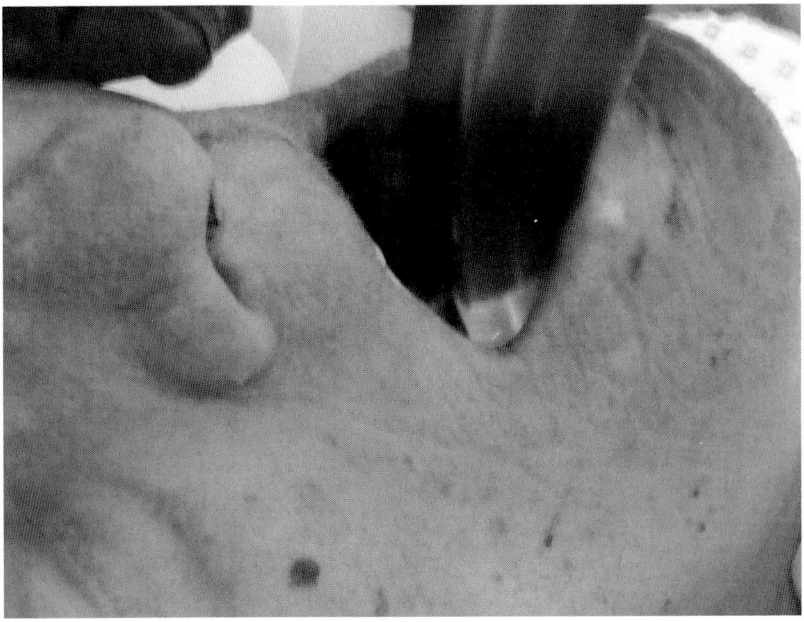

Abbildung 5: Sie setzen vorsichtig die Laryngoskopie an.

Sie ziehen das Kinn des Patienten leicht nach unten und können soweit möglich erkennen, dass die oberen Atemwege frei sind. Leider sind Sie kein Experte in chinesischer Zungendiagnostik, sonst wüssten Sie vielleicht jetzt schon, was das Problem des Mannes ist. Weiter bei 13.

75 Durch die dünne Stoffhose tasten Sie kurz nach den Kniescheiben der Patientin und lösen den Patellarsehnenreflex beidseits regelrecht mit einem Hämmerchen, das Sie natürlich immer in der Jackentasche haben, aus. Den Achillessehnenreflex können Sie dank der nackten Füße der Patientin ebenfalls gut auslösen. Allerdings verlieren Sie 3 Kompetenzpunkte, denn diese Maßnahmen sind derzeit unnötig. Zurück zur 53.

76 Sie greifen nach dem Laryngoskop und setzen zur Laryngoskopie an (Abbildung 5). Vorsichtig führen Sie den Spatel des Laryngoskopes in den Mund der Patientin ein, während Sie das Kinn der Patientin mit der anderen Hand etwas nach unten ziehen. Der Kollege hat offensichtlich das Gebiss aus dem Mund entfernt – zumindest erleichtern Ihnen die, bis auf zwei Restzähne, leeren Zahnleisten einen guten Einblick in den Mund-Rachen-Raum. Der RA am Thorax pausiert die Kompressionen jetzt kurzzeitig. Sie ziehen vorsichtig aber bestimmt den Griff des Laryngoskopes deckenwärts und können in der Tiefe des Halses einen Blick auf die Epiglottis werfen.

Mit einem etwas kräftigeren Zug erhalten Sie sogar einen Blick auf die Stimmbandebene und greifen schnell nach dem Tubus, der neben der Patientin liegt und schieben Ihn vorsichtig entlang Ihres Blickes auf den Eingang der Trachea zu. Leider verlegt der Tubus Ihren Blick auf die Stimmritze, als Sie ihn bis ganz vorne vorschieben, deswegen können Sie nicht erkennen, was los ist, als Sie spüren, dass sich der Tubus nicht weiter vorschieben lässt. Sie kommen nicht weiter und sind vom Gefühl her noch nicht unterhalb der Stimmbandebene!

Als Sie vorsichtig mit etwas mehr Kraft schieben, biegt der Tubus sich durch. Hätten Sie doch nur einen Führungsstab eingelegt! Auch eine leichte Drehbewegung hilft nicht, Sie kriegen das Ding einfach nicht weiter vorgeschoben. Hastig ziehen Sie Tubus und Laryngoskop zurück und greifen zur Beatmungsmaske.

„Los, weiter drücken. Ich brauche den Führungsstab!"

Natürlich brauchen Sie bei jeder erwartungsgemäß schwierigen Intubation – also fast immer im Notarztdienst – einen Führungsstab. Sie haben jetzt wertvolle Zeit verloren und 5 Kompetenzpunkte dazu. Weiter bei 80.

77 Glück gehabt! Ihre Patientin hat zwar eine Rippenfraktur rechts, wie sich später herausstellt, aber ein Pneumothorax lag nicht vor. Sie verlieren dennoch 2 Kompetenzpunkte und lesen weiter bei 97.

78 Zur Senkung der Herzfrequenz entscheiden Sie sich zur Gabe von Metoprolol. Ohne größeren Zeitverlust richtet der Rettungsassistent Ihnen das Medikament und Sie applizieren fraktioniert 3 Milligramm unter Kontrolle der Herzfrequenz auf dem Monitor. Erfreut stellen Sie fest, dass die gewünschte Wirkung eintritt und sich der Herzschlag auf um 120 /min verringert. Der Patient beantwortet dies allerdings mit einem kurzen „mir wird schwindelig" und synkopiert. Geistesgegenwärtig bewahren ihre Kollegen den Patienten vor einem Sturz vom Sofa und lagern ihn mit erhöhten Beinen flach auf dem Boden. Tom hat inzwischen eine Ampulle Akrinor® aufgezogen und appliziert diese in zwei Boli. Herr Hinrichs kommt daraufhin wieder zu sich und schaut sie etwas irritiert an. Mit dem Wort „Bedarfstachykardie" sollten Sie sich noch mal auseinander setzen. Sie verlieren 5 Kompetenzpunkte und kehren zurück zu 36.

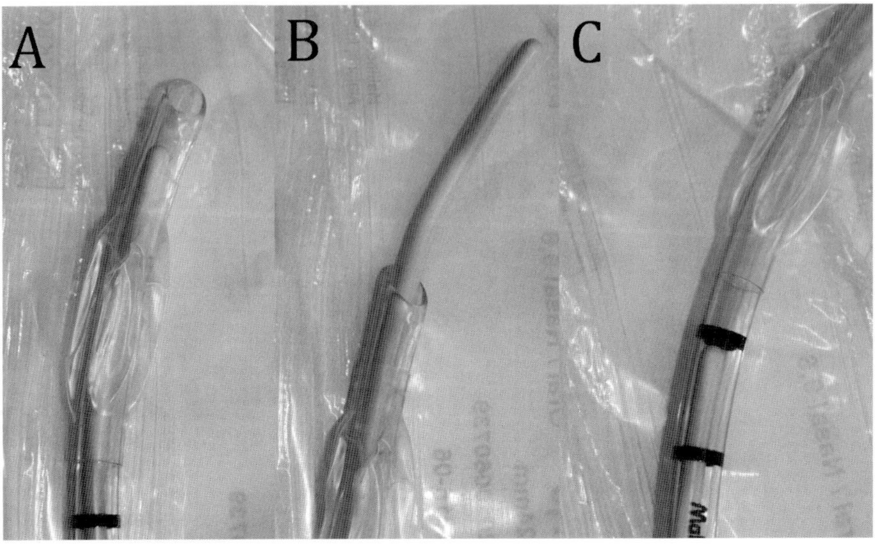

Abbildung 6: Tubus und Führungsstab, welche Anordnung ist korrekt?

79 Leider kann sich die Patientin in der derzeitigen Lage nicht entspannt zurücklegen, wie es für diese Untersuchung nötig wäre – dann kriegt sie nämlich noch schlechter Luft. Ohnehin gibt es Wichtigeres! Sie verlieren 3 Kompetenzpunkte und kehren zu 53 zurück.

80 „Mach' mal den Führungsstab wieder in den Tubus!", weisen Sie den RA an, der gerade nicht beschäftigt ist und beginnen vorsichtig mit der Laryngoskopie. Der Führungsstab gehört bei jeder erschwerten Atemwegssicherung zur Standardausrüstung und wenn Sie ihn richtig anwenden, kann er eine große Hilfe sein und die Verletzungsgefahr bleibt minimal. Der Führungsstab gibt Ihnen die Möglichkeit, den Tubus nach Belieben zu Formen oder zu knicken und verleiht dem Tubus Steifigkeit, falls Sie ein Hindernis überwinden müssen. Sie nehmen das Laryngoskop in die Hand und werfen einen Blick auf den jetzt korrekt gerichteten Tubus. Der Führungsstab steckt von oben im Tubus und endet etwa einen Zentimeter vor dem distalen Ende des Tubus. Wie sollte er korrekterweise eingelegt sein (Siehe Abbildung 6)?

- Bild A (96)
- Bild B (85)
- Bild C (92)

81 Auf Ihre Bitte hin zieht einer der RA eine Ampulle Aspirin mit 500 mg auf und drückt sie Ihnen in die Hand. Bitte notieren Sie, wie viel Sie davon geben möchten und kehren zurück zur 438.

82 Pech gehabt! Ihre Patientin ist auf die rechte Seite gefallen und hat sich mehrere Rippen gebrochen, die in den Thorax spießen. Die rechte Lunge ist dadurch verletzt worden, ein Pneumothorax ist die Folge. Den haben Sie leider nicht bemerkt, aber da es kein Spannungspneumothorax ist und die Patientin das problemlos kompensiert, fällt er erst in der Klinik im Rahmen eines routinemäßigen Röntgen-Thorax auf. Sie verlieren dennoch 4 Kompetenzpunkte. Weiter bei den Optionen von 97.

83 „Ja klar! Danke!", gibt er zurück, schlägt sich mit der falschen hand auf die Stirn und klappt sein Büchlein wieder zu. „Ich hoffe, ich kann's mir irgendwann mal merken!", meint er mit einem Grinsen und macht sich auf den Weg zu einem Patienten den er gerade mitbetreut. Für Sie geht es weiter bei 72.

84 Nachdem Sie sich von der pulmonalen Situation überzeugt haben, meldet Ihnen der RA auch den Blutdruck mit etwa 80 systolisch, die inzwischen aufgeklebten Elektroden des LifePak zeigen einen tachykarden Rhythmus mit 115 Schlägen/Minute. Sie erkennen regelmäßige p-Wellen und schließen auf eine Sinustachykardie. Die Sauerstoffsättigung liegt laut Pulsoxymeter unter 10 l O_2 bei 87 %. Um den neurologischen Status zu evaluieren, reiben Sie kräftig über das Sternum des Patienten.

„Herr Funke! Hallo, Herr Funke!"

Der angesprochene kneift die Augen zusammen, grimassiert und stöhnt etwas Undefinierbares unter seiner Sauerstoffmaske.

Was wollen Sie nun tun?

- Ein 12-Kanal-EKG ableiten (867)
- In die Pupillen leuchten (90)
- Den Blutzucker bestimmen (112)
- Den Bodycheck durchführen (99)
- Temperatur messen (105)
- Die Ehefrau befragen (121)

Wenn Sie keine der Optionen mehr wahrnehmen möchten, geht es weiter bei 162.

85 „Der muss weiter rein!", geben Sie etwas ungeduldig von sich, und der RA greift eilig nach dem Tubus und schiebt den Führungsstab so weit vor, bis er am unteren Ende aus dem Tubus herausschaut.

Sie greifen nach dem Laryngoskop und setzen zur Laryngoskopie an. Vorsichtig führen Sie den Spatel des Laryngoskopes in den Mund der Patientin ein, während Sie das Kinn der Patientin mit der anderen Hand etwas nach unten ziehen. Der Kollege hat offensichtlich das Gebiss der Patientin bereits entfernt – zumindest erleichtern Ihnen die, bis auf wenige Restzähne, gähnend leeren Zahnleisten einen guten Einblick in den Mund-Rachen-Raum. Der RA am Thorax pausiert die Kompressionen jetzt kurzzeitig. Sie ziehen vorsichtig aber bestimmt den Griff des Laryngoskopes Richtung Zimmerdecke und können in der Tiefe des Halses einen Blick auf die Epiglottis werfen. Mit einem etwas kräftigeren Zug erhalten Sie sogar einen Blick auf die Stimmbandebene und greifen schnell nach dem Tubus, der neben der Patientin liegt und schieben Ihn vorsichtig entlang Ihres Blickes auf den Eingang der Trachea zu. Leider verlegt der Tubus Ihren Blick auf die Stimmritze, als Sie ihn bis ganz vorne vorschieben, deswegen können Sie nicht erkennen, was los ist, als Sie spüren, dass sich der Tubus nicht vorschieben lässt. Sie kommen einfach nicht an den Stimmbändern vorbei! Glücklicherweise haben Sie jedoch den Führungsstab einlegen lassen, sodass Sie den steifen Tubus mit etwas größerer Kraft nach unten drücken können. Sie spüren zunächst einen Widerstand, der sich jedoch dann mit etwas Kraft überwinden lässt. Sie können den Tubus platzieren! Leider haben Sie mit dem herausstehenden Führungsstab die Trachea perforiert und beatmen das Mediastinum. Dies ist fatal und reduziert auch die letzte Überlebenschance der Patientin auf 0%. Sie verlieren 10 Kompetenzpunkte und sind raus aus dem Fall.

86 Während Sie mit einer 20 ml Spritze über einen 3-Wege-Hahn zügig 250 ml der bereits laufenden kristalloiden Infusionslösung applizieren, zieht Tom sich mit der Ehefrau des Patienten in die Küche zurück und beginnt mit der Erhebung der Personalien und dem Ausfüllen ihres Einsatzprotokolls. Einer der beiden Rettungsassistenten holt eine kleine schwarze Plastiktüte aus dem Notfallkoffer und beginnt, um das Durcheinander in der Wohnung möglichst gering zu halten, die gebrauchten Verpackungen der Infusion und der Kanüle darin zu verstauen. Nach Infusion von 250 ml verzeichnen Sie eine Reduktion der Herzfrequenz um 10 Schläge/min. Der zweite Kollege will wissen: „Soll ich dir `was aufziehen? Willst du `nen zweiten Zugang legen?“ Zurück zur 36.

87 Sie können bereits mit einem kurzen Blick feststellen, dass die Halsvenen der Patientin gut gefüllt sind. Sollten Sie einen schnellen großlumigen Gefäßzugang brauchen – da wäre sicherlich ein guter Zugangsweg. Zurück zur 53.

88 Pech gehabt! Ihre Patientin ist auf die rechte Seite gefallen und hat sich mehrere Rippen gebrochen, die in den Thorax spießen. Die rechte Lunge ist dadurch verletzt worden, ein Pneumothorax ist die Folge. Den haben Sie leider nicht bemerkt, und das wird Ihnen und leider auch der Patientin zum Verhängnis! Die Patientin verschlechtert sich zunächst hämodynamisch und anschließend auch Respiratorisch. Sie müssen die völlig agitierte und schließlich bewusstlose Patientin nutfallmäßig intubieren und reanimieren. Unter Reanimation erreichen Sie die Klinik, wo man der Ursache schnell auf die Spur kommt und den Pneumothroax entlastet. Die Patientin stabilisiert sich danach schnell. Hoffentlich bleiben keine Schäden zurück, Sie Dilettant!

89 Sie haben die fixe Idee, die Verwirrtheit des Patienten zu therapieren.

Allerdings fällt Ihnen selbst nach längerem Grübeln nichts ein, was Sie im Moment in diese Richtung unternehmen könnten. Ginseng gehört leider nicht zum Standardsortiment im Rettungsdienst. Es gibt im Moment ohnehin wichtigeres, ziehen Sie sich 3 Kompetenzpunkte ab.

„Sollen wir nicht mal was gegen Lungenödem oder die Tachykardie tun?", meint Tom ungeduldig (wenn Sie in diese Richtung noch nichts unternommen haben). Tatsächlich könnte sich dadurch auch die neurologische Situation bessern. Zurück zur 658.

90 Die Pupillen sind beidseits eher eng, eine Lichtreaktion meinen Sie feststellen zu können. Zurück zur 84.

91 „Ich taste Ihre Schilddrüse ab", lassen Sie die Patientin wissen, die daraufhin das Kinn ein wenig in die Höhe streckt. Sie legen beide Hände seitlich an den Kehlkopf und lassen die Patientin ein paar Mal schlucken. Sie sind sich nicht ganz sicher – möglicherweise konnten Sie eine geringgradige Struma tasten. Aber haben das nicht viele Menschen? Zurück zur 53.

92 Sie greifen nach dem Laryngoskop und setzen zur Laryngoskopie an. Vorsichtig führen Sie den Spatel des Laryngoskopes in den Mund der Patientin ein, während Sie das Kinn der Patientin mit der anderen Hand etwas nach unten ziehen. Der Kollege hat offensichtlich das Gebiss der Patientin bereits entfernt – zumindest erleichtern Ihnen die, bis auf weniger Restzähne, gähnend leeren Zahnleisten einen guten Einblick in den Mund-Rachen-Raum. Der RA am Thorax pausiert die Kompressionen jetzt kurzzeitig. Sie ziehen vorsichtig aber bestimmt den Griff des Laryngoskopes Richtung Zimmerdecke und können in der Tiefe des Halses einen Blick auf die Epiglottis werfen. Mit einem etwas kräftigeren Zug erhalten Sie sogar einen Blick auf die Stimmbandebene und greifen schnell nach dem Tubus, der neben der Patientin liegt und schieben Ihn vorsichtig entlang Ihres Blickes auf den Eingang der Trachea zu. Leider verlegt der Tubus Ihren Blick auf die Stimmritze, als Sie ihn bis ganz vorne vorschieben, deswegen können Sie nicht erkennen, was los ist, als Sie spüren, dass sich der Tubus nicht vorschieben lässt. Sie kommen einfach nicht an den Stimmbändern vorbei! Glücklicherweise haben Sie den Führungsstab einlegen lassen, sodass Sie den steifen Tubus mit größerer Kraft nach unten drücken können. Als Sie mit etwas mehr Kraft schieben, biegt der Tubus sich dennoch an der Spitze durch, denn der Führungsstab wurde nicht weit genug vorgeschoben. Sie ziehen ihn eilig zurück und platzieren ihn etwas weiter vorne im Tubus. Sie verlieren 2 Kompetenzpunkte für diesen Zeitverlust. Weiter bei 96.

93 Auf Ihre Bitte hin zieht einer der RA eine Ampulle Aspirin mit 500 mg auf und drückt sie Ihnen in die Hand. Bitte notieren Sie, wie viel Sie davon geben möchten und kehren zurück zur 453.

94 Auf Nachfragen berichtet der Patient von seinem Aufenthalt im Klinikum heute Morgen. Vor 3 Jahren sei er an einem Karzinom des Dickdarms operiert worden und habe den rechten Teil des Dickdarms entfernt bekommen. Im Anschluss an eine durchgeführte Bestrahlung kam es „zu einer Enge“ des rechten Harnleiters, weshalb er in diesem Bereich eine „Schiene“ eingelegt bekommen habe, welche nun regelmäßig gewechselt wird, was zuletzt heute routinemäßig erfolgt ist. Wie bei den letzten Wechseln nehme er jetzt für drei Tage ein Antibiotikum, hätte sonst jedoch keine regelmäßige Medikation. Zurück zur 36.

95 Die Nackensteifigkeit können Sie nur schwer untersuchen – die Patientin reagiert ängstlich, als Sie ihr den Kopf nach vorne beugen. Schmerzen empfindet Sie dabei keine. Sie verlieren allerdings 3 Kompetenzpunkte für diese unnötige Untersuchung. Zurück zur 53.

96 Der Tubus liegt mit platziertem Führungsstab griffbereit, Sie setzen die Laryngoskopie an, indem Sie mit rechts den Unterkiefer der Patientin leicht nach unten drücken und mit Links das Laryngoskop einführen. Glücklicherweise befinden sich nur noch wenige Zähne im Mund der Patientin, Sie bekommen einen guten Einblick in den Mund-Rachen-Raum. Erst sehen Sie nur den Gaumen der Patientin und versuchen die Position des Laryngoskopspatels optimal zu wählen. Wo sollte die Zunge der Patientin zu liegen kommen?

- Rechts neben dem Spatel des Laryngoskopes (102)
- Links neben dem Spatel des Laryngoskopes (110)
- In der Mitte (107)

97 Hatten Sie eigentlich schon die Lungen auskultiert? Wenn nicht, dann lesen Sie bitte bei 67 weiter, ansonsten hier. Was möchten Sie nun tun?

- Die Kopfplatzwunde untersuchen (151)
- Einen Bodycheck (158)
- Einen i.v.-Zugang legen (175)

Wenn Sie nichts weiter tun wollen, sollten Sie die Patientin transportfertig machen. Lesen Sie dann weiter bei 182.

98 Die Fahrt dauert etwa 10 Minuten, dann merken Sie an einem heftigen Rumpeln, dass der RTW die vertraute Einfahrt des Rhein-Klinikums erreicht hat. Ein kurzer Blick durch die Fenster bestätigt Ihren Verdacht und wenige Augenblicke später haben Sie Ihren Patienten bereits an den diensthabenden Internisten der Notaufnahme übergeben, der sofort eine Laborkontrolle und die weitere Therapie anordnet. Im vorbeigehen richtet er noch einige Anweisungen an die betreuende Schwester: „Richtest Du bitte Insulin und 40 Millival Kalium für den Anfang?"

Offensichtlich geht er von einer relevanten Hypokaliämie aus und er soll Recht behalten. Sie bleiben interessehalber noch einen Moment vor Ort und erfahren, dass der Patient in der Blutgasanalyse ein Serum-Kalium von 2,7 mmol/l hat.

Er bekommt nun vorsichtig Insulin und Kalium verabreicht, sodass die Ketonkörperbildung gestoppt, die Glukoseverwertung wieder in Gang gesetzt und die Elektrolyte normalisiert werden. Während Sie den Patienten beobachten, hat neben Ihnen ein PJ-Student sein Nachschlagewerk aus der Kitteltasche gezogen und meint genervt: „Ach, ich kann mir das nie merken, wie das mit Insulin und Kalium zusammenhängt!" Was antworten Sie, um ihm zu helfen?

- „Insulin senkt das Serum-Kalium." (83)
- „Insulin erhöht des Serum-Kalium." (703)
- „Insulin verändert das Serum-Kalium nicht." (739)
- Sie entfernen sich lieber schnell. (754)

99 Sie kneten den Patienten einmal kräftig durch und prüfen die Festigkeit der Extremitäten, des Becken, des Thorax, prüfen orientieren den Bauch und tasten den Kopf ab. Verletzungen finden Sie keine, was nicht weiter überraschend ist, da Ihr Patient ja auch nicht gestürzt ist. Der Bodycheck macht keinen großen Sinn, wenn es um internistische Probleme geht. Sie verlieren 2 Kompetenzpunkte. Zurück zur 84.

100 Da Tom immer noch unentschlossen wirkt, machen Sie ihm jetzt Beine und erklären ihm auch noch, wie tief der den Thorax komprimieren soll.

Tom nickt dankbar und beginnt mit der Herzdruckmassage. In welchem Rhythmus sollte die Reanimation nun durchgeführt werden?

- Thoraxkompression : Beatmung = 5:1 (364)
- Thoraxkompression : Beatmung = 1:1 (305)
- Thoraxkompression : Beatmung = 10:1 (344)
- Thoraxkompression : Beatmung = 3:1 (294)
- Thoraxkompression : Beatmung = 30:2 (331)

101 Sie untersuchen die peripheren Pulse durch Palpation und können beidseits gute Pulse der A. radialis tasten. Am Fußrücken fällt es Ihnen etwas schwerer, da die Beine der Patientin deutliche Ödeme aufweisen. Mit etwas Geduld können Sie auch dort tachykarde Pulse tasten. Zurück zur 53.

102 Sie schieben den Spatel des Laryngoskopes so in den Mund der Patientin, dass die Zunge von Ihnen aus gesehen rechts davon zu liegen kommt. Dadurch wölbt sie sich allerdings unschön in Ihre Sicht vor. So können Sie kaum ausreichend in den Mund sehen! Sie ziehen den Spatel zurück und setzen neu an. Sie verlieren 2 Kompetenzpunkte und wählen erneut bei 96.

103 „Haben wir leider nicht dabei“, lautet die schnöde Antwort. Man kann eben nicht alles haben. Zurück zur 653.

104 Die weiterhin ziemlich apathische Patientin lässt sich problemlos eine Blutdruckmanschette anlegen. „130 systolisch“, meldet der RA. Damit können Sie zufrieden sein. Ein schneller Griff an eines der Handgelenke zeigt einen regelmäßigen, tachykarden Rhythmus. Kreislaufstabil scheint die Gute also zu sein. Da die Blutdruckmanschette schon mal am Patienten ist, bereitet einer der beiden RA alles für die Anlage eines i.v.-Zugangs vor. Zurück zur 17.

105 „Könnt Ihr mal schnell die Temperatur messen?“, bitten Sie die RA.

„Nicht so auf die Schnelle, das Thermometer ist im Auto unten“, meinte einer der beiden und schaut Sie fragend an. Ist die Temperatur jetzt wirklich so wichtig? Natürlich haben Sie Recht: Auch eine Infektkonstellation kann für eine Somnolenz oder eine pulmonale Insuffizienz verantwortlich sein, aber dies erscheint im Moment nicht sehr wahrscheinlich. Zurück zur 84.

106 Sie ziehen die Stoffhose der Patientin nach oben und sehen sofort die deutlichen Ödeme an beiden Unterschenkeln. Ein fester Griff an den linken Knöchel hinterlässt einen deutlichen Abdruck Ihrer Finger.

„Die dicken Beine hat sie seit ein paar Tagen. Wir dachten, dass kommt von der Schwangerschaft“, informiert Sie der Mann von hinten. Ein paar prüfende Griffe an der Wade und den Oberschenkeln ergeben keine Schmerzhaftigkeit. Zurück zur 53.

107 Sie schieben den Spatel des Laryngoskopes so in den Mund der Patientin, dass die Zunge in der Mitte zu liegen kommt. Dadurch wölbt sie sich allerdings auch teilweise unschön rechts am Spatel vorbei in Ihre Sicht vor. So können Sie kaum ausreichend in den Mund sehen! Sie ziehen den Spatel zurück und setzen neu an. Sie verlieren 2 Kompetenzpunkte und lesen wählen erneut bei 96.

108 Wählen Sie vier der folgenden Möglichkeiten, um der Diagnose auf die Spur zu kommen und kehren Sie dann zu 36 zurück:

- Sie messen die Körpertemperatur des Patienten (116)
- Sie erfragen das kardiovaskuläre Risikoprofil (192)
- Sie legen einen zweiten, großlumigen i.v.-Zugang (132)
- Sie führen eine Auskultation von Herz und Lunge durch (139)
- Sie fragen nach Miktionsbeschwerden innerhalb der letzten Tage (145)
- Sie fragen nach Arztbriefen über die vergangenen und den heutigen Aufenthalt (153)
- Sie messen den Blutdruck (159)
- Sie tasten die Leistenpulse des Patienten (170)
- Blutdruckmessen im Seitenvergleich am rechten und linken Arm des Patienten (183)
- Den Patienten ein Valsalva-Manöver durchführen lassen (189)
- Den Patienten einen Finger-Nase-Versuch durchführen lassen (195)

109 Sie untersuchen die Oberarme der Patientin und können nichts Ungewöhnliches feststellen. Für diese unnötige Untersuchung verlieren Sie 3 Kompetenzpunkte. Zurück zur 53.

110 Der Spatel des Laryngoskopes ist extra so geformt, dass sich damit die Zunge der Patientin auf die linke Seite verdrängen lässt. Dadurch haben Sie rechts freie Sicht in die tieferen Abschnitte des Mund-Rachen-Raumes und können auf die Suche nach der Stimmbandebene gehen. Auf was sollten Sie bei der Laryngoskopie außerdem achten?

- Dass der Unterkieferknochen nicht frakturiert (117)
- Dass die Zahnleiste des Unterkiefers nicht verletzt wird (122)
- Dass die Unterlippe nicht verletzt wird (130)

111 Auf Ihre Bitte hin zieht einer der RA eine Ampulle Aspirin mit 500 mg auf und drückt sie Ihnen in die Hand. Bitte notieren Sie, wie viel Sie davon geben möchten und kehren zurück zur 421.

112 Sie stauen die Blutdruckmanschette ein wenig auf und können mit einiger Mühe einen 20-G-Zugang in einer der fragilen Venen am Handrücken platzieren. Der Stich scheint Ihren Patienten kaum zu beeindrucken. Aus der Nadel wird ein BZ angefertigt: „289!", verkündet der RA. Zurück zur 84.

113 Sie werfen einen Blick auf die Hautpigmentierung der Patientin. Sie erkennen nichts Ungewöhnliches und sollten sich überlegen, ob dies tatsächlich etwas ist, was im Notfalleinsatz gemacht werden muss. Sie verlieren 5 Kompetenzpunkte. Zurück zur 53.

114 Sie müssen bis zum Beweis des Gegenteils von einem relevanten Schädel-Hirn-Trauma ausgehen. Da gehört der Blick in die Pupillen nach Sicherung der Vitalfunktionen Atmung und Kreislauf auf jeden Fall zu den wichtigsten Dingen! Sie greifen nach der Stiftlampe, „Lena, mach mal die Augen auf!" Leider entscheidet sich die Patientin dafür, Ihre Aufforderungen weiterhin zu ignorieren. Sie legen der Patientin vorsichtig den Handballen an die Stirn und können so mit Daumen die Augenlider ausreichend öffnen. Auch wenn das der Patientin gar nicht gefällt und Sie sich missmutig murmelnd wegzudrehen versucht und die Augen zukneift. Sie können trotzdem einen Blick in beide Pupillen erhaschen und sehen beidseits eher enge Pupillen mit einer adäquaten Lichtreaktion. Haben Sie schon den Blutdruck gemessen?

- Ja (97)
- Nein (123)

115 Sie sehen in dem Lungenödem des Patienten ein relevantes Problem und denken an die junge Patientin von heute Morgen. Entsprechend führen Sie eine Therapie mit Nitro-Spray, Diuretikum und Morphin durch und erreichen damit akut eine leichte Besserung der Symptome. Die Sauerstoffsättigung bessert sich um 3 Prozentpunke und die Atmung des Patienten wird etwas ruhiger. Zurück zur 653.

116 Leider haben Sie im Koffer des RTW kein Fieberthermometer. Als Sie ihm die Handfläche an die Stirn halten und prüfend Arme und Beine umfassen, bemerken Sie jedoch eine deutliche Überwärmung der Stirn und des Körperstamms des Patienten, die Extremitäten imponieren eher kühl. Zurück zu 108.

117 So eine Laryngoskopie kann ganz schön viel kaputt machen, wenn man sie nicht ordentlich ausführt. Das wissen Sie und achten deshalb auch darauf, dass der Unterkieferknochen nicht in Mitleidenschaft gezogen wird. Allerdings gerät dabei die Unterlippe zwischen den Spatel des Laryngoskopes und einen einsamen Schneidezahn im Unterkiefer und wird hässlich gequetscht. Ist der Patientin im Augenblick sicher egal, aber Sie verlieren dennoch einen Kompetenzpunkt und achten jetzt besser auf die Unterlippe. Weiter bei 130.

118 Einer der beiden RA hat die Elektroden unter dem T-Shirt auf den Thorax der Patientin geklebt und ein paar Augenblicke später halten Sie einen EKG-Ausdruck in der Hand, Sie erkennen in den Extremitätenableitungen einen tachykarden Sinuyrhythmus. Möchten Sie ein 12-Kanal-EKG schreiben?

- Nein (53)
- Ja (545)

119 Weiterhin etwas unzufrieden aufgrund Ihrer fehlenden Handlungsoptionen nehmen Sie neben dem Jungen im RTW Platz und werden einen Blick auf das angestrengte und etwas fahle Gesicht des Patienten. Der aktuelle Blutdruck wurde soeben mit 85 mmHg gemessen, die Herzfrequenz liegt laut LifePak weiterhin bei etwa 110 pro Minuten, aber wenigstens die Sauerstoffsättigung bewegt sich im normalen Bereich und liegt bei 98 %.

Langsam setzt sich der RTW rumpelnd in Bewegung, nachdem Sie dem Fahrer das Ziel – die Notaufnahme des Rhein-Klinikums – bestätigt haben.

Da der Junge stabil ist, allerdings haben Sie trotzdem um eine Signalfahrt geben, denn schließlich können Sie aktuell nur Mutmaßungen über die metabolische und cerebrale Situation des Jungen anstellen.

Die Fahrt verläuft ereignislos. Solange Sie den Jungen in Ruhe lassen, dämmert er vor sich hin und die Vitalwerte bleiben unverändert. Sie widmen sich Ihrem Papierkram und können Ihr Einsatzprotokoll vervollständigen.

Ihr Blick fällt zwischenzeitlich kurz auf die Infusionsflache, die träge tropfend an der Decke des RTW hängt. Im Rahmen der Exsikkose und der metabolischen Entgleisung, die der Junge augenscheinlich hat, müssen Sie auch mit Elektrolytentgleisungen rechnen. Wovon gehen Sie aus?

Notieren Sie eine der folgenden Optionen und lesen dann weiter bei 98:

- Hyponatriämie
- Hypernatriämie
- Hypokaliämie
- Hyperkaliämie
- Hyperphophatämie

120 Sie möchten ein 12-Kanal-EKG schreiben und einer der beiden RA übernimmt auf Ihre Bitte hin das Kleben der entsprechenden Elektroden.

Wenig später halten Sie den Papierausdruck in der Hand, der Ihnen jedoch nur wenig mehr Informationen liefert. Sie erkennen, dass keine Blockbilder oder akute Ischämien vorliegen, ansonsten sehen Sie die bekannte Tachykardie. Da Sie keine P-Wellen erkennen können, gehen Sie bei diesem unregelmäßigen Rhythmus von einem Vorhofflimmern aus. Zurück zur 653.

121 Sie wenden sich der Dame zu: „Was ist denn eigentlich los?"

„Herr Doktor, meinem Mann geht es gar nicht gut. Das mit der Luft war bisher noch nie so schlimm!", meint sie verzweifelt. Welche Fragen möchten Sie weiterhin stellen?

- Seit wann geht das denn schon so? (129)
- Welche Medikamente nimmt er denn? (138)
- Was hat er denn ansonsten so an Erkrankungen? (154)
- Nichts weiter (84)

122 So eine Laryngoskopie kann ganz schön viel kaputt machen, wenn man sie nicht ordentlich ausführt. Das wissen Sie und achten deshalb auch darauf, dass die Zahnleiste des Unterkiefers nicht in Mitleidenschaft gezogen wird. Allerdings gerät die Unterlippe zwischen den Spatel des Laryngoskopes und einen einsamen Schneidezahn im Unterkiefer und wird hässlich gequetscht. Ist der Patientin im Augenblick sicher egal, aber Sie verlieren dennoch einen Kompetenzpunkt und achten jetzt besser auf die Unterlippe. Weiter bei 130.

123 Sie verlieren ein Kompetenzpünktchen, denn nach der Evaluation der Atmung/des Atemweges sollten Sie Erfassung der Vitalwerte abschließen, bevor Sie andere Dinge untersuchen. D.h. das Messen des Blutdrucks sollte vorher erfolgen. Einer der beiden RA hat dies nachgeholt und meldet „130 systolisch". Sie können zufrieden sein. Ein Griff an eines der Handgelenke zeigt einen regelmäßigen, tachykarden Rhythmus. Kreislaufstabil scheint die Gute zu sein. Da die Blutdruckmanschette bereits am Patienten ist, bereitet einer der beiden RA alles für die Anlage eines i.v.-Zugang vor. Weiter bei 97.

124 Tom zögert kurz mit dem Beginnen der Thoraxkompressionen des Neugeborenen – er ist damit offensichtlich nicht gut vertraut. „Du musst mit zwei Daumen drücken!", helfen Sie ihm auf die Sprünge und er nimmt das Kind in beide Hände, sodass seine Daumen auf dem Sternum des Kindes zu liegen kommen. Wie tief sollte der Thorax komprimiert werden?

- Etwa ¼ des Durchmessers (428)
- Etwa 1/3 des Durchmessers (62)
- Etwa die Hälfte des Durchmessers (100)

125 Sie nehmen die O_2-Maske kurz vom Gesicht der Patientin und bitten sie, den Mund weit zu öffnen. Sie leuchten mit einer Stiftlampe hinein und können nichts Ungewöhnliches erkennen. Die Schleimhäute sind rosig und feucht, die Zunge zeigt sich nicht belegt und die Mandeln, „aaaaaaahhh“, sind ebenfalls unauffällig. Sie verlieren 3 Kompetenzpunkte, denn diese Untersuchung war unnötig. Zurück zur 53.

126 Ein anderer Spruch macht jetzt hier keinen Sinn. Sie verlieren einen Kompetenzpunkt und kehren zurück zur 407.

127 Sie sind sich nicht ganz sicher, ob Sie nicht doch etwas übersehen haben. Aber eigentlich können Sie tatsächlich im Moment nichts tun, oder? Als Ihre kleine Karawane am RTW angekommen ist, kramen Sie Ihr Schlaues Buch hervor und riskieren sicherheitshalber einen kurzen Blick. Und Sie werden bestätigt! Es gibt tatsächlich für Sie aktuell wenig Sinnvolles tun, insbesondere gibt es keine Therapie, die den Status des Jungen jetzt akut verbessern könnte. Ihre Aufgabe liegt eher in der Aufrechterhaltung der Vitalfunktionen. Weiter bei 119.

128 Sie beginnen, die Knochen der Patientin durchzukneten, um weiteren Verletzungen auf die Spur zu kommen, als Tom Ihnen eine Stiftlampe in die Hand drückt: „Hier, check’ erstmal die Pupillen – die Kleine ist sicherlich ganz ordentlich auf die Nuss gefallen!“ Er hat Recht: Der Bodycheck sollte erst erfolgen, wenn Sie die Vitalfunktionen Atmung/Kreislauf gesichert und eine grobe neurologische Untersuchung mit einem Blick in die Pupillen durchgeführt haben. Sie verlieren 3 Kompetenzpunkte. Lesen Sie weiter bei 114.

129 „Herr Doktor, seit zwei Wochen will er nichts mehr essen und trinken jetzt seit vorgestern wacht er gar nicht mehr richtig auf. Und weil er doch so schwer atmet, habe ich es mit der Angst bekommen!“, meint Sie mit Tränen in den Augen.

„Jetzt sind wir da und helfen Ihren Mann, keine Sorge“, beruhigen Sie und wollen weiter wissen: „Wann haben Sie denn das letzte Mal mit ihm gesprochen?“

„Ach“, stöhnt sie, „Er ist ja gar nicht mehr richtig wach. Und selbst mich hat er schon lange nicht mehr erkannt. Schrecklich! Und jetzt diese Geräusche. Herr Doktor, er erstickt doch hoffentlich nicht!“ Die alte Dame ist wirklich verzweifelt. Zurück zur 121.

130 Sie achten beim Einführen des Laryngoskopes darauf, dass die Unterlippe der Patientin nicht nach Innen zwischen Laryngoskop und den

Restzähnen des Unterkiefers eingeklemmt wird. Es mag zwar im Moment nicht so wichtig sein, aber es gehört zu einer routinierten Vorgehensweise auf jeden Fall dazu! Worauf sollten Sie am Oberkiefer besonders achten?

- Auf die Oberlippe (141)
- Auf die Schneidezähne (155)
- Auf den Oberkieferknochen (149)
- Am Oberkiefer besteht keine Gefahr der Traumatisierung (136)

131 Sie leuchten mit einer Stiftlampe von unten in die Augen und sehen beidseits eine normale Lichtreaktion. Zurück zur 53.

132 „Richtet Ihr mal bitte einen zweiten Zugang?", bitten Sie ihre Kollegen, woraufhin einer der beiden sich am Notfallkoffer zu schaffen macht: „Was soll`s denn werden? Grau? Grün?"

Der zweite Kollege hat Ihnen währenddessen den Stauschlauch gereicht.

„Grau hätte ich schon ganz gerne, ich muss aber erstmal schauen..." geben Sie zu verstehen.

„Ach komm, wenn ich da `ne grüne `rein krieg, schaffst Du ja wohl ne graue...", antwortet Ihnen der Kollege mit einem Augenzwinkern und holt eine 16G-Kanüle aus dem Koffer. Sie legen das Stauband am Oberarm des Patienten an und stellen erfreut fest, dass Ihr Patient gute Venenverhältnisse hat. Nach vorsichtigem Beklopfen des auserkorenen Gefäßes am Unterarm desinfizieren sie die Stelle gründlich und punktieren die Vene problemlos. Die Kollegen übernehmen das Fixieren der Kanüle und schließen eine bereits gerichtete Infusion an.

„Läuft wie `ne Eins", teilt der Kollege, der die Infusion hält, Ihnen zufrieden mit. Kehren Sie zurück zu 108.

133 Ein anderer Spruch macht jetzt hier keinen Sinn. Sie verlieren einen Kompetenzpunkt und kehren zurück zur 392.

134 Sie grübeln über der Verdachtsdiagnose, als Ihr Patient plötzlich die Augen öffnet. Sie freuen sich für einen Augenblick, denn das kann nur bedeuten, dass eine Besserung eintritt. Dann werden Sie allerdings der Todesangst gewahr, die sich in den aufgerissenen Augen des Patienten spiegelt. Allzu lange können Sie dieses Phänomen jedoch nicht beobachten, denn Ihr Patient gibt einen lauten Seufzer von sich und verabschiedet sich in eine finale Bewusstlosigkeit.

„He! Augen aufmachen!", Sie rütteln den Patient heftig an den Schultern, aber bis auf ein passives Kopfwackeln erreichen Sie nichts und sobald Sie loslassen kippt der Patient seitlich um. Da ist kein Leben mehr in der Bude! „Kammerflimmern!", ruft Tom, der den LifePak im Auge behalten hat. Wie in Trance sehen Sie zu, wie er die beiden Paddels auflädt und sie dem Patienten auf die Brust drückt. „Alle weg!“ und Schock! Die Arme des Patienten schnell nach vorne, Sie starren entgeistert auf das EKG – keine Änderung, jetzt müssen Sie eine Reanimation durchführen. Gemeinsam mit den anderen ziehen Sie den Patienten unter dem Wehklagen der Angehörigen auf den Wohnzimmerboden, um einen guten Zugang für Beatmung und Thoraxkompressionen zu bekommen.

Der Ablauf der Reanimation ist Ihnen inzwischen gut vertraut, und auch die Atemwegssicherung gelingt Ihnen problemlos. Einzig und allein: Der Patient will einfach keinen Spontankreislauf mehr entwickeln. Sie geben sich alle Mühe und treiben Ihre Mitstreiter zum äußersten an, aber letztendlich bleibt Ihnen nichts anderes übrig, als die Reanimation nach 30 Minuten abzubrechen. Und nicht nur das: Sie verlieren auch 15 Kompetenzpunkte, denn Sie haben tragen die Hauptverantwortung am Tod des Patienten, da Sie einen schweren Fehler gemacht haben. Hoffentlich wittert das nicht der Staatsanwalt!

135 Sie drehen den Kopf der Patientin vorsichtig noch weiter nach links, um die rechte Schläfe genauer unter die Lupe zu nehmen. Mit den Fingern streichen Sie durch die blutverfilzten Haare, als Tom Ihnen eine Stiftlampe in die Hand drückt: „Hier, check’ erstmal die Pupillen – die Kleine ist sicherlich ganz ordentlich auf die Nuss gefallen!“ Er hat Recht: Die Untersuchung einzelner Verletzungen sollte erst erfolgen, wenn Sie die Vitalfunktionen Atmung/Kreislauf gesichert und eine grobe neurologische Untersuchung mit einem Blick in die Pupillen durchgeführt haben. Sie verlieren 3 Kompetenzpunkte. Lesen Sie weiter bei 114.

136 Sie gehen jetzt etwas unvorsichtig zu Werke und achten nicht auf die Schneidezähne am Oberkiefer. Sie setzen den Spatel komplett in den Mund ein und ziehen am Griff des Laryngoskopes, um einen Einblick auf die Stimmritze zu bekommen – KNACK! – Sie haben gerade mit dem Laryngoskop den verbliebenen Schneidezahn am Oberkiefer abgebrochen. Auf die Schneidezähne müssen Sie achten! Sie verlieren 2 Kompetenzpunkte. Weiter bei 155.

137 Sie fahren mit den Fingern vorsichtig über Stirn, Wangen und Kinn der Patientin. Sie bestätigt allseits eine normale Sensibilität. Sie verlieren 3 Kompetenzpunkte, denn das war jetzt wirklich nicht nötig! Zurück zur 53.

138 Offensichtlich ist die Frau mit der Erkrankung Ihres Mannes überfordert – jedenfalls kann sie keine Hinweise zur Dauermedikation machen. Diese wird ohnehin wohl von dem Pflegedienst verabreicht. Zurück zur 121.

139 „Wir müssen mal auf das Herz und die Lunge hören und dazu Ihren Oberkörper frei machen“ erklären sie Herrn Hinrichs. Während einer ihrer Kollegen das T-Shirt des Patienten hochzieht, nehmen Sie ihr Stethoskop, gehen neben dem Patienten in die Knie und beginnen mit der Auskultation der Lunge.

„Tief durch den Mund Ein- und Ausatmen“, und hören allseits ein vesikuläres Atemgeräusch ohne Besonderheiten. Kehren Sie zurück zu 108.

140 Da der RTW den Luxus eines Ohrthermometers zu bieten hat, erfahren Sie innerhalb von Sekunden, dass die Patientin eine Temperatur von 36,2 Grad Celsius hat. Zurück zur 53.

141 Wie an der Unterlippe kann es auch bei der Oberlippe passieren, dass diese zwischen Laryngoskop und Schneidezahn eingeklemmt wird. Allerdings ist das nicht der wichtigste Fokus am Oberkiefer: Sie setzen den Spatel komplett in den Mund ein und ziehen am Griff des Laryngoskopes, um einen Einblick auf die Stimmritze zu bekommen – KNACK! – Sie haben gerade mit dem Laryngoskop den verbliebenen Schneidezahn am Oberkiefer abgebrochen. Auf die Schneidezähne müssen Sie achten! Sie verlieren 2 Kompetenzpunkte. Weiter bei 155.

142 Eben noch neben der Patientin kniend, werfen Sie begleitet von einem Urschrei Stethoskop und Stiftlampe panisch in die Luft, springen auf und rennen schreiend über die Wiese – alle anderen vernunftbeseelten Lebewesen auf der Koppel schauen Ihnen interessiert hinterher (das Pferd eingeschlossen). In bester Hürdenläufermanier überwinden Sie nach einigen Dutzend Metern den Weidezaun – was so ein Katecholaminschub alles auslösen kann – werfen noch mal einen hastigen Blick über die Schulter, aber es scheint Ihnen niemand zu folgen. Mit beiden Armen die Äste beiseite wedelnd schlagen Sie sich in ein nahes Wäldchen, bis die Sauerstoffschuld Sie fast umbringt und Ihre Oberschenkel wie Feuer brennen.

Einige Wochen später wird man Ihre zerschlissene Notarztjacke auf einer moosbewachsenen Lichtung finden, aber ansonsten hat man sich nach (sehr) kurzer Diskussion dazu entschlossen, lieber nicht allzu ausgedehnt nach Ihnen zu suchen.

143 Ein anderer Spruch macht jetzt hier keinen Sinn. Sie verlieren einen Kompetenzpunkt und kehren zurück zur 373.

144 Sie wissen inzwischen schon einiges über den Patienten und haben hoffentlich die richtigen Fragen gestellt. Sie müssen sich nun entscheiden, wie Ihre Verdachtsdiagnose lautet.

- Malaria tropica (621)
- Akinetische Krise (558)
- Malignes neuroleptisches Syndrom (543)
- Anticholinerges Syndrom (378)
- Thyreotoxische Krise (670)
- Addison Krise (572)
- AV-Reentry-Tachykardie (564)
- Hypercalcämische Krise (562)
- Hyperosmolares Koma (552)
- Intoxikation mit Serotonin-Re-Uptake Hemmern (549)

Sie sind sich noch nicht sicher? Dann machen Sie einen Ausflug zu Absatz 770.

145 „Hatten Sie in den letzten Tagen denn Schmerzen oder Probleme beim Wasserlassen?", wollen Sie wissen.

„Also, dieser Katheter ist nicht grade angenehm, aber sonst war alles wie immer." Kehren Sie zurück zu 108.

146 Einer der beiden RA hat reicht Ihnen eine Mappe des Pflegedienstes: „Hier, da steht noch einiges drin"

Sie blättern flüchtig durch die etwa 40 Seiten und entdecken, dass Ihr Patient (Jahrgang 1927) eine Dauermedikation aus ASS, Metformin, Melperon, Amitriptylin, Voltaren, Pantoprazol, Carbamazepin, Ramipril und L-Dopa besitzt und zweimal pro Tag vom Pflegedienst besucht wird. Weiterhin war er wohl vor 6 Monaten stationär im Rhein-Klinikum. Sie finden einen entsprechenden Entlassbrief. Einweisungsdiagnose war damals ein Lungenödem, welches im Rahmen eines 2-wöchigen Aufenthaltes behandelt wurde. Weitere wesentliche Diagnosen sind: 2-Gefäss-KHK, Z.n. PTCA und Stent-Einlage vor 8 Jahren, arterieller Hypertonus, Herzinsuffizenz NYHA III-IV, Demenz, Inkontinenz, chronische Niereninsuffizienz, Morbus Parkinson, bekanntes Prostata-Carzinom mit ossären Metastasen der LWS. Zurück zur 84.

147 Sie haben das dumme Gefühl, dass Sie irgendwas total übersehen haben und kramen mal wieder Ihr Schlaues Buch der Notfallmedizin hervor. Nach kurzem Blättern ist das entsprechende Kapitel gefunden – und Sie werden enttäuscht! Es gibt tatsächlich für Sie aktuell wenig Sinnvolles tun, insbesondere gibt es keine Therapie, die den Status des Jungen jetzt akut verbessern könnte. Ihre Aufgabe liegt eher in der Aufrechterhaltung der Vitalfunktionen. Leider haben Sie sich also geirrt und verlieren 2 Kompetenzpunkte. Weiter bei 119.

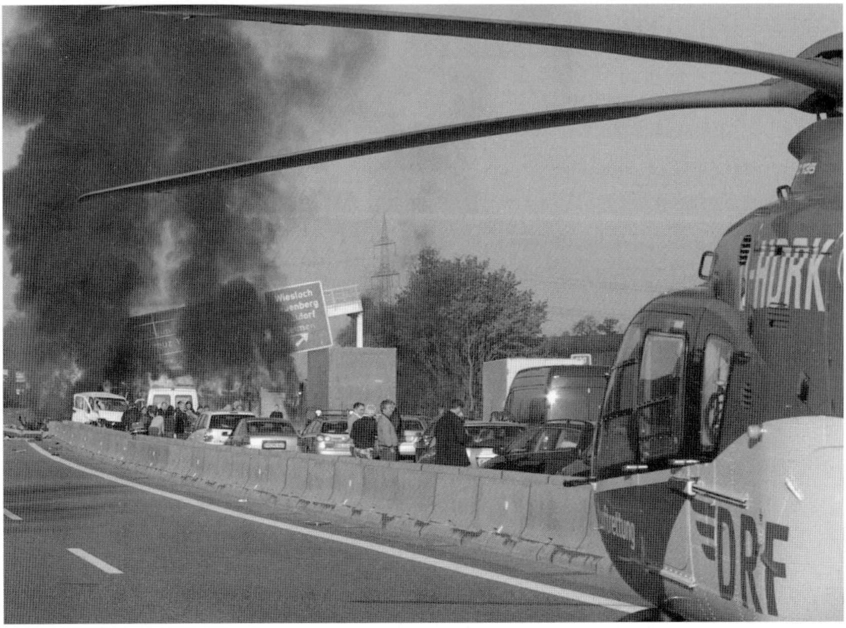

Abbildung 7: Zum Glück sind Sie (noch) kein Hubschrauber-Notarzt!

148 Tom ist Ihnen etwas zu langsam mit seinen Thoraxkompressionen. „Du musst 130 pro Minute machen! Konzentrier' Dich!" Sie versuchen, ihn zu animieren, auch wenn Ihnen selbst das Herz gerade ziemlich tief in der Hose sitzt. Sie setzen die Reanimation weiter so fort, während einer der beiden anwesenden RA sich um die Eltern des Kindes bemüht, die den Ernst der Lage inzwischen begriffen haben und völlig vom Schock überrollt worden sind. Der andere RA klebt soweit möglich EKG-Elektroden und schließt den LifePak an. Sie denken bereits über mögliche nächste Schritte nach, als plötzlich aus dem Flur der Wohnung laute Schritte und Rufe hallen. Kommt da noch ein RTW-Team? Lesen Sie weiter bei 172.

149 Sie versuchen, während der Laryngoskopie den Knochen des Oberkiefers zu schonen: Sie setzen den Spatel vorsichtig weiter in den Mund ein und ziehen am Griff des Laryngoskopes, um einen Einblick auf die Stimmritze zu bekommen – KNACK! – Sie haben gerade mit dem Laryngoskop den verbliebenen Schneidezahn am Oberkiefer abgebrochen. Auf die Schneidezähne müssen Sie achten! Sie verlieren 2 Kompetenzpunkte. Weiter bei 155.

150 Die Zeit drängt etwas und so verzichten Sie auf weitere Untersuchungen. Ihre Patientin hat weiterhin eine Sauerstoffsättigung von 88 % und hält diese einigermaßen, auch wenn das Atemgeräusch nach wie vor schaurig brodelt. Der LifePak zeigt eine Herzfrequenz von 125 /min und der nachgemessene Blutdruck liegt bei 105/60 mmHg.

Tom hat inzwischen das notwendige Material zum Legen eines i.v.-Zuganges besorgt und drückt Ihnen Desinfektionsspray und Tupfer in die Hand. Normalerweise würde er das selbst in die Hand nehmen, aber die Schwangerschaft der Patientin wirkt wie ein böser Geist und hat bei Ihnen und Ihrem Team auch die sonst bei der Arbeit herrschende Lockerheit vertrieben. Sie klären die Patientin kurz über Ihr Vorhaben auf, stauen mit der Blutdruckmanschette am rechten Oberarm die Venen und sprühen geistesabwesend auf den Handrücken der Patientin. Während Ihre Gedanken um die mögliche Diagnosen kreisen, erledigen Sie den i.v.-Zugang mit schlafwandlerischer Sicherheit. Tom reicht Ihnen das Ende eines Infusionssystems, das Sie mit dem Ende des Zugangs konnektieren. Einer der beiden RA hat bereits das Blutzuckermessgerät gezückt, nimmt Ihnen die Kanüle ab und bestimmt aus einem Tropfen Blut den Zucker.

„112!“, verkündet er weniger Augenblicke später, aber das Ergebnis interessiert Sie nicht sonderlich. Für die Differenzierung der in Frage kommenden Diagnosen spielt der Blutzucker keine Rolle. Oder doch? Wenn Sie der Meinung sind, dass der Blutzucker wesentlich für die Diagnostik in diesem Fall ist, lesen Sie weiter bei 160.

Der Patientenzustand ist weiterhin bedrohlich. Die junge Frau wird die Hypoxie eine Weile tolerieren, aber Sie haben keine Ahnung, wie es um das Wohl des ungeborenen Kindes bestellt ist. Sie konzentrieren sich auf das weitere Vorgehen und müssen nun die Therapie beginnen, auch ohne die genaue Diagnose zu kennen. Vorher wenden Sie sich nochmals an die Patientin und ihren Partner, um sich letzte Sicherheit bezüglich Ihrer Verdachtsdiagnose zu holen. Stellen Sie eine letzte Frage:

- Wie war es denn mit den Stuhlgewohnheiten zuletzt? War da alles normal? (163)
- Haben Sie in den letzten Tagen Kontrastmittel zu sich genommen? (168)
- Haben Sie in der letzten Zeit mal einen Krampfanfall oder so etwas gehabt? (176)
- Sind Ihre Leberwerte mal kontrolliert worden? (184)
- Ist bei Ihnen eine Herzschwäche bekannt? (190)
- Wenn Sie keine weitere Frage stellen wollen, können Sie sich 2 Kompetenzpunkte gutschreiben und machen direkt mit der Diagnose bei 196 weiter.

151 Sie drehen den Kopf der Patientin noch ein wenig weiter auf die linke Seite, um die rechte Schläfe besser inspizieren zu können. In einem faustgroßen Areal sind die Haare der Patientin blutig verfilzt. Mit den Fingern betasten Sie suchend die Kopfhaut und schieben die Haare büschelweise beiseite. Tatsächlich erkennen Sie eine etwa 6 cm lange, halbrunde und tiefe Risswunde ventral und oberhalb des rechten Ohres, die derzeit glücklicherweise nur mäßig blutet. Genäht werden muss die aber auf jeden Fall! Sie haben hier jedoch nur die Möglichkeit, das ganze mit einer Kompresse halbwegs abzudecken. Sie inspizieren noch beide Gehörgänge, um Hinweise auf eine Schädel-Basis-Fraktur zu finden. Rechts ist etwas Blut von außen hinein gelaufen, ansonsten sehen die Gehörgänge soweit einsehbar unauffällig aus. Zurück zur 97.

152 Noch ergibt sich keine Wirkung des Ajmalin, allerdings haben Sie erst einen kleinen Teil der Gesamtdosis gegeben, applizieren langsam weiter und kehren zu 653 zurück um ggf. andere Maßnahmen zu ergreifen.

153 Über die vorangegangenen Klinikaufenthalte kann Ihnen das Ehepaar keine Arztbriefe vorlegen, da sie diese immer direkt an den Hausarzt gehen. Frau Hinrichs reicht ihnen jedoch einen kurzen, handschriftlichen Brief über den heutigen Aufenthalt. Sie entnehmen diesem den Wechsel eines rechtsseitigen Doppel-J-Katheters (Harnleiterschiene) unter leichter Analgosedierung am heutigen Vormittag. Eine durchgeführte Urinuntersuchung zeigte einige Leukozyten im Urin.

Nach problemlosem Eingriff wurde Herr Hinrichs beschwerdefrei nach Hause entlassen. Eine Vorstellung beim niedergelassenen Urologen zur Kontrolle des fraglichen Harnwegsinfekts im Lauf der nächsten Tage wurde empfohlen. Kehren Sie zurück zu 108.

154 Die alte Frau schaut Sie etwas ratlos an, als Sie nach den Vorerkrankungen fragen. Weiter bei 146.

155 Tatsächlich sind die Schneidezähne des Oberkiefers bei der Laryngoskopie gefährdet, denn um die Stimmbandebene einsehen zu können, müssen Sie den Griff des Laryngoskopes stark nach oben und nach vorne ziehen. Dabei kann es unbeabsichtigt zu einer hebelnden Bewegung kommen, die den Schneidezähnen des Oberkiefers gefährlich werden kann. Sie sind vorsichtig und können nun unter größtmöglicher Schonung der Strukturen einen Blick in den Rachen der Patienten werfen.

Mit der linken Hand haben Sie nun den Spatel des Laryngoskopes fast vollständig in den Mund der Patientin geschoben und die Zunge damit nach links verdrängt. Die Sicht ist frei, allerdings erkennen Sie im Moment noch nicht viel mehr außer der Rachenhinterwand in der Tiefe des Halses. Ihnen kommt ein böser Verdacht: Es lag wohl nicht an der Inkompetenz des Kollegen, dass er die Intubation nicht hinbekommen hat. Hier herrschen tatsächlich keine einfachen Verhältnisse! Die Thoraxkompressionen sind inzwischen schon viel zu lange pausiert. Wenn Sie den Tubus nicht bald rein bekommen, dann brauchen Sie damit gar nicht mehr anzufangen! Was können Sie tun, um die Sicht zu verbessern?

- Den Zug am Laryngoskop verstärken (161)
- Den Kopf der Patientin in den Nacken legen (185)
- Den Kopf der Patientin auf die Brust beugen (166)
- Den Kopf nach rechts drehen (171)
- Den Kopf nach links drehen (177)

156 Ein anderer Spruch macht jetzt hier keinen Sinn. Sie verlieren einen Kompetenzpunkt und kehren zurück zur 359.

157 Sie dürfen das Präparat maximal mit einer Geschwindigkeit von 2 mg pro 10 Sekunden geben. Sollten Sie sich einen größeren Wert aufgeschrieben haben, verlieren Sie leider 2 Kompetenzpunkte. Sie rufen zwar dadurch jetzt keinen akuten Schaden beim Patienten hervor, allerdings birgt die zu schnelle Gabe das Risiko schwerer Hypotonien. Weiter bei 152.

158 Sie kneten die Knochen der Patientin durch und achten dabei auf abnorme Beweglichkeiten und betrachten prüfend das Gesicht des Mädchens um schmerzhafte Bereich zu identifizieren. Außer der Kopfverletzung besteht ein Kompressionsschmerz – das Mädchen stöhnt auf und verzieht das Gesicht, als Sie ihr kräftig auf das Sternum drücken. Bei näherer Inspektion sehen Sie unter dem T-Shirt am rechten Thorax einige Schrammen. Eine Rippenfraktur kann vorliegen. Eine erneute Auskultation bestätigt aber ein beidseits vesikuläres Atemgeräusch. Die Sauerstoffsättigung liegt weiterhin bei 98 %. Inzwischen hat auch einer der beiden RA 3 Elektroden für eine EKG-Ableitung geklebt und ein schneller Blick auf den Monitor des LifePak zeigt Ihnen einen tachykarden Sinusrhythmus mit einer Frequenz von um 100 /pro Minute. Zurück zur 97.

159 Der Rettungsassistent hat mittlerweile eine Blutdruckmanschette am Oberarm des Patienten angebracht und misst palpatorisch den systolischen Druck. Anschließend legt er an den Fingernägeln mit seinem Daumen durch leichten Druck auf das Nagelbett die Rekapillarisierungszeit.

„Blutdruck ist so um die 70 mmHg systolisch, die Rekapillarisierungszeit bei 2-3 Sekunden“, berichtet er mit besorgter Miene. Sie legen prüfend einen

Finger auf den Radialispuls des Patienten und palpieren einen bestätigend schwachen Pulsschlag. Kehren Sie zurück zu 108.

160 Sie sind davon überzeugt, dass der Blutzucker bei dieser Patientin eine wichtige Rolle bei der Diagnosefindung spielt. Während Sie das weitere Vorgehen bestimmen, fischen Sie Ihr Schlaues Buch aus einer Tasche der Notarztjacke und versuchen, eine passende Diagnose zu finden. Leider finden Sie nichts, was eine Blutzuckerveränderung mit einem simultanen Lungenödem auf vernünftige Art und Weise erklären würde. Obwohl der Blutzucker natürlich bei jedem Patienten gemessen werden sollte, spielt er in diesem Fall keine Rolle. Sie verlieren 3 Kompetenzpunkte, zurück zur 150.

161 Sie ziehen mit zitternder Hand am Griff des Laryngoskopes und können ein wenig tiefer in den Rachen blicken. Die Stimmritze ist jedoch keinesfalls zu sehen! Sie müssen sich noch was anderes überlegen. Zurück zur 155.

162 Offensichtlich ist Ihr Patient schwer krank; Wenn Sie nichts tun, dann wird er die Atemsinsuffizienz nicht lang überleben. Tom hat inzwischen mit der Leitstelle telefoniert und herausgefunden, dass es im Rhein-Klinikum derzeit keine Intensivbetten gibt, die gibt es nur im NeoVitae-Krankenhaus. Der Patient hat allerdings zuletzt im Rhein-Klinikum gelegen. Welche Einsatzstrategie wählen Sie?

- Sofortiger Transport in das NeoVitae-Krankenhaus (272)
- Sofortiger Transport in das Rhein-Klinikum (285)
- Weitere Therapie, dann Transport in das NeoVitae-Krankenhaus (293)
- Weitere Therapie vor Ort, dann Transport in das Rhein-Klinikum (298)
- Etwas anderes (178)

163 Die Patientin denkt einen kurzen Moment nach und nickt dann als Zeichen, das wohl alles in Ordnung gewesen sei. Auf Ihre Nachfrage „Keinen Durchfall gehabt?!“, schüttelt Sie den Kopf. Sind Sie nun schlauer?

Wenn Sie jetzt die Diagnose stellen wollen, lesen Sie bei 196 weiter. Wenn Sie allerdings noch eine Frage von 150 stellen wollen, kehren Sie dorthin zurück. Allerdings verlieren Sie dann 3 Kompetenzpunkte.

164 Weiter bei 400.

165 Sie glauben an ein hyperosmolares Koma als Ursache für die Beschwerden des Jungen.

„Ist bei ihm eine Zuckerkrankheit bekannt?“

„Also, das weiß ich wirklich nicht, keine Ahnung“, der Tauchlehrer zuckt die Schultern. Er kann Ihnen jetzt nicht helfen.

Doch Sie sind sich Ihrer Sache ziemlich sicher und inzwischen ist Tom mit dem Blutzucker-Meßgerät des NEF wieder da. Was jetzt noch fehlt, ist ein wenig Blut des Patienten. Sie nutzen die Gelegenheit, um einen intravenösen Zugang anzulegen – das ist inzwischen sowieso überfällig.

Bei unveränderter neurologischer Situation gelingt es Ihnen mit der Hilfe eines kräftigen RA den linken Arm des Patienten so zu fixieren, dass Sie am Handrücken einen 18G-Zugang etablieren können. Eine kristalloide Infusion wird angehängt und tröpfelt langsam vor sich hin. Die Führungskanüle mit einem Blutstropfen geben Sie an Tom ab, der daraus einen Blutzucker bestimmt. Gespannt beobachten Sie den Digital-Display des Messgerätes, auf dem in Zeitlupe ein Countdown zehn Sekunden herunterzählt. Es piepst laut und der Blutzucker des Patienten wird angezeigt. Weiter bei 580.

166 Mit der freien Hand greifen Sie an das Hinterhaupt der Patientin und versuchen, dass Kinn der Patientin dem Brustbein anzunähern. Der Kopf ist insgesamt ziemlich schwer zu bewegen, die Wirbelsäule scheint nicht mehr sehr jungfräulich zu sein. Sofort merken Sie, dass sich die Sicht so eher verschlechtert. Sie verlieren 3 Kompetenzpunkte, denn ein Beugen des Kopfes hat noch keine Intubation erleichtert! Zumindest nicht, wenn Sie durch den Mund erfolgt. Sollten Sie einen Patienten nasal intubieren, kann es allerdings ein Vorteil sein. Das ist jedoch hier nicht relevant. Versuchen Sie was anderes. Zurück zur 155.

167 Sie sind sich nicht mehr so sicher, wie gut dieses Präparat verträglich ist. Ehrlich gesagt sind Sie sich sogar sehr unsicher, ob es nicht auch gefährlich sein könnte! Möchten Sie es wirklich geben?

- Ja (157)
- Nein (642)

168 Die Patientin schüttelt auf Ihre Frage hin nach kurzem Überlegen den Kopf.

„Oder sonst Jod in einer anderen Form?“, bohren Sie weiter. Wieder nur ein Kopfschütteln und ein atemloses „Nein“ von der Patientin. Sind Sie nun schlauer? Wenn Sie jetzt die Diagnose stellen wollen, lesen Sie bei 196 weiter. Wenn Sie allerdings noch eine Frage von 150 stellen wollen, kehren Sie dorthin zurück. Allerdings verlieren Sie dann 3 Kompetenzpunkte.

169 Um dem deutlichen Brodeln auf die Spur zu kommen, schieben Sie die zerknautschte Bettdecke zurück und den Schlafanzug am knochigen, eingefallenen Thorax des Mannes nach oben und setzen Ihr Stethoskop auf beide Lungen und das Herz. Sie hören beidseits massiv feuchtes Rasseln. Das hört sich sehr nach einem Lungenödem an. Das Herz hören Sie nur sehr leise dazwischen heraus und können dabei außer einem schnellen Pochen nicht viel heraushören. Weiter bei 84.

170 Die Leistenpulse sind beidseits zwar nicht übermäßig gut aber doch tastbar, die Beine des Patienten sind zwar etwas kühl, eine Marmorierung oder livide Verfärbung können sie jedoch nicht erkennen. Kehren Sie zurück zu 108.

171 Mit der freien Hand drehen Sie den Kopf der Patientin leicht nach rechts, merken aber sofort, dass sich dadurch die Einsehbarkeit des Rachens verschlechtert. Das hätten Sie aber wissen müssen. Sie verlieren 2 Kompetenzpunkte. Versuchen Sie was anderes. Zurück zur 155.

172 Die Wohnungstür wird aufgestoßen und zwei Rettungsdienstler stürzen herein. Den einen erkennen Sie als Pädiater aus dem Rhein-Klinikum. Der Baby-Notarzt ist da! Offensichtlich hatte die Leitstelle diesen kurz nach Ihnen verständigt. Mit wenigen großen Schritten ist er bei Ihnen und weißt mit einem lauten „Ich übernehme!" auf seinen Führungsanspruch in dieser Situation hin. Sie geben den Platz am Kind mit großer Erleichterung auf. Nicht nur, dass Sie jetzt die Verantwortung los sind, jetzt wird dem Kind auch hoffentlich richtig geholfen. Der Kollege setzt die Reanimation mit seinem Helfer allerdings etwas anders fort als Sie. Offensichtlich haben Sie einiges falsch gemacht. Zwischendurch streift Sie ein abschätziger Blick des Kollegen, der diesen Eindruck noch verstärkt.

Der Kollege verbringt das Kind letztendlich unter Reanimation auf die pädiatrische Intensivstation des Rheinklinikums, allerdings gelingt es auch dem dortigen Expertenteam nicht, das Kind zu retten. Und dies lag möglicherweise auch an Ihrer schlechten Erstversorgung. Sie verlieren 15 Kompetenzpunkte. Starten Sie neu bei 861.

173 Weiter bei 400.

174 Tom ist Ihnen etwas zu langsam mit seinen Thoraxkompressionen. „Du musst 110 pro Minute machen! Konzentrier' Dich!" Sie versuchen, ihn zu animieren, auch wenn Ihnen selbst das Herz gerade ziemlich tief in der Hose sitzt. Sie setzen die Reanimation weiter so fort, während einer der beiden anwesenden RA sich um die Eltern des Kindes bemüht, die den Ernst der Lage inzwischen begriffen haben und völlig vom Schock überrollt worden sind. Der andere RA klebt soweit möglich EKG-Elektroden und schließt den LifePak an. Sie denken bereits über mögliche nächste Schritte nach, als plötzlich aus dem Flur der Wohnung laute Schritte und Rufe hallen. Kommt da noch ein RTW-Team? Lesen Sie weiter bei 172.

175 Ganz streng genommen gehört die Anlage eines i.v.-Zugangs noch zum Segment „Zirkulation“, Sie sollte also nach Prüfung von Puls und Blutdruck erfolgen. In der Praxis ist diese Reihenfolge natürlich oft verwischt, da die Vorbereitungszeit des i.v.-Zugangs natürlich für weitere Untersuchungsschritte genutzt werden kann.

Jetzt stauen Sie kurz die Venen an der rechten Hand und können nach kurzem Suchen einen 18-G-Zugang (grün) in eine Handrückenvene platzieren. Die Patientin versucht, Ihren Arm wegzuziehen, aber gegen die eisernen Arme von Tom hat sie keine Chance. Zurück zur 97.

176 Die Patientin schüttelt auf Ihre Frage heftig den Kopf. Sie wenden sich an den Mann und haken nach: „Oder kam sie Ihnen irgendwie verändert vor?“

Er überlegt einen Moment. „Hm, nein, eigentlich nicht.“

Sind Sie nun schlauer? Wenn Sie jetzt die Diagnose stellen wollen, lesen Sie bei 196 weiter. Wenn Sie allerdings noch eine Frage von 150 stellen wollen, kehren Sie dorthin zurück. Allerdings verlieren Sie dann 3 Kompetenzpunkte.

177 Mit der freien Hand drehen Sie den Kopf der Patientin leicht nach links, merken aber sofort, dass sich dadurch die Einsehbarkeit des Rachens verschlechtert. Das hätten Sie aber wissen müssen. Sie verlieren 2 Kompetenzpunkte. Versuchen Sie was anderes. Zurück zur 155.

178 Sie sind sich noch nicht sicher, ob ein Transport für den Patienten überhaupt in Frage kommt. Er ist fortgeschrittenen Alters, demenzkrank, hat ein metastasiertes Tumorleiden und ist wohl ziemlich steil auf dem Weg nach unten. Sie wenden sich an die Ehefrau des Patienten:

„Frau Funke, nach allem was ich jetzt weiß, geht es Ihrem Mann im Moment gar nicht gut. Er ist sogar in Lebensgefahr, wenn wir ihn jetzt nicht mit ins Krankenhaus mitnehmen. Das können wir gerne machen, aber wissen Sie, ob Ihr Mann das überhaupt wollen würde?“

Die alte Dame ist von dieser Situation natürlich völlig überfordert. Obwohl Ihr Mann schon seit langem an Alzheimer erkrankt ist und einen Tumor hat, hat sie sich noch nie darüber Gedanken gemacht, wie weit die Therapie fortgesetzt werden soll. Allerdings war der alte Mann wohl zuletzt nicht mehr sehr willig, einen Arzt aufzusuchen oder ins Krankenhaus zu gehen.

Glücklicherweise trifft in diesem Moment der Sohn des Patienten ein, der offensichtlich von dem Pflegedienst über die Lage informiert wurde. Er dürfte auch schon um die 60 Jahre sein, wirkt aber ansonsten gefasst und wenig überrascht, dass es dem Vater erneut schlechter geht. Als Sie ihm den

Ernst der Lage erklären, ist er zwar niedergeschlagen, hatte dies aber wohl schon erwartet. Es stellt sich die Frage, wie viel Sinn eine Maximaltherapie noch macht. Wie sieht die Lage im Notarztdienst dazu aus?

- Der NA ist zu einer medikamentösen Therapie und Transport verpflichtet (303)
- Der Notarzt ist zumindest zu einer medikamentösen Therapie verpflichtet (310)
- Der Notarzt kann einen Patienten auch ohne Therapie und Transport zu Hause lassen (186)
- Wenn keine Therapie gemacht wird, ist ein Transport in eine Klinik Pflicht (316)

179 Die Symptome des Jungen passen am besten zu einer Nephrolithiais, also zu einem Nierensteinabgang. Insbesondere die abdominelle Symptomatik und die Tachykardie sprechen für eine akute Schmerzproblematik. Sie informieren Ihre Mitstreiter über Ihre Diagnose, die allgemein Zuspruch findet. Auch die anderen können sich ein abdominelles Problem als Ursache der Beschwerden vorstellen. Tom merkt zwar an, dass eine neurologische Symptomatik nicht gerade typisch für dieses Krankheitsbild ist, Sie sind sich jedoch sehr sicher in Ihrem Entschluss. Da Sie selbst vor Ort weiter nicht viel tun können, lassen Sie den Patienten im Rhein-Klinikum anmelden und leiten zügig den Transport ein. Weiter bei 311.

180 Weiter bei 400.

181 Tom zieht grade wie gewünscht eine weitere Ampulle Beloc aus dem Materialkoffer, als er in der Bewegung stockt.

„Hat der nicht Asthma?!“

Eine Millisekunde später fällt es Ihnen auch ein: Da kann der Einsatz von Betablockern ganz schön gefährlich werden – für Ihren Patienten und für Ihre Approbation! Tatsächlich hatte die Tochter etwas gesagt von einem Asthma-Anfall vor einigen Wochen und Sie erkennen jetzt auch ein Asthmaspay auf dem Wohnzimmertisch. Beloc ist bei Asthmatikern absolut kontraindiziert, auch wenn in diesem Fall die kardiale Problematik natürlich schwer wiegt.

„Da machen wir lieber was anderes…“, nicken Sie Tom dankbar zu und überlegen sich was anderes, während Sie hoffen, dass das bisher gegebene Beloc noch keinen Schaden angerichtet hat. Sie verlieren dennoch einen Kompetenzpunkt. Zurück zur 653.

182 Haben Sie einen Bodycheck gemacht, den Kopf untersucht und einen i.v.-Zugang gelegt? Wenn nicht, verlieren Sie für jede vergessene Maßnahme 3 Kompetenzpunkte und holen dies bei 97 nach. Ansonsten hier weiter:

Das Gute an dem leicht apathischen Zustand der Patientin ist, dass diese sich problemlos transportieren lässt. Die Vigilanz hat sich bislang wenig geändert. Sie zwicken die Patientin erneut, denn Sie sind tatsächlich ein wenig besorgt. Die Müdigkeit der Patientin ist vermutlich nicht auf eine lange Partynacht zurückzuführen …

Sie haben kein Problem, die Vacuum-Matratze unter die Patientin zu bringen und diese dann stabilisiert in den Rettungswagen zu verfrachten.

Im Geiste machen Sie eine Bestandsaufnahme, nachdem nun die ersten diagnostischen Schritte abgeschlossen sind: Sie haben eine vigilanzgeminderte, aber ansonsten stabile Patientin mit einem Schädel-Hirn-Trauma (SHT) und einem Thoraxtrauma vor sich. Einer der beiden RA hat die Patientin im RTW in eine bequemere Lage gebracht, indem er den Oberkörper etwa 30 Grad hoch gelagert hat. Wir beurteilen Sie das?

- Bei SHT ist eine Flachlagerung empfohlen (194)
- Bei SHT ist eine leichte Kopf-Tieflagerung empfohlen (204)
- Bei SHT ist eine 45-Grad Oberkörper-Hochlagerung empfohlen (210)
- Die Lagerung kann so bleiben (219)

183 Prinzipiell gar keine schlechte Idee. Vielleicht bietet Ihr Patient ja auf Grund einer vorbestehenden arteriellen Stenose einen einseitig erniedrigten Blutdruck. Orientierend behelfen Sie sich erstmal mit dem Tasten der Radialispulse, welche seitengleich schwach und fadig sind. Die Messung zeigt schließlich beidseits einen systolischen Druck von 70 mmHg. Zurück zu 108.

184 Die Patientin nickt auf Ihre Frage.

„Die waren gut, die Blutwerte auch", fügt sie ächzend und mit brodelnder Atmung hinzu. Sind Sie nun schlauer? Wenn Sie jetzt die Diagnose stellen wollen, lesen Sie bei 196 weiter. Wenn Sie allerdings noch eine Frage von 150 stellen wollen, kehren Sie dorthin zurück. Allerdings verlieren Sie dann 3 Kompetenzpunkte.

185 Mit der freien Hand fassen Sie das Hinterhaupt der Patientin und versuchen, den Kopf etwas in den Nacken zu legen, also zu überstrecken. Im Allgemeinen verbessern sich dadurch die Intubationsbedingungen. Während Sie mit der Hand den Kopf der Patientin vorsichtig bewegen, lassen Sie keine Sekunde den Blick aus dem Hals und erkennen tatsächlich eine leichte Verbesserung. Ihr Blick dringt tiefer in den Rachen und Sie können mittlerweile am Zungengrund die Epiglottis-Spitze erkennen! Doch zu früh gefreut: Die Stimmbandebene will sich nicht zeigen. Tom hat Ihre Schwierigkeiten bemerkt und eine Hand an den Kehlkopf der Patientin gelegt. „Soll ich drücken??“

- „Ja, zur Aspirationsprophylaxe“ (746)
- „Nein, das ist mittlerweile out!“ (768)
- „Ja, nach rechts oben!“ (757)
- „Ja, nach unten rechts!“ (776)
- „Ja, nach unten links!“ (772)
- „Keine Ahnung!“ (751)

186 Natürlich ist der Notarzt nicht verpflichtet, eine Therapie durchzuführen oder einen solchen Patienten auf jeden Fall in eine Klinik mitzunehmen. Aber auf welcher Grundlage wollen Sie jetzt entscheiden, wie es weitergeht? Schließlich röchelt der arme alte Mann weiterhin vor sich hin und das ist kein tragbarer Zustand. Ein unsicherer Blick auf das Pulsoxymeter bestätigt Ihnen 87 %. Mies.

Ihr Patient ist nicht ansprechbar, im Ordner des Pflegedienstes haben Sie keine Unterlagen gefunden und auch der Sohn weiß nichts von einer Patientenverfügung. Allerdings erinnert er sich an ein paar alte Unterlagen, die sein Vater in einem Schreibtisch deponiert hatte. Er geht auf die Suche.

Bitte ermitteln Sie eine Zufallszahl zwischen 0 und 9, indem Sie eine beliebige Seite aufschlagen und die letzte Ziffer der Seitenzahl als Zufallszahl annehmen.

- 0-3, weiter bei (222)
- 4-7, weiter bei (228)
- 8-9, weiter bei (233)

187 Der RA drückt Ihnen die Spritze in die Hand und Sie applizieren die von Ihnen gewünschte Menge. Bitte notieren Sie im Einsatzprotokoll, wie viel Milligramm Sie geben möchten. Sie merken aktuell noch keine Wirkung des Kortisons, aber das wäre auch nicht zu erwarten gewesen. Kehren Sie zur 492 zurück und wählen Sie erneut.

188 Sie entscheiden sich für die Gabe von Gilurythmal als Antiarrythmikum in dieser Situation. Das Präparat wird nur selten angewandt, daher dauert es einige Sekunden, bis die richtige Ampulle gefunden, aufgezogen und Sie die Spritze mit 50 mg in der Hand halten.

Wie schnell geben Sie das Präparat und wie viel davon geben Sie?

Notieren Sie eine Angabe der Gesamtmenge, die Sie geben möchten und notieren Sie die Geschwindigkeit, mit der Sie das Zeug geben wollen in Milligramm pro 10 Sekunden. Lesen Sie dann weiter auf 167.

189 „Gib mir mal bitte `ne leere 10ml Spritze“ fordern Sie den Kollegen am Notfallkoffer auf.

„So Herr Hinrichs, wir machen jetzt folgendes“, fahren Sie fort, während Sie den Kolben der Spritze 1-2 cm herausziehen. „Nehmen Sie die Spritze mal am Konus in den Mund, umschließen Sie den Zylinder fest mit den Lippen und versuchen Sie, den Kolben, in dem Sie so fest pusten wie Sie können, aus der Spritze heraus zu bewegen.“

Herr Hinrichs tut wie von ihm verlangt und bläst so kräftig er kann in die Spritze.

„Durch die intrathorakale Druckerhöhung löst man einen Vagusreiz aus und kann so gegebenenfalls eine Tachykardie terminieren“, erklären Sie einem der beiden Kollegen vom RTW, der erst seinen Kollegen und dann Sie ungläubig anschaut.

Sie beobachten zusammen mit den Kollegen gespannt die Herzfrequenz auf dem Monitor und es passiert… gar nichts.

„Jetzt ist mit aber etwas schwindelig“, verkündet ihr Patient, nachdem er das Manöver selbstständig beendet hat.

„Atmen sie ein paar Mal tief ein und aus“, fordert der zweite Rettungsassistent Herrn Hinrichs auf „das wird gleich wieder.“ Zurück zu 108.

190 Die Patientin zögert kurz, schüttelt aber dann den Kopf.

„Schlafen Sie flach, oder haben Sie lieber einige Kopfkissen im Rücken?“, bohren Sie weiter.

„Sie schläft flach, oder vielleicht so mit einem Kissen. So wie ich auch“, beantwortet der Langhaarige die Frage.

„Hat Sie denn öfter Luftnot oder dicke Beine?“, wollen Sie weiter wissen.

Er schüttelt heftig den Kopf: „Nee, da gab es echt nie ein Problem.“

Sind Sie nun schlauer? Wenn Sie jetzt die Diagnose stellen wollen, lesen Sie bei 196 weiter. Wenn Sie allerdings noch eine Frage von 150 stellen wollen, kehren Sie dorthin zurück. Allerdings verlieren Sie dann 3 Kompetenzpunkte.

191 Sie werfen Tubus und Laryngoskop zur Seite: „Ich seh’ nix! Wir müssen erstmal die Reanimation weitermachen. Ich probier’ es dann gleich noch mal.“ Sie schnappen sich Beatmungsbeutel und Maske und geben der Dame gleich zwei Hübe – was mehr schlecht als Recht gelingt, denn Sie sind von der Herumzerrerei am Laryngoskop etwas geschafft und die Tatsache, dass sich seit Ihrer Ankunft nicht viel zum Besseren gedreht hat, wirkt auch nicht grade beruhigend. Nach erneuten 30 Thoraxkompressionen, während denen Sie sich geistig sammeln, applizieren Sie zwei Beatmungen, werfen den Beatmungsbeutel zur Seite und setzen eine erneute Intubation an … und stehen vor dem gleichen Problem wie 45 Sekunden zuvor. Sie haben durch die zwischenzeitliche Reanimation nichts gewonnen, Sie sollten lieber konsequenter vorgehen und keine Zeit vertrödeln. Sie verlieren einen Kompetenzpunkt dafür und zwei weitere Kompetenzpunkte, denn Sie haben eine wichtige Maßnahme zur Optimierung der Intubationsbedingungen unterlassen. Vielleicht wird die Intubation leichter, wenn Sie die Jackson-Position anwenden? Zumindest bringt Tom Sie auf diese Idee, als er mitbekommt, wie Sie orientierungslos im Hals der Patienten herumstochern. Weiter bei 266.

192 „Rauchen Sie?“

„Seit mindestens drei Jahren habe ich keine Zigarette mehr geraucht!“ berichtet ihnen der Patient mit deutlich wahrnehmbarem Stolz in der Stimme.

„Wie lange und wie viel haben Sie denn geraucht?“, bohren Sie.

„Na ja. So `ne Schachtel am Tag war`s schon. Und das Ganze so ungefähr 15 Jahre lang“

„Hatte einer ihrer Eltern mal Probleme mit dem Herzen? Nehmen sie Medikamente gegen zu hohen Blutdruck, gegen Zucker oder gegen hohes Cholesterin?“, fragen Sie weiter.

„Also, Tabletten nehme ich normalerweise überhaupt keine“, antwortet Herr Hinrichs und fährt fort: „Mein Vater ist mit 43 Jahren an einem Herzinfarkt gestorben. Mein Bruder war auch schon mal wegen dem Herzen im Krankenhaus.“

Sie gehen im Kopf noch mal die gemachten Angaben durch und kommen zu dem Schluss, dass Herr Hinrichs mit drei vorhandenen Risikofaktoren durchaus ein gegebenes kardiovaskuläres Risikoprofil hat. Das teilt er mit einem Großteil der westeuropäischen Bevölkerung.

Vermutlich wäre auch das eine oder andere Antihypertensivum indiziert, vom Patienten wohl aber nicht gewünscht. Kehren Sie zurück zu 108.

193 Da der direkte Wille des Patienten nicht erhoben werden kann, müssen Sie versuchen, den indirekten oder mutmaßlichen Willen des Patienten herauszubekommen. Dies können Sie zunächst in einem Angehörigengespräch versuchen.

Sie bitten den Sohn und die Ehefrau des Patienten dazu in ein Nebenzimmer. Von einer weiteren Therapie sehen Sie zunächst ab, bis die Sachlage geklärt ist. Herr Funke ist derzeit auf sehr niedrigem Niveau und mit der Sauerstoffmaske einigermaßen stabil.

Sie erklären den Angehörigen, dass Herr Funke derzeit schwer erkrankt ist und dies vermutlich nur überleben wird, wenn er in ein Krankenhaus und auf eine Intensivstation aufgenommen und möglicherweise auch an eine

Beatmungsmaschine angeschlossen wird. Sohn und Frau des Patienten reagieren direkt ablehnend und geben an, dass „der Opa" in seinen wenigen, hellen Momenten immer gesagt habe, dass er nicht noch mal in ein Krankenhaus möchte. Dafür spricht auch, dass er in den letzten Wochen bereits die Nahrung verweigert habe. Sie besprechen de Sachlage noch einige Minuten ausführlich und bekommen den Eindruck, dass der Patient tatsächlich keinen Lebenswillen mehr hat bzw. einem erneuten Krankenhausaufenthalt ablehnend gegenüber steht und dies auch von den Angehörigen des Patienten nicht gewünscht wird. Weitere Kinder oder sonstige Angehörige gibt es nicht. Da Sie offensichtlich nichts zur Heilung des Patienten beitragen können, wie geht es nun weiter?

- Sie können als Notarzt aktive Sterbehilfe einsetzen (323)
- Sie können als Notarzt passive Sterbehilfe einsetzen (201)
- Sie können als Notarzt sekundäre Sterbehilfe einsetzen (329)
- Es ist in Deutschland verboten, Sterbehilfe einzusetzen (340)

194 „Mach mal das Kopfteil wieder flach", bitten Sie den RA. Dieser schaut jedoch zögernd zuerst zu Ihnen und dann zu seinem Kollegen. Der springt ihm helfend zur Seite: „Bei SHT ist doch eine 30-Grad Oberkörperhochlagerung empfohlen, denke ich, oder?!"

Hm, vielleicht haben die beiden ja Recht. Sie sagen lieber nichts mehr und schlagen später nach, dass die beiden RA glücklicherweise besser Bescheid wussten als Sie. Sie verlieren 3 Kompetenzpunkte. Weiter bei 219.

195 Sie erklären dem Patientin kurz, was er zu tun hat. Dieser schließt die Augen und führt dann ohne weitere Probleme zielsicher zuerst den rechten, dann den linken Zeigefinger zu seiner Nasenspitze. Zurück zu 108.

196 Wie lautet Ihre Verdachtsdiagnose?

- Thyreotoxische Krise (202)
- Eklampsie (211)
- Magnesium-induzierte Kardiomyopthie (215)
- HELLP-Syndrom (221)
- Lungenembolie (227)
- Pelham-Syndrom (244)
- Keine Ahnung (249)
- Etwas anderes (255)
- Kava-Kompressions-Syndrom (261)

197 „Tubus", rufen Sie ohne den Blick von der Epiglottis zu nehmen. Irgendwo da unten muss doch die Stimmbandebene sein! Sie fummeln den

Tubus durch den Mund der Patientin und versuchen, auf den Raum unterhalb der Epiglottis zu zielen. Einsehen können Sie nicht mehr, wohin der Tubus geht, dafür ist es im Hals der Frau zu eng, aber sie merken, dass der Tubus sich nicht so vorschieben lässt, wie er sollte. Mit diesem blinden Versuch kommen Sie nicht weiter! Sie verlieren 2 Kompetenzpunkte, denn eine blinde Intubation ist immer nur die Ultima Ratio. Und leider verlieren Sie weitere 2 Kompetenzpunkte, denn Sie haben eine wichtige Maßnahme zur Optimierung der Intubationsbedingungen unterlassen. Zurück zu den Optionen von 757.

198 Die Symptome des Jungen passen am besten zu einer akuten Appendizitis mit beginnender Sepsis. Insbesondere die abdominelle Symptomatik und die Tachykardie sprechen für eine akute Entzündungsreaktion. Sie informieren Ihre Mitstreiter über Ihre Diagnose, die allgemein Zuspruch findet. Auch die anderen können sich ein abdominelles Problem als Ursache der Beschwerden vorstellen. Da Sie selbst vor Ort weiter nicht viel tun können, lassen Sie den Patienten im Rhein-Klinikum anmelden und leiten zügig den Transport ein. Weiter bei 311.

199 Nachdem nun die wichtigsten Fragen geklärt sind, können Sie noch weitere Dinge untersuchen. Wählen Sie bis zu 4 Optionen und stellen dann bei 824 die Diagnose. Was möchten Sie untersuchen?

- Die Muskeleigenreflexe (401)
- Die Pupillomotorik (412)
- Meningismus (415)
- Temperatur messen (547)
- Ein 12-Kanal-EKG schreiben (566)
- Arm-Vorhalte-Test (422)
- Gehöhrgangsinspektion (433)
- Inspektion der Fußsohlen (441)
- Untersuchung der Unterschenkel (458)
- Untersuchung auf eine obere Einfluss-Stauung (467)
- Untersuchung der Schilddrüse (472)
- Untersuchung der Hoden (462)
- Untersuchung der Gaumenmandeln (483)
- Untersuchung des Hautkolorits (489)
- Periphere Pulse (595)
- Auskultation des Abdomens (525)
- Palpation des Abdomens (531)

200 Wählen Sie nun eine der folgenden Verdachtsdiagnosen bzw. Vorgehensweisen aus. Nach Auswahl einer Verdachtsdiagnose haben Sie selbstverständlich die Möglichkeit weitere anamnestische Daten zu erheben und diese Verdachtsdiagnose im Anschluss gegebenenfalls wieder fallen zu lassen.

- Ihre Verdachtsdiagnose lautet „Anaphylaktischer Schock nach Einnahme von Cotrimoxazol“ (207)
- Ihre Verdachtsdiagnose lautet „Kardiogener Schock“ (214)
- Ihre Verdachtsdiagnose lautet „Septischer Schock“ (223)
- Ihre Verdachtsdiagnose lautet „Hämorrhagischer Schock“ (510)

201 In Deutschland ist die passive Sterbehilfe erlaubt, d.h. Sie können Medikamente einsetzen, um Beschwerden wie Atemnot oder Schmerzen zu lindern, auch wenn diese Medikamente dann unter Umständen zu einer Verkürzung der Lebensdauer des Patienten führen können. Bei Ihrem gegenwärtigen Patienten dürfte es im Wesentlichen darum gehen, die Atemnot zu behandeln, die der Patient mit Sicherheit verspürt. Sie besprechen dies mit den Angehörigen, die dieser Therapie zustimmen. Was wollen Sie einsetzen?

- Morphin (384)
- Midazolam (346)
- Singulair (209)
- Fentanyl (391)
- Succinylcholin (406)
- Thiopental (416)
- Etwas anderes (427)

202 Aus Ihrer Sicht passen die Beschwerden am ehesten zu einer akuten thyreotoxischen Krise, so wie sie oft aus heiterem Himmel bei sonst gesunden Patienten zuschlägt. Eine Krankenhauseinweisung ist dringend erforderlich, aber vorher sollten Sie die Therapie vor Ort gestalten. Wie sollten das Infusionsregime bei Patienten mit thyreotoxischer Krise gestaltet werden?

- Liberal: viel Flüssigkeit geben (265)
- Restriktiv: So wenig wie möglich (274)

203 Hektisch werfen Sie den Tubus und das Larygoskop in die Ecke: „Das geht so nicht! Wir müssen koniotomieren!“ Sie winken hilflos zu Tom herüber, der Ihnen das Koniotomie-Set rüberwerfen soll, was hinter ihm auf dem Waschbecken liegt. Der ist von der Idee allerdings nicht so angetan.

„Willst Du nicht die Lagerung noch mal ein bisschen verbessern? In der Klinik macht Ihr doch immer was unter den Kopf, oder?“ Sie schauen verdutzt nach unten auf den Kopf der Patientin. Natürlich! Da können Sie noch einiges verbessern. Sie verlieren 2 Kompetenzpunkte und lesen weiter bei 266.

204 „Mach mal das Kopfteil etwas nach unten“, bitten Sie den RA. Dieser schaut jedoch zögernd zuerst zu Ihnen und dann zu seinem Kollegen. Der springt ihm helfend zur Seite: „Bei SHT ist doch eine 30-Grad Oberkörperhochlagerung empfohlen, denke ich, oder?!“

Hm, vielleicht haben die beiden ja Recht. Sie sagen lieber nichts mehr und schlagen später nach, dass die beiden RA glücklicherweise besser Bescheid wussten als Sie. Sie verlieren 3 Kompetenzpunkte. Weiter bei 219.

205 Der RA stockt in seiner Bewegung und hält sich die Ampulle, die er gerade aufziehen wollte, dicht vor die Augen.

„Also hier steht was von 250 mg pro Ampulle. Soll ich die aufziehen?“

„Äh, ja, also, genau die meine ich!“, versuchen Sie sich aus der Situation zu befreien, ohne völlig ahnungslos auszusehen. Allerdings verlieren Sie 2 Kompetenzpunkte, denn die üblichen Ampullen mit Urbason haben meistens 250 Milligramm (auch wenn es noch andere Größen gibt). Lesen Sie weiter bei 373.

206 Tom ist Ihnen etwas zu langsam mit seinen Thoraxkompressionen. „Du musst 90 pro Minute machen! Konzentrier’ Dich!“ Sie versuchen, ihn zu animieren, auch wenn Ihnen selbst das Herz gerade ziemlich tief in der Hose sitzt. Sie setzen die Reanimation weiter so fort, während einer der beiden anwesenden RA sich um die Eltern des Kindes bemüht, die den Ernst der Lage inzwischen begriffen haben und völlig vom Schock überrollt worden sind. Der andere RA klebt soweit möglich EKG-Elektroden und schließt den LifePak an. Sie denken bereits über mögliche nächste Schritte nach, als plötzlich aus dem Flur der Wohnung laute Schritte und Rufe hallen. Kommt da noch ein RTW-Team? Lesen Sie weiter bei 172.

207 Sie vermuten eine allergische Reaktion als Auslöser der Schocksymptomatik und applizieren die entsprechende Medikation aus Vasopressoren und Antiallergika. Allerdings stellen Sie fest, dass der Patient keine sonstigen Symptome einer Allergie aufweißt (Bronchospasmus, Hauterscheinungen) und es sind auch sonst keine relevanten Allergien bekannt. Sie bringen den Patienten mit einem unguten Gefühl ins Rhein-Klinikum und werden kurz nach der Ankunft bestätigt. Ihr Patient hat etwas ganz anderes! Sie verlieren 8 Kompetenzpunkte.

208 Tom schaut Sie einen Moment verdattert an, macht dann einen Satz und hetzt mit langen Schritten zum Auto, um das Koniotomie-Set zu holen. Sie schnappen sich Beatmungsbeutel und Maske und versuchen der Patientin ein paar Beatmungshübe zu geben, was kaum gelingt.

„Mensch, drück' weiter!“, fahren Sie den RA am Thorax an, der in Erwartung der kommenden Katastrophe erstarrt ist. Er zuckt zusammen und die Reanimation geht weiter. Sie ärgern sich, dass Sie das Koniotomie-Set nicht schon von Anfang an mitgenommen haben, aber das hier konnte ja keiner ahnen! Tom läuft die 100 m aber in Weltrekordzeit und wenige Augenblicke später halten Sie das Koniotomie-Set in der Hand. Weiter bei 220.

209 Sie bitten um Singulair, allerdings lassen die anwesenden RA Sie mit Ihrer Bitte allein im Regen stehen. Singulair ist nämlich im Koffer des RTW nicht vorhanden. Und überhaupt, was wollen Sie jetzt mit einem Leukotrien-Rezeptor-Antagonist? Sie verlieren 5 Kompetenzpunkte. Zurück zur 201.

210 „Mach mal das Kopfteil noch weiter nach oben“, bitten Sie den RA. Dieser schaut jedoch zögernd zuerst zu Ihnen und dann zu seinem Kollegen. Der springt ihm helfend zur Seite: „Bei SHT ist doch eine 30-Grad Oberkörperhochlagerung empfohlen, denke ich, oder?!“

Hm, vielleicht haben die beiden ja Recht. Sie sagen lieber nichts mehr und schlagen später nach, dass die beiden RA glücklicherweise besser Bescheid wussten als Sie. Sie verlieren 3 Kompetenzpunkte. Weiter bei 219.

211 Aus Ihrer Sicht passen die Beschwerden am ehesten zu einer Eklampsie. Eine Krankenhauseinweisung ist dringend erforderlich, aber vorher sollten Sie die Therapie vor Ort gestalten. Weiter bei 295.

212 Die Symptome des Jungen passen am besten zu einer akuten Cholezystitis. Insbesondere die abdominelle Symptomatik und die Tachykardie sprechen für eine akute Entzündungsreaktion. Sie informieren Ihre Mitstreiter über Ihre Diagnose, die allgemein Zuspruch findet. Auch die anderen können sich ein abdominelles Problem als Ursache der Beschwerden vorstellen. Da Sie selbst vor Ort weiter nicht viel tun können, lassen Sie den Patienten im Rhein-Klinikum anmelden und leiten zügig den Transport ein. Weiter bei 311.

213 Glücklicherweise hatten Sie sich dafür entschieden, das Koniotomie-Set mitzunehmen! Tom hat es sofort in der Hand und reicht es Ihnen rüber an den Kopf der Patientin. „Mensch, drück' weiter!“, fahren Sie den RA am

Thorax an, der in Erwartung der kommenden Katastrophe erstarrt ist. Er zuckt zusammen und die Reanimation geht weiter. Weiter bei 220.

214 Sie vermuten einen kardiogenen Schock und applizieren Vasopressoren und vorsichtig Volumen, um den Patienten zu stabilisieren. Um Ihren Verdacht zu erhärten, machen Sie sich auf die Suche nach einem Lungenödem, Unterschenkelödemen oder gestauten Halsvenen – und finden nichts davon! Sie bringen den Patienten mit einem unguten Gefühl ins Rhein-Klinikum und werden kurz nach der Ankunft bestätigt. Ihr Patient hat etwas ganz anderes! Sie verlieren 8 Kompetenzpunkte. Beginnen Sie neu bei Absatz 4.

215 Sie glauben am ehesten an eine Magnesium-Induzierte Kardiomyopthie als Ursache für die Beschwerden der Patientin. Lesen Sie weiter bei 295, um die entsprechende Therapie zu gestalten.

216 Haben Sie sich für mindestens 3-5 mg entschieden? Sollten Sie weniger geben wollen, dann werden Sie kaum einen Effekt erzielen, außer dass Sie einen Kompetenzpunkt abgezogen bekommen. Letztendlich geben Sie 5 mg i.v. und 5 mg subkutan in den Oberarm des Patienten und warten. Weiter bei 354.

217 „Wie willst Du das denn anstellen? Schau Dir doch das Kind lieber klinisch an!“, meint Tom zu Ihrer Idee und er hat Recht: Sie haben gar keine passende Blutdruckmanschette dabei und bei so kleinen Kindern sind klinische Parameter wie die Hautfarbe oder die Kapillarfüllung am Nagelbett viel aussagekräftiger. Sie verlieren 2 Kompetenzpunkte. Zurück zur 627.

218 Sie entscheiden sich für die Gabe von Betablockern. Bitte notieren Sie in Ihrem Einsatzprotokoll, welche Menge in Milligramm Sie als Einstiegsdosis geben wollen. Sie verfügen über einige Ampullen Beloc aus dem Materialkoffer. Dann lesen Sie weiter bei 225.

219 So ganz wohl ist Ihnen nicht bei dem Bewusstseinszustand Ihrer Patientin. Wenn Sie sie nicht ärgern, scheint sie zu schlafen, auf Ansprache oder Schmerzreiz öffnet sie müde die Augen und befolgt Aufforderungen nur sehr inkonstant. Den GCS schätzen Sie weiter auf um die 11 Punkte. Sollte die Patientin nicht besser intubiert werden?

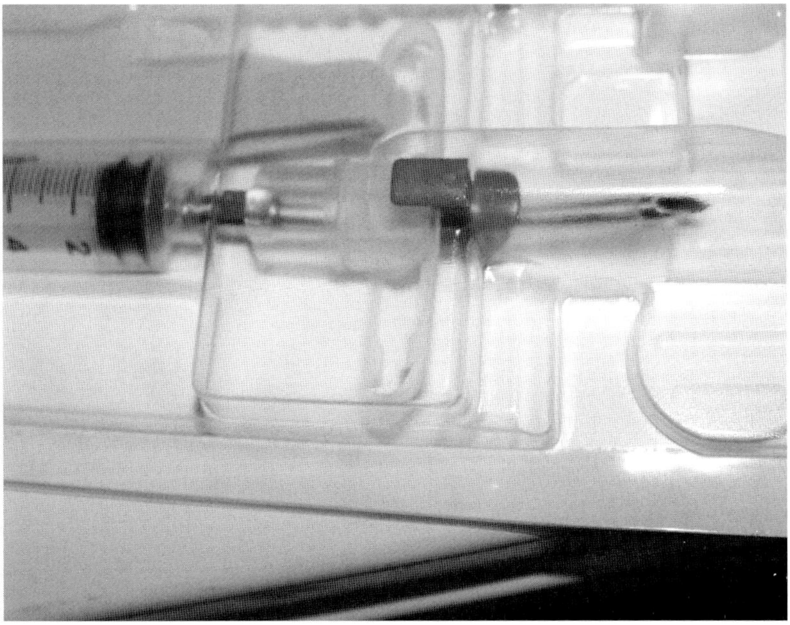

Abbildung 8: Die Punktionskoniotomie

- Bei einem SHT sollten Patienten mit GCS 11 oder weniger intubiert werden. (234)
- Bei einem SHT sollten Patienten mit GCS 10 oder weniger intubiert werden. (240)
- Bei einem SHT sollten Patienten mit GCS 09 oder weniger intubiert werden. (248)
- Bei einem SHT sollten Patienten mit GCS 08 oder weniger intubiert werden. (257)
- Bei einem SHT sollten Patienten mit GCS 07 oder weniger intubiert werden. (270)
- Bei einem SHT sollten Patienten mit GCS 06 oder weniger intubiert werden. (279)
- Etwas anderes (793)

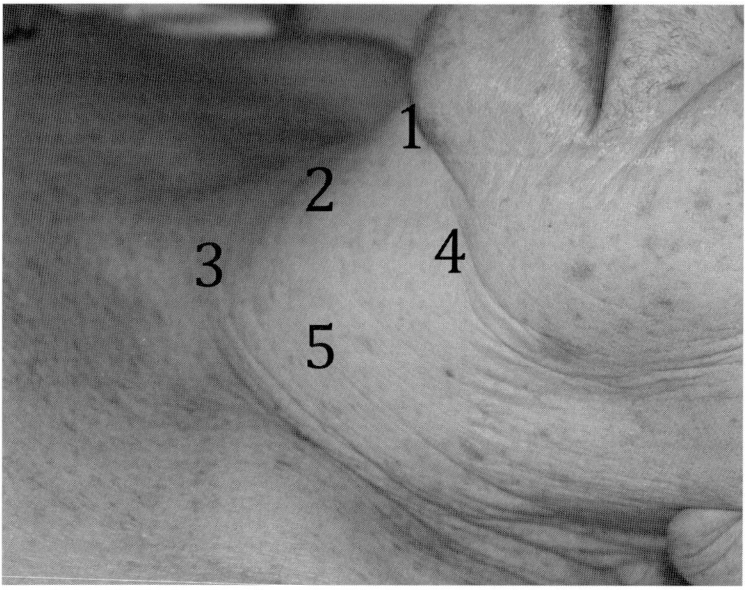

Abbildung 9: An welcher Stelle legen Sie die Koniotomie an?

220 Sie schnappen sich ein herumliegendes Desinfektionsspray und sprühen den Hals der Patientin notdürftig ab. Tom reißt in der Zeit ein paar sterile Handschuhe auf und breitet die Papierhülle auf dem Boden neben Ihnen auf. Sie zittern die Finger in die glücklicherweise gut passenden Handschuhe und greifen in die von Tom aufgerissene Plastikverpackung des Koniotomie-Sets. Auf Ihrem Auto gibt es das sog. Quick-Trach (Siehe Abbildung 8, Seite 78), bei dem die Luftröhre von Außen punktiert und dann die Trachealkanüle ähnlich wie bei einer Braunüle über die Nadel in die Luftröhre vorgeschoben wird. Sie greifen mit zitternden Händen nach der Spritze mit der dicken, aufgesetzten Nadel und Kanüle. Ein Blick in Toms Gesicht sagt Ihnen, dass er *verdammt* froh ist, dass *Sie* jetzt der Arzt sind.

Mit sterilen Händen tasten Sie vorsichtig den Hals der Patientin ab, um die Stelle zu identifizieren, an der Sie nun zustechen müssen. Wo wollen Sie die Nadel ansetzen (siehe Abbildung 9).

- Stelle 1 (226)
- Stelle 2 (250)
- Stelle 3 (232)
- Stelle 4 (239)
- Stelle 5 (245)

221 Aus Ihrer Sicht passen die bestehenden Symptome am ehesten zu einem HELLP-Syndrom. Eine Krankenhauseinweisung ist dringend erforderlich, aber vorher sollten Sie die Therapie vor Ort gestalten. Weiter bei 295.

222 Der Sohn des Patienten kommt enttäuscht mit leeren Händen zurück.

Da der Wille des Patienten derzeit nicht erhoben werden kann:

- Wird die Therapie fortgesetzt (436)
- Ist der Wille der Ehefrau des Patienten maßgeblich (450)
- Ist der Wille ganze Familie des Patienten maßgeblich (457)
- Entscheidet ein Amtsrichter (444)
- Etwas anderes (193)

223 Die Ehefrau des Patienten steht mit besorgtem Gesicht neben Ihnen: „Herr Doktor, was ist denn mit meinem Mann los? Was fehlt ihm denn?"

Sie versuchen, etwas beruhigend auf Sie einzuwirken: „Also Frau Hinrichs, ich denke am ehesten hat ihr Mann einen Harnwegsinfekt der in Zusammenhang mit dem einliegenden Katheter steht", erklären Sie ihr und fahren fort: „Wenn man den Katheter, auf dem sich in so einer Situation sehr viele Bakterien befinden, dann wechselt, kann es passieren, dass die Bakterien über den Urin in den Blutkreislauf eingeschwemmt werden. Dies führt dann praktisch zu einer generalisierten Entzündungsreaktion im Körper, durch die der Blutdruck abfällt. Wir werden den Blutdruck stabilisieren und bringen Ihren Mann dann in die Urologie im Rhein-Klinikum. Die Kollegen dort kennen ihn ja und werden ihn dann mit einem weiter behandeln."

Herr Hinrichs wirkt unterdessen deutlich müder und nimmt an der Situation zunehmend weniger teil. „Herr Hinrichs?" spricht einer der beiden Rettungsassistenten den Patienten an, der allerdings keine Reaktion zeigt. Der Kollege zwickt ihn daraufhin kräftig mit Zeigefinger und Daumen in die Haut unmittelbar unterhalb des rechten Schlüsselbeins. Herr Hinrichs öffnet kurz die Augen und versucht den Angreifer abzuwehren, gibt aber keine Laute von sich und verfällt unmittelbar wieder in seinen schläfrigen Zustand. Der zweite Rettungsassistent kramt eine Pupillenleuchte aus der Seitentasche seiner Hose hervor und reicht ihnen diese.

„Achtung, ich leuchte Ihnen mal kurz in die Augen", informieren die den Patienten und öffnen mit Mittelfinger und Daumen der linken Hand die Augen des Patienten.

„Isokor, eng bis mittelweit, seitengleich lichtreagibel."

Welchen Glasgow Coma Scale (GCS) bietet der Patient aktuell? Halten Sie es für sinnvoll bei diesem Patienten den GCS zu erheben? Notieren Sie sich ihre Antwort und lesen Sie weiter bei 231.

224 Der RA stockt in seiner Bewegung und hält sich die Ampulle, die er gerade aufziehen wollte, dicht vor die Augen.

„Also hier steht was von 250 mg pro Ampulle. Soll ich die aufziehen?"

„Äh, ja, also, genau die meine ich!", versuchen Sie sich aus der Situation zu befreien, ohne völlig ahnungslos auszusehen. Allerdings verlieren Sie 2 Kompetenzpunkte, denn die üblichen Ampullen mit Urbason haben meist 250 Milligramm (auch wenn es noch andere Größen gibt). Lesen Sie weiter bei 373.

225 Beloc ist üblicherweise in Ampullen zu 5 mg verfügbar und Sie sollten als Einstiegsdosis bis zu 3 Milligramm geben. Sollten Sie jedoch eine Einstiegsdosis von mehr als 5 Milligramm gewählt haben, dann verlieren Sie 2 Kompetenzpunkte, da durch eine unkritische Bolusgabe auch hämodynamische Probleme verursachte werden können. Tom kann Sie dann gerade noch vor Schlimmerem bewahren und meint, dass eine Gabe von 2–3 mg auch erstmal ausreicht.

Insgesamt geben Sie den Patienten fraktioniert 5 Milligramm und können damit die Herzfrequenz und den Blutdruck allerdings nur minimal senken. Sie entscheiden Sich für die weitere Gabe von fraktionierten 5 Milligramm, um die volle Wirkung der Beta-Blockade zu nutzen. Weiter bei 181.

226 Beherzt nehmen Sie die Nadel in die Rechte und versuchen den Kehlkopf der Patientin mit der Linken so gut es geht zu fixieren. Die Thoraxkompressionen werden pausiert, Sie setzen die Nadel an, erhöhen den Druck mit einer leichten Rotationsbewegung und ziehen gleichzeitig am Stempel der Spritze. So bemerken Sie eine intratracheale Nadelposition sofort durch Luftaspiration.

Ihre Begleiter halten die Luft an, während die Nadelspitze die teigige Haut perforiert und sich dann langsam ins dünne Unterhautgewebe bohrt. Sie erhöhen Ihre Kraftanstrengung noch ein wenig und merken, wie eine Schweißperle sich zwischen Ihren Augen sammelt und langsam den Weg über den Nasenrücken nach unten nimmt. Inzwischen ist die Nadel einige Millimeter unter der Haut, ein dünnes Rinnsal dunkeln Blutes sickert um die Nadelspitze heraus aus der Haut und läuft als Tropfen den Hals seitlich herunter. Aufgrund des Ernährungszustandes der Patienten müssen Sie noch ein wenig Bohren, als plötzlich … plop! .. die Nadel ruckartig ein paar Millimeter tiefer rutscht, bevor Sie die Kraft bremsen können und der Abstandhalter der Nadel schlimmeres verhindert. Die Spritze aspiriert problemlos Luft. Sie sind drin! Ihnen entfährt ein kleiner Seufzer der Erleichterung und Sie schieben die Kanüle über die Nadel weiter vor, nachdem Sie den Abstandhalter entfernt haben. Das Vorschieben der Kanüle nach kaudal ziemlich schwer, da Sie das Gewebe auseinander schieben müssen, aber nach einigen langen Sekunden ist Ihnen auch das gelungen. Sie ziehen die Punktionsnadel zurück und setzen den Beatmungsbeutel auf die Verlängerung der Kanüle auf. Tom hat den Cuff bereits geblockt und ein Stethoskop auf die Brust der Patientin gesetzt. Es herrscht gespannte, als Sie den Beutel mehrfach komprimieren. Ein deutlicher Luftstrom ist zu hören! Tom setzt das Stethoskop hektisch auf einige Stellen am Brustkorb und schüttelt heftig den Kopf. Zuletzt hört er auf den Magen und reißt sich dann die Gummi-Stöpsel aus den Ohren, „Ich höre gar nichts!"

Entsetzt starren Sie auf den Beutel, den Ihre Hand weiterhin wie in Trance komprimiert in der verzweifelten Hoffnung, der Thorax der Patientin möge sich endlich heben. „Die Luft kommt aus dem Mund!", ruft einer der RA laut und deutet mit dem Finger auf das Gesicht der Patientin. Tatsächlich: Wenn Sie den Beutel komprimieren, zischt Luft aus dem Mund und einige Spuckefäden bewegen sich leicht. Wie kann das sein? Sie greifen nach dem Laryngoskop und rupfen den Kopf der Patientin grob in eine überstreckte Stellung. Laryngoskopieren können Sie die Patientin inzwischen, aber was Sie sehen, schockiert Sie: Die Punktion erfolgte viel zu weit kranial, die Kanüle steckt im Hals oberhalb der Stimmbandebene … Ihnen wir schummrig und Sie lassen sich erschöpft zurückfallen …

„zu hoch", nuscheln Sie wie zu sich selbst, „die Sch…-Kanüle sitzt zu hoch, verdammt!"

Tom hat als erster die Fassung wieder gewonnen: „Los, weiter!" Er treibt das Team an, die Reanimation fortzusetzen, aber es gelingt Ihnen nicht, die Patientin zu retten. Ihre fehlerhaften Aktionen haben zuviel Zeit gekostet und rein gar nichts gebracht. Letztendlich stellen Sie einen vorläufigen Totenschein aus, während in Ihrem Kopf die Gedanken toben und Sie sch schon vor einem Richter stehen sehen. Am Ende wird man Ihnen keine Strafe aufbrummen, aber Sie haben es trotzdem vermasselt und schließen diesen Fall mit einem Verlust von 15 Kompetenzpunkten ab.

227 „Hm, da kommt eine Lungenembolie aus Ursache in Betracht", denken Sie laut und beugen sich zu den Beinen der Patientin herunter, um eine mögliche Thrombose auszuschließen. Sie massieren beide Waden und komprimieren prüfend die Oberschenkel, allerdings können Sie keine Zeichen für eine Thrombose finden. Weder klagt die Patientin über Schmerzhaftigkeit, noch können Sie eine Umfangsdifferenz feststellen.

Aber das schließt eine Lungenembolie nicht aus und so halten Sie an Ihrer Diagnose weiter fest. Lesen Sie für die notwendige Therapie weiter bei 317.

228 Nach ein paar Minuten kommt der Sohn mit einem zerknautschten Blatt zurück. Leider handelt es sich aber nicht um eine Patientenverfügung oder so etwas, sondern es ist nur eine Aufstellung über Konten und Versicherungen des Patienten.

- Da der Wille des Patienten derzeit nicht erhoben werden kann:
- Wird die Therapie fortgesetzt (436)
- Ist der Wille der Ehefrau des Patienten maßgeblich (450)
- Ist der Wille ganze Familie des Patienten maßgeblich (457)
- Entscheidet ein Amtsrichter (444)
- Etwas anderes (193)

229 Tom ist Ihnen etwas zu langsam mit seinen Thoraxkompressionen. „Du musst 70 pro Minute machen! Konzentrier' Dich!" Sie versuchen, ihn zu animieren, auch wenn Ihnen selbst das Herz gerade ziemlich tief in der Hose sitzt. Sie setzen die Reanimation weiter so fort, während einer der beiden anwesenden RA sich um die Eltern des Kindes bemüht, die den Ernst der Lage inzwischen begriffen haben und völlig vom Schock überrollt worden sind. Der andere RA klebt soweit möglich EKG-Elektroden und schließt den LifePak an. Sie denken bereits über mögliche nächste Schritte nach, als plötzlich aus dem Flur der Wohnung laute Schritte und Rufe hallen. Kommt da noch ein RTW-Team? Lesen Sie weiter bei 172.

230 „Also, das glaube ich ja auf keinen Fall!", gibt Tom hörbar von sich, als er Ihre Verdachtsdiagnose vernimmt. Und er untermauert seine Meinung auch noch mit Fakten: „Das ist doch ein angeborenes Problem, das direkt nach der Geburt auftritt und nicht erst nach 10 Jahren!"

Sie sind verunsichert. Könnte er Recht haben? Sie werfen einen Blick in Ihr Schlaues Buch der Notfallmedizin, können aber zu dieser Krankheit keinen Eintrag finden. Offensichtlich handelt es sich dabei nicht um ein notfallmedizinisch relevantes Problem, oder?

„Also, ich glaube auch, dass das ein angeborener Herzfehler ist. Und normal wird das auch dann operiert."

Also steht es 2:1 gegen Sie. Da Sie sich ohnehin nicht sicher waren, ob Ihre Diagnose stimmt, ziehen Sie sich 4 Kompetenzpunkte ab und kehren zurück zur 592, um eine neue Diagnose zu stellen.

231 Herrn Hinrichs GCS beträgt 8 Punkte. Für jeden Punkt den der von ihnen erhobene Wert hiervon abweicht, verlieren Sie einen Kompetenzpunkt. Der GCS ist tatsächlich nur für Patienten mit Schädel-Hirn-Verletzungen validiert. Streng genommen ist seine Verwendung bei Patienten mit nicht-traumatisch bedingten Bewusstseinstrübungen also nicht korrekt. In der täglichen Praxis findet er allerdings trotzdem auch bei nicht-traumatisierten Patienten regelhaft Anwendung, da er eine gute Möglichkeit bietet, vor allem im Rahmen von Patientenübergaben, den Grad der Bewusstseinstrübung kurz und prägnant darzustellen. Weiter bei 243.

232 Beherzt nehmen Sie die Nadel in die Rechte und versuchen den Kehlkopf und die Haut am Hals der Patientin mit der Linken so gut es geht zu fixieren. Die Thoraxkompressionen werden pausiert, Sie setzen die Nadel an, erhöhen den Druck mit einer leichten Rotationsbewegung und ziehen gleichzeitig am Stempel der Spritze. So bemerken Sie eine intratracheale Nadelposition sofort durch Luftaspiration.

Ihre Begleiter halten die Luft an, während die Nadelspitze die teigige Haut perforiert und sich dann langsam ins Unterhautgewebe bohrt. Sie erhöhen Ihre Kraftanstrengung noch ein wenig und merken, wie eine Schweißperle sich zwischen Ihren Augen sammelt und langsam den Weg über den Nasenrücken nach unten nimmt. Inzwischen ist die Nadel einige Millimeter unter der Haut, ein dünnes Rinnsal dunkeln Blutes sickert um die Nadelspitze heraus aus der Haut und läuft als Tropfen den Hals seitlich herunter. Aufgrund des Ernährungszustandes der Patienten müssen Sie noch ein wenig bohren … und bohren … und bohren, als es dann nicht mehr weitergeht. Sie sind mit der Spitze nun soweit im Gewebe der Patientin, dass der Abstandshalter der Kanüle ein weiteres Vordingen verhindert. Sie heben den Kopf und schauen verunsichert zu Tom, aber von dem ist jetzt auch keine Hilfe mehr zu erwarten. Er schaut ebenso ratlos wie Sie. „Das ist ihre einzige Chance“, murmeln Sie, ziehen den Abstandshalter ab und bohren die Nadel noch tiefer ins Gewebe. Das Blut rinnt inzwischen aus beiden Seiten der Wunde heraus, aber Sie haben immer noch keine Trachea gefunden – jedenfalls lässt sich mit der Spritze kein einziger Milliliter Luft aspirieren. Und jetzt sind Sie am Ende, die Kanüle geht nicht mehr weiter vorzuschieben. Die beiden Flügelchen, an denen die Kanüle später befestigt werden soll, liegen bereits auf der Haut der Patientin auf und Sie sind immer noch nicht in der Trachea. Sie sind ratlos und verzweifelt! Und zu allem Überfluss tropft es jetzt auch noch salzig von Ihrer Nase auf Ihren Unterarm. Ratlos halten Sie einen Moment inne. Die Reanimation ist jetzt schon fast eine Minute pausiert und die Beatmung klappt ohnehin nicht – Sie sehen die Chancen der Patientin langsam verschwinden. Ihnen bleibt nichts anderes übrig, als die Reanimation mit konventionellen Methoden fortzusetzen. Gesagt, getan, aber leider können Sie das Ableben der Patientin nicht mehr verhindern.

Letztendlich stellen Sie einen vorläufigen Totenschein aus, während in Ihrem Kopf die Gedanken toben und Sie sch schon vor einem Richter stehen sehen. Letztendlich wird man Ihnen keine Strafe aufbrummen, aber Sie haben es trotzdem vermasselt und schließen diesen Fall mit einem Verlust von 15 Kompetenzpunkten ab. Sie haben die Punktionsstelle deutlich zu tief gewählt. Dort liegt die Trachea bereits zu tief unter der Haut und ist nur durch eine Tracheotomie zu erreichen – und dafür ist Ihr Material leider nicht geeignet gewesen.

233 Der Sohn des Patienten kommt enttäuscht mit leeren Händen zurück. Da der Wille des Patienten derzeit nicht erhoben werden kann:

- Wird die Therapie fortgesetzt (436)
- Ist der Wille der Ehefrau des Patienten maßgeblich (450)
- Ist der Wille ganze Familie des Patienten maßgeblich (457)
- Entscheidet ein Amtsrichter (444)
- Etwas anderes (193)

234 Sie sind sich nicht so ganz sicher und ziehen Tom beiseite: „Sag mal, weißt Du noch, ab welchem GCS ein Patient mit SHT eigentlich intubiert werden müsste??“

Er hängt den Materialkoffer des RTW zurück in sein Wandfach, legt kurz die Stirn in Falten und meint: „Hm, ich glaub, bei GCS 8 oder weniger … aber das Mädel hat ja noch mindestens 10 oder so.“

Er hat Recht und Sie verlieren 3 Kompetenzpunkte. Weiter bei 257.

235 Der RA stockt in seiner Bewegung und hält sich die Ampulle, die er gerade aufziehen wollte, dicht vor die Augen.

„Also hier steht was von 250 mg pro Ampulle. Soll ich die aufziehen?“

„Äh, ja, also, genau die meine ich!“, versuchen Sie sich aus der Situation zu befreien, ohne völlig ahnungslos auszusehen. Allerdings verlieren Sie 2 Kompetenzpunkte, denn die üblichen Ampullen mit Urbason haben meist 250 Milligramm (auch wenn es noch andere Größen gibt). Lesen Sie weiter bei 373.

236 Die beiden RA haben einen Sauger mitgebracht und so können Sie den Mund und Nasen-Rachen-Raum des Kindes absaugen. Dies empfiehlt sich ohnehin, wenn Sie den Verdacht haben, das Kind könnte Fruchtwasser oder Mekonium aspiriert haben. Zurück zur 627.

237 „Sie waren 14 Tage auf Bali in einem Hotel“, beantwortet die Tochter des Patienten Ihre Frage, die Ehefrau nickt bestätigend und fügt hinzu:

„Es war richtig schön dort, nur die Mücken waren grässlich! In der ersten Woche war es ganz schlimm, aber dann sind wir in ein anderes Zimmer umgezogen. Dort war es dann etwas besser. Ja, und auf dem Rückflug konnten wir kaum schlafen, weil es so laut war!“

Bevor Sie noch die Urlaubsbilder gezeigt bekommen, gehen Sie lieber zurück zur 23.

238 Sie sind in der Wohnung des alten Mannes mit seinem schweren Lungenödem und dem metastasierten Prostata-Karzinom und versuchen, die Situation irgendwie zu lösen.

Der Sohn des Patienten ist gerade auf die Suche nach einer Patientenverfügung gegangen und kehrt bereits kurze Zeit später zurück. Er winkt mit einem gelben Umschlag.

„Ich habe etwas gefunden!“, ruft er erleichtert.

Gemeinsam ziehen Sie ein paar geheftete Blätter aus dem Umschlag, die tatsächlich zu einer Patientenverfügung gehören. Diese ist vor etwa einem Jahr vom Patienten unterschrieben und vom Hausarzt gegengezeichnet worden. Sie überfliegen die Unterlagen und lesen, dass der Patient eine Krankenhausaufnahme und Intensivtherapie ablehnt, sollte er in einen Zustand kommen, indem er sich nicht mehr selbst äußern kann.

Sie besprechen dies mit dem Sohn und der Ehefrau, die zuerst zustimmend nicken, dann jedoch Zweifel bekommen. Letztendlich wäre es doch möglich, dass der Patient seine Meinung noch mal geändert hat … also, für wie verbindlich halten Sie so eine Verfügung?

- Die Verfügung ist verbindlich und muss umgesetzt werden.
- Die Verfügung ist bereits veraltet und kann daher nur eingeschränkt gelten.
- Da der Patient nicht bei Bewusstsein ist, gilt die Patientenverfügung nicht.
- Die Patientenverfugung gilt, allerdings hat die Familie Einspruchsrecht, wenn der Patient bewusstlos ist.

Entscheiden Sie sich für eine Variante und lesen Sie weiter bei 529.

239 Beherzt nehmen Sie die Nadel in die Rechte und versuchen den Kehlkopf der Patientin mit der Linken so gut es geht zu fixieren. Die Thoraxkompressionen werden pausiert, Sie setzen die Nadel an, erhöhen den Druck mit einer leichten Rotationsbewegung und ziehen gleichzeitig am Stempel der Spritze. So bemerken Sie eine intratracheale Nadelposition sofort durch Luftaspiration.

Ihre Begleiter halten die Luft an, während die Nadelspitze die teigige Haut perforiert und sich dann langsam ins dünne Unterhautgewebe bohrt. Sie erhöhen Ihre Kraftanstrengung noch ein wenig und merken, wie eine Schweißperle sich zwischen Ihren Augen sammelt und langsam den Weg über den Nasenrücken nach unten nimmt. Inzwischen ist die Nadel einige Millimeter unter der Haut, ein dünnes Rinnsal dunkeln Blutes sickert um die Nadelspitze heraus aus der Haut und läuft als Tropfen den Hals seitlich herunter. Aufgrund des Ernährungszustandes der Patienten müssen Sie noch ein wenig Bohren, als plötzlich … ein dunkelroter Blutstrahl aus der Nadel nach oben in die Spritze schießt! Sie kriegen einen Riesen-Schreck, lassen die Nadel los und fallen aus der Hocke auf Ihr Hinterteil. Auch Ihre Mitstreiter haben sich heftig erschrocken starren wie hypnotisiert die dunkelrote Spritze. Sie fassen als erster wieder einen klaren Gedanken … und haben keine andere Erklärung, als dass Sie ein ziemlich dickes Blutgefäß getroffen haben müssen. Was nun? Für die Punktion eines großen Gefäßes mit einer Quick-Trach-Kanüle gibt es wohl keine Leitlinie, schon eher einen Paragraphen im Strafgesetzbuch …

Ihnen bleibt nichts anderes übrig, als die Kanüle zu ziehen und den Hals so gut es geht zu komprimieren. Offensichtlich haben Sie zu weit lateral punktiert und die A. carotis oder die V. jugularis interna erwischt. Glück im Unglück ist es, dass die Patientin keinen eigenen Kreislauf hat und die Blutung dadurch nicht so schlimm ist. Sie setzen die Reanimation ohne große Hoffnung konventionell fort, aber leider können Sie das Ableben der Patientin nicht mehr verhindern. Letztendlich stellen Sie einen vorläufigen Totenschein aus, während in Ihrem Kopf die Gedanken toben und Sie sch schon vor einem Richter stehen sehen. Am Ende wird man Ihnen keine Strafe aufbrummen, aber Sie haben es trotzdem vermasselt und schließen diesen Fall mit einem Verlust von 15 Kompetenzpunkten ab. Sie haben die Punktionsstelle deutlich zu weit lateral gewählt und an der Trachea vorbeigestochen.

240 Weiter bei 234.

241 Tom ist Ihnen etwas zu langsam mit seinen Thoraxkompressionen. „Du musst 90 pro Minute machen! Konzentrier' Dich!“ Sie versuchen, ihn zu animieren, auch wenn Ihnen selbst das Herz gerade ziemlich tief in der Hose sitzt. Weiter bei 733.

242 Die Ehefrau des Patienten beantwortet Ihre Frage:

„Bis gestern Abend war eigentlich alles in Ordnung. Aber dann ist mir aufgefallen, dass er so ganz unruhig war. Er wollte erst gar nicht ins Bett kommen. Ich dachte, das kommt vielleicht von der Zeitverschiebung nach dem Urlaub!“ Zurück zur 23.

243 Was halten Sie für die wahrscheinlichste Ursache der plötzlichen Bewusstseinstrübung?

- Eine septische Enzephalopathie (254)
- Eine Hypoglykämie (260)
- Einen prä-iktalen Zustand (273)
- Einen Adam-Stokes-Anfall (283)
- Etwas anderes (290)

244 Offensichtlich haben Sie keinen blassen Schimmer. Diese Krankheit gibt es gar nicht, Sie Holzkopf. Sie verlieren 2 Kompetenzpunkte und gehen zurück zur 196.

245 Sie tasten den Hals ein letztes Mal gut ab und versuchen sich an alles zu erinnern, was Sie bisher über die Koniotomie gehört haben – gesehen haben Sie nämlich noch keine. Weiter bei 239.

246

247 Die Symptome des Jungen passen am besten zu einer late-onset Form der Fallotschen Tetralogie. Insbesondere die hämodynamische Instabilität mit Tachykardie und Hypotonie können dadurch verursacht sein. Sie informieren Ihre Teammitglieder von Ihrer Diagnose und wollen den Transport einleiten. Weiter bei 230.

248 Weiter bei 234.

249 Sie haben keinen blassen Schimmer, was hinter den Symptomen der Patientin stecken könnte. Egal, Hauptsache Sie tun jetzt was, damit es der Patientin besser geht und bringen sie dann irgendwo hin, wo jemand ist, der sich mit so was auskennt. Weiter bei 295.

250 Sie tasten den Hals ein letztes Mal gut ab und versuchen sich an alles zu erinnern, was Sie bisher über die Koniotomie gehört haben – gesehen haben Sie nämlich noch keine. Beherzt nehmen Sie die Nadel in die Rechte und versuchen den Kehlkopf der Patientin mit der Linken so gut es geht zu fixieren. Die Thoraxkompressionen werden pausiert, Sie setzen die Nadel an, erhöhen den Druck mit einer leichten Rotationsbewegung und ziehen gleichzeitig am Stempel der Spritze. So bemerken Sie eine intratracheale Nadelposition sofort durch Luftaspiration.

Ihre Begleiter halten die Luft an, während die Nadelspitze die teigige Haut perforiert und sich dann langsam ins dünne Unterhautgewebe bohrt. Sie erhöhen Ihre Kraftanstrengung noch ein wenig und merken, wie eine Schweißperle sich zwischen Ihren Augen sammelt und langsam den Weg über den Nasenrücken nach unten nimmt. Inzwischen ist die Nadel einige Millimeter unter der Haut, ein dünnes Rinnsal dunkeln Blutes sickert um die Nadelspitze heraus aus der Haut und läuft als Tropfen den Hals seitlich herunter. Hatten Sie eigentlich bereits einen Larynxtubus bei dieser Patientin eingesetzt?

- Ja (256)
- Nein (262)

251 Sie bleiben nicht vor Ort, schließlich gibt es keine Indikation mehr zu einer Notfallbehandlung. Andere Patienten könnten Sie mehr brauchen. Einen ambulanten palliativmedizinischen Dienst gibt es in Ihrer Stadt nicht, aber Sie vereinbaren mit den Angehörigen und dem ärztlichen Bereitschaftsdienst, dass der Kollege in etwa 2-3 Stunden nochmals nach Herrn Funke schaut und dass sich die Angehörigen jederzeit beim ärztlichen Bereitschaftsdienst melden können. Sie betonen nochmals, dass eine Klinikeinweisung nicht im Sinne des mutmaßlichen Patientenwillens ist, vermerken die stattgefundene Kommunikation ausführlich auf Ihrem Einsatzprotokoll und ziehen sich dann gemeinsam mit Tom vorsichtig aus der Wohnung zurück. Sohn und Ehefrau des Patienten verabschieden Sie dankbar. Obwohl Sie kein Leben verlängert, sondern möglicherweise eher verkürzt haben, haben Sie mit Ihrer Therapie wohl mehr dem Wohl und dem Willen des Patienten gedient, als dies mit einem Transport in die nächste Notaufnahme möglich gewesen wäre. Weiter bei 263.

252 Der RA stockt in seiner Bewegung und hält sich die Ampulle, die er gerade aufziehen wollte, dicht vor die Augen.

„Also hier steht was von 250 mg pro Ampulle. Soll ich die aufziehen?“

„Äh, ja, also, genau die meine ich!“, versuchen Sie sich aus der Situation zu befreien, ohne völlig ahnungslos auszusehen. Allerdings verlieren Sie 2 Kompetenzpunkte, denn die üblichen Ampullen mit Urbason haben meist 250 Milligramm (auch wenn es noch andere Größen gibt). Lesen Sie weiter bei 373.

253 Die ältere Dame runzelt einen Augenblick nachdenklich die Stirn.

„Eigentlich nicht. Auf dem Flug gab es nicht so gutes Essen, da haben wir beide fast nichts zu uns genommen. Aber seitdem haben wir dann eigentlich ganz normal so wie immer gegessen.“ Zurück zur 23.

254 „Wird wohl am ehesten septisch bedingt sein. So eine septische Enzephalopathie sieht man ja schon hin und wieder mal…“ geben Sie zu verstehen „…ich würde sagen wir schauen zu dass wir zügig in die Klinik kommen! Richtet einer von Euch beiden schon mal den Transport?“

„Also, ich weiß nicht. Der gefällt mir gar nicht!“, schaltet sich Tom ein, der mittlerweile wieder im Raum ist.

„Herr Hinrichs?“, spricht der Rettungsassistent den Patienten erneut an und zwickt diesen wieder im Bereich der Klavikula. Außer einem unverständlichen „grrrhhmm“ und einem leichten Winden des Oberkörpers zeigt dieser jedoch keine Reaktion mehr.

„Allerhöchstens bei 50 systolisch!“ sagt der zweite Rettungsassistent der erneut den Blutdruck gemessen hat. Offenbar ist hier ein anderes Problem ausschlaggebend für die Vigilanzminderung. Sie verlieren 4 Kompetenzpunkte. Weiter bei 290.

255 Sie sind der Ansicht, dass keine der genannten Diagnosen zutrifft. Sondern? So ganz sicher sind Sie sich nicht, aber Sie gehen von einer Herzinsuffzienz als zentrales Problem aus. Die Ursache ist nicht ganz klar; Ein Herzinfarkt scheint extrem unwahrscheinlich, ebenso eine Lungenembolie. Vielleicht kann die Schwangerschaft ein Auslöser sein? Egal, Sie beginnen mit der Therapie und orientieren sich dabei an dem, was Sie über die „gemeine" Herzinsuffizienz wissen. Weiter bei 309.

256 Aufgrund des Ernährungszustandes der Patienten müssen Sie noch ein wenig Bohren, als plötzlich … plop! .. die Nadel ruckartig ein paar Millimeter nach tiefer rutscht, bevor Sie die Kraft bremsen können und der Abstandhalter der Nadel schlimmeres verhindert. Sie ziehen vorsichtig am Stempel, und die Spritze aspiriert problemlos Luft. Sie sind drin! Ihnen entfährt ein kleiner Seufzer der Erleichterung und Sie schieben die Kanüle über die Nadel weiter vor, nachdem Sie den Abstandhalter entfernt haben. Das Vorschieben der Kanüle nach kaudal ziemlich schwer, da Sie das Gewebe auseinander schieben müssen, aber nach einigen langen Sekunden ist Ihnen auch das gelungen. Sie ziehen die Punktionsnadel zurück und setzen den Beatmungsbeutel auf die Verlängerung der Kanüle auf. Tom hat den Cuff bereits geblockt und ein Stethoskop auf die Brust der Patientin gesetzt. Es herrscht gespannte Stille, als Sie den Beutel mehrfach komprimieren. Ein deutlicher Luftstrom ist zu hören! Und hebt sich da nicht auch der Thorax der Patientin ein wenig? Tom hört zunächst den Magen und dann im schnellen Wechsel die beiden Lungen der Patientin ab. An seinen Gesichtszügen können Sie bereits erahnen, dass er nicht unzufrieden ist und als er ein lautes „Lungen beidseits belüftet!" in den Raum ruft, fühlen Sie sich unendlich erleichtert, werden jedoch sofort von der Situation wieder eingeholt, denn schließlich ist noch nichts gewonnen. Vor Ihnen liegt weiterhin eine reanimationspflichtige Patientin!

Entsprechend beginnt einer der beiden RA, jetzt wieder mit der Thoraxkompression, während Sie die Kanüle an die Beatmungseinheit anschließen. Doch Sie stocken: Kann man überhaupt maschinell über eine Koniotmiekanüle beatmen?

- Nein, Sie machen mit dem Beatmungsbeutel weiter (357)
- Ja, Sie schließen den Medumat an (363)

257 Tatsächlich empfehlen aktuelle Leitlinien, dass ein Patient mit SHT ab einem GCS von 8 Punkten intubiert werden sollte. Da Ihre Patientin dies jedoch noch nicht erreicht hat, können Sie sich vorerst noch entspannen. Aber wie steht es eigentlich mit Herz und Kreislauf?

Das an der Wand des RTW hängende LifePak zeigt inzwischen einen Sinusrhythmus mit einer Herzfrequenz von 85 pro Minute an und der letzte Blutdruck war Ihnen mit systolisch 130 gemeldet worden. Wie gehen Sie vor?

- Alles soll so bleiben (337)
- Blutdruck muss erhöht werden, Puls ist in Ordnung (693)
- Blutdruck muss erhöht werden, Puls ebenfalls (700)
- Blutdruck muss gesenkt werden, Puls ist in Ordnung (707)
- Blutdruck muss gesenkt werden, Puls ebenso (714)

258 Tom zählt die Kompressionen laut ab und Sie applizieren in einer kurzen Pause die Beatmung mit vorsichtigem Druck auf den Beutel. Inzwischen können Sie die Maske dicht auf dem Gesicht des Kindes platzieren und so eine problemlose Beatmung durchführen. Tom beginnt sofort wieder mit den Kompressionen. Wie viele davon sollte er pro Minute etwa machen?

- 70 (229)
- 90 (206)
- 110 (174)
- 130 (148)

259 „Haben wir eine Sauerstoffmaske für das Kind dabei?“, wollen Sie von Tom wissen. Der schaut fragend und versteht nicht so ganz, was Sie damit wollen. Widerstrebend öffnet er den mitgebrachten „Kinderkoffer“ und reicht Ihnen eine kleine Maske. Als Sie sich umdrehen, erkennen Sie aber, dass die bläuliche Färbung der Extremitäten des Kindes inzwischen nachgelassen hat. Das ist völlig normal in den ersten Minuten nach der Geburt! Sie verlieren leider 3 Kompetenzpunkte. Im Gegenteil: Zuviel Sauerstoff kann bei Neugeborenen die Prognose verschlechtern! Zurück zur 627.

260 „Ich würde gerne noch mal einen Blutzucker bestimmen“, sagen Sie in die Runde. Zuvor war er bei 190 mg/dl gemessen worden, aber Sie geben sich damit nicht zufrieden. Einer der Kollegen bestimmt den Blutzucker erneut und reicht Ihnen das Messgerät und Sie und lesen „193 mg/dl“.

Sie verlieren leider 2 Kompetenzpunkte, denn Sie haben unnötig Zeit verloren durch das Nachmessen des Blutzuckers. Denn nach der ersten, normalen Messung war eine Hypoglykämie sehr unwahrscheinlich in der gegebenen Situation. Zurück zu 243.

261 „Hä? Das tritt doch nur in Rückenlage auf, dachte ich!", meint Tom, als er Ihren Verdacht mitbekommt. Sie denken kurz nach und müssen ihm dann Recht geben; Bei längerer Rückenlage kann es zu verstärkten Druck des Uterus auf die Vena cava inferior kommen, sodass der Rückfluss des Blutes behindert ist. Dies kann dann zu Hyoptonie, Tachykardie und Kreislaufinstabilität führen. Da Ihre Patientin jedoch sitzt, sind Sie hier auf dem Holzweg, verlieren 5 Kompetenzpunkte und gehen zurück zur 196 zurück.

262 Sie bohren weiter mit der Quick-Trach-Kanüle und sind sich alles andere als sicher, ob Sie damit alles so richtig machen. Die Anatomie am Hals der Patientin wirkt merkwürdig verschoben, ebenso die obere Thoraxapertur. Vermutlich ist die erwähnte Skoliose schlimmer als gedacht und möglicherweise auch der Grund dafür, dass die Patientin nicht konventionell zu intubieren ist. Ohnehin ist der Tastbefund bei der leicht adipösen Patientin nur sehr schwer den Lehrbuchbildern zuzuordnen, die Sie im Kopf haben. Jetzt sind Sie schon 2 cm tief in der Haut der Patientin und haben immer noch keine Trachea getroffen. Innerlich verfluchen Sie sich, dass Sie es nicht zuvor mit einem Larynxtubus versucht haben – das wäre immer noch die einfachere Variante gewesen! Sie bohren noch weitere 30 Sekunden im Hals der Patientin herum und setzen sogar einen ganz neuen Versuch an. Ohne Erfolg! Inzwischen ist die Patientin seit einer Minute ohne Reanimationsmaßnahmen, was dunkle Wolken über der Gesamtprognose heraufbeschwört. Die Koniotomie schlägt fehl. Dafür können Sie nicht unbedingt etwas, denn die Anatomie der Patientin ist deutlicher verschoben, als Sie es von außen beurteilen können, aber Sie haben den gravierenden Fehler gemacht, nicht zuvor einen Larynxtubus als Alternative auszuprobieren. Sie verlieren 10 Kompetenzpunkte, die Patientin können Sie jetzt leider nicht mehr retten. Sie verstirbt aufgrund Ihrer insuffizienten Atemwegssicherung. Bevor Sie das nächste Mal jemandem ein Loch in den Hals bohren, wäre eine etwas weniger invasive Vorgehensweise sinnvoller!

263 Dieser Einsatz hat Ihnen demonstriert, dass auch Palliativmedizin in der Notfallmedizin eine Rolle spielt. Man schätzt, dass etwa 2,5 % aller Notarzteinsätze palliativmedizinische Aspekte haben (und das liegt nicht daran, dass mal wieder irgendeine Gurke als Notarzt nicht reanimieren kann….).

Letztendlich gilt in dieser Situation und im Übrigen natürlich in allen anderen Notfalleinsätzen ebenso der wesentliche Grundsatz, dass der (direkte) Wille des Patienten maßgeblich für die Therapie ist. Am einfachsten ist dies natürlich, wenn es sich um einen wachen, ansprechbaren und adäquaten Patienten handelt, der seinen Willen frei äußern kann. Dies ist im hier dargestellten Fall nicht so, daher bleibt Ihnen nur übrig, den mutmaßlichen (indirekten) Patientenwillen zu eruieren. Dies können Sie am einfachsten durch eine Patientenverfügung tun, sofern diese vorliegt. Andernfalls kann ein intensives Gespräch mit den Angehörigen helfen herauszufinden, was der Patient möglicherweise gewollt hätte. Dabei ist aber ganz wesentlich, dass es NICHT darum geht, was die Angehörigen des Patienten wollen, sondern was der Patient wohl selbst gewollt hätte. Natürlich ist das oft nicht klar voneinander zu differenzieren, aber wenn Sie nach der generellen Lebenseinstellung des Patienten und seinem Verhalten, seinen Äußerungen in den letzten Monaten fragen, können Sie sich meistens ein einigermaßen ausreichendes Bild des mutmaßlichen Patientenwillens machen.

Eine gute Hilfe kann auch der Hausarzt des Patienten sein, der diesen oft seit einigen Jahren kennt und möglicherweise gute Auskünfte über die persönlichen Einstellungen des Patienten machen kann.

Letztendlich bleibt dabei natürlich immer eine gewisse Unsicherheit, so dass Sie Ihr aus dem mutmaßlichen Patientenwillen abgeleitetes Tun (kurative vs. palliative Behandlung) immer mit der Familie abstimmen und einen allgemeinen Konsens herstellen sollten. Eine palliative Behandlung können Sie beispielsweise plausibel machen, indem Sie die Aussichtslosigkeit auf eine nachhaltige Besserung und die Notwendigkeit einer invasiven Intensivtherapie und die Abhängigkeit von Organersatzverfahren mit den Angehörigen besprechen. Letztendlich bleibt es jedoch immer eine Einzelfallentscheidung, die jedem Notarzt jedes Mal auf's neue schwer fällt und meistens lange im Gedächtnis bleibt.

Der Patient im Einsatz hatte leider keine Patientenverfügung. Wenn Sie sehen wollen, wie es weitergegangen wäre, wenn eine Patientenverfügung vorhanden gewesen wäre, dann lesen Sie jetzt bei Absatz 238 weiter (und das sollten Sie natürlich aus pädagogischen Gründungen unbedingt tun!).

Wenn Sie sich zu einer palliativen Behandlung entschließen, dann brauchen Sie natürlich nicht am Ort des Geschehens bleiben. Die weitere Betreuung des Patienten wäre dann die Aufgabe eines ambulanten palliativmedizinischen Dienstes, den es aber fast nirgendwo gibt. Sie können sich dann behelfen, indem Sie sich mit dem Hausarzt oder dem ärztlichen Notdienst absprechen, damit dieser die Familie dann weiterhin begeleiten und ggf. auch vorbeikommen kann.

Morphin stellt in der geschilderten Situation das Mittel der Wahl da, denn es lindert nicht nur Aufregung und Dyspnoe, sondern kann auch eventuelle bestehende Schmerzen lindern. Und da Ihr Patient Wirbelkörpermetastasen hat, können Sie durchaus von einer Schmerzproblematik ausgehen.

Nachdem Sie sich schweren Herzens von Ihrem Patienten und der Familie verabschiedet haben, fahren Sie schweigend mit Tom zurück zur Klinik – so ein Einsatz ist für niemanden schön. Allerdings haben Sie dennoch das Gefühl, dass Sie mit Ihrer Behandlung immerhin das Beste für den Patienten getan haben. Weiter bei Absatz 4.

264 Die Symptome des Jungen passen am besten zu einer floriden Mundfäule, also einer Infektion mit dem Herpes simplex Virus Typ I. Insbesondere der Gestank der Atemluft des Jungen lenkt Ihren Verdacht auf diese Diagnose.

Da Sie vor Ort für den Jungen wenig tun können, leiten Sie zügig den Transport in die nächste Kinderklinik ein. Die pädiatrische Ambulanz des Rhein-Klinikums bietet sich an, da sie am nächsten gelegen ist. Sie informieren den Tauchlehrer über Ihr Ziel und tuckern mit dem Jungen los. Eine Signalfahrt halten Sie augenblicklich für nicht indiziert. Weiter bei 311.

265 Aufgrund des oftmals vorliegenden Fiebers mit vermehrtem Schwitzen ist bei einer thyreotoxischen Krise ein deutlicher Flüssigkeitsbedarf vorhanden. Wegen des deutlichen Lungenödems der Patientin verhalten Sie sich jedoch vorsichtig. Oft besteht Fieber, was könnten Sie Ihrer Patientin zum Senken von möglichem Fieber geben?

- Aspirin (277)
- Paracetamol (281)
- Novalgin (286)

266 „Tom, hol' mir mal ein dickeres Buch oder so! Sollte ungefähr so dick sein!", Sie deuten mit Daumen und Zeigfinger eine Dicke von etwa 5 cm an. Tom blickt sich kurz im Raum um und verschwindet dann in den Flur. Wenige Augenblicke später hat er ein entsprechendes Buch gefunden. „Der Weltkrieg von 1939-45" lesen Sie auf dem Umschlag. Solche Bücher scheinen sich in den Wohnungen alter Leute ziemlich wohl zu fühlen … Sie ziehen das Laryngoskop etwas zurück, heben den Kopf der Patientin vorsichtig an und schieben das Buch darunter. Der Kopf liegt nun leicht erhöht in der sog. Schnüffel- oder Jacksonposition. Dies verbessert Ihre Sicht in die tieferen Abschnitte des Halses noch etwas mehr und sollte bei keiner Intubation unterlassen werden!

Sie konzentrieren sich wieder auf den Rachen der Patientin und hoffen, dass jetzt endlich mal was klappt!

Wie zuvor setzen Sie den Spatel tief ein und ziehen vorsichtig am Laryngoskop – die Sicht erscheint tatsächlich besser als zuvor! Sie erhöhen den Zug und in der Tiefe gelingt es Ihnen, den Zungengrund und die Epiglottis ein wenig anzuheben, Sie sehen den Kehlkopfeingang und die Stimmbänder! Tief in dieser blassrosa Höhle erblicken Sie im Schein des Laryngoskopes die hintere Komissur der Stimmbandebene und die beiden

Stimmbänder als blassgraue Strukturen. „Tubus!“, hallt Ihr aufgeregter Ruf durch den Raum und irgendjemand drückt Ihnen den 7.0er Tubus in die blind ausgestreckte rechte Hand. Sie führen die Tubusspitze entlang Ihrer Sichtlinie auf die Stimmbänder zu. Leider verdecken Tubusspitze und der schlaffe Cuff am Tubus nun die Sicht, aber der Tubus sollte jetzt durch die Stimmbandebene durchtreten. Sollte. Sie merken einen starken Widerstand und geraten (mal wieder) ins Schwitzen. Sie linsen irgendwie am Tubus vorbei und können erahnen, dass die Tubusspitze eigentlich richtig vor dem Eingang des Kehlkopfes liegt. Verzweifelt erhöhen Sie den Druck etwas, aber da tut sich nichts; Der Tubus lässt sich einfach nicht vorschieben! „Ich kann ihn nicht vorschieben!“, machen Sie Ihrer Verzweiflung Luft. „Ging mir genauso“, murmelt der Kollege hinter Ihnen. Fieberhaft überlegen Sie, wie es nun am besten weitergeht.

- Mit einen dünneren Tubus (781)
- Mit einem Larynxtubus (282)
- Koniotomie avisieren (271)
- Intubation abbrechen und einen erneuten Versuch nach einem Zyklus Thoraxkompression und Beatmung (275)

267 Die Tochter des Patienten händigt Ihnen die Medikamentenliste des Patienten aus, die bereits griffbereit auf dem Nachttisch gelegen hatte. Sie lesen: „Pantozol 40 0-0-1, ASS 100 1-0-0, Norvasc 5 1-0-0, Alna 0,4 0-0-1, Zyloric 300 1-0-0, Furorese 40 1-0-0, Metformin 850 1-0-0“. „Er hatte vor 6 Wochen einen kleinen Herzinfarkt und Zucker seit ein paar Jahren, aber seither waren alle Kontrollen unauffällig“, fügt sie hinzu und die Ehefrau entrüstet sich: „Und in zwei Wochen soll er an der Prostata operiert werden. Gestern Morgen war er extra noch mal zur Kontrolle beim Arzt, da war alles in Ordnung!“

Auf weiteres Nachfragen bekommen Sie heraus, dass der Patient wohl ein Prostata-Karzinom habe, das in zwei Wochen operiert werden solle. Gestern hatte ein letzter prä-operativer Kontrolltermin beim Arzt angestanden. Allem Anschein nach sei alles bestens gewesen, sodass der OP somit nichts im Wege stehe. Zurück zur 23.

268 Der RA stockt in seiner Bewegung und hält sich die Ampulle, die er gerade aufziehen wollte, dicht vor die Augen.

„Also hier steht was von 250 mg pro Ampulle. Soll ich die aufziehen?“

„Äh, ja, also, genau die meine ich!“, versuchen Sie sich aus der Situation zu befreien, ohne völlig ahnungslos auszusehen. Allerdings verlieren Sie 2 Kompetenzpunkte, denn die üblichen Ampullen mit Urbason haben meist 250 Milligramm (auch wenn es noch andere Größen gibt). Lesen Sie weiter bei 345.

269 „Akrinor??“, lautet die verdutzte Gegenfrage, als Sie um eine Ampulle des Präparats bitten.

„Gibt man doch nur bei Hypotonie!“
Zweifelnd überdenken Sie Ihre Idee und müssen feststellen, dass Akrinor im Rahmen einer Tachykardie tatsächlich keine Indikation hat. Sie verlieren 2 Kompetenzpunkte und kehren zurück zur 653.

270 Weiter bei 234.

271 „Wir müssen koniotomieren!“, rufen Sie in die Runde. Gerade wollen Sie das Laryngoskop wieder aus dem Mund der Patientin entfernen, da drückt Ihnen Tom einen dünneren Tubus des Innendurchmessers 6.0 mm in die Hand. „Da. Versuchs doch mal damit, vielleicht geht der durch?“

Einen Moment lang sind Sie unentschlossen, aber natürlich hat er Recht und bei guter Sicht zur Stimmritze bzw. bei V.a. auf ein mechanisches Hindernis ist der Versuch mittels eines etwas dünneren Tubus auf jeden Fall der Koniotmie vorzuziehen. Sie werfen den 7.0er in die Ecke und versuchen Ihr Glück mit dem Dünneren – aber wieder nichts! Auch ohne Führungsstab können Sie den Tubus problemlos bis zur Stimmritze vorschieben, aber dann geht es einfach nicht weiter. Sie verlieren 2 Kompetenzpunkte, da Sie nicht an die Möglichkeit eines dünneren Tubus gedacht haben, dürfen aber jetzt endlich koniotomieren! Haben Sie das Koniotomie-Set eingepackt?

- Ja (213)
- Nein (208)

272 „Hey, Leute, wir packen den Patienten sofort ein und fahren ins NeoVitae-Krankenhaus!“, rufen Sie in die Runde.

Sie holen tief Luft, um weitere Anweisungen zu geben, als Ihnen die alte Dame in die Parade fährt. Lesen Sie weiter bei 278.

273 „Ich glaube das ist jetzt ein prä-iktaler Zustand! Zieht mal bitte Midazolam auf bevor er gleich anfängt zu krampfen!“

„Ich glaube eher, der ist drucklos!!“ gibt einer der beiden Kollegen vom RTW deutlich zu verstehen, während er versucht am Handgelenk des Patienten einen Puls zu tasten. Jetzt ist Eile geboten! Bevor Sie zu Absatz 290 gehen, verlieren Sie 4 Kompetenzpunkte, denn ein prä-iktaler Zustand ist das sicherlich nicht!

274 Das passt leider gar nicht zu der vernünftigen Behandlung dieses Krankheitsbildes. Patienten mit einer thyreotoxischen Krise sind eher „trocken“ und brauchen viel Volumen. Sie verlieren 3 Kompetenzpunkte und gehen zu 265..

275 Sie werfen Tubus und Laryngoskop zur Seite: „Ich seh' nix! Wir müssen erstmal die Reanimation weitermachen. Ich probier' es dann gleich noch mal." Sie schnappen sich Beatmungsbeutel und Maske und geben der Dame gleich zwei Hübe – was mehr schlecht als Recht gelingt, denn Sie sind von der Herumzerrerei am Laryngoskop etwas geschafft und die Tatsache, dass sich seit Ihrer Ankunft nicht viel zum Besseren gedreht hat, wirkt auch nicht gerade beruhigend. Nach erneuten 30 Thoraxkompressionen, während denen Sie sich geistig sammeln, applizieren Sie zwei Beatmungen, werfen den Beatmungsbeutel zur Seite und setzen eine erneute Intubation an … und stehen vor dem gleichen Problem wie wenige Augenblicke zuvor. Sie haben durch die zwischenzeitliche Reanimation nichts gewonnen, Sie sollten lieber konsequenter vorgehen und keine Zeit vertrödeln. Sie verlieren einen Kompetenzpunkte dafür und zwei weitere Kompetenzpunkte, denn Sie haben eine wichtige Maßnahme zur Optimierung der Intubationsbedingungen unterlassen. Glücklicherweise kommt Ihnen doch noch der Geistesblitz, es mit einem dünneren Tubus zu versuchen. Weiter bei 781.

276 „Gestern war er gerade erst wegen der anstehenden Prostata-Operation", beantwortet die Tochter des Patienten Ihre Frage. Auf weiteres Nachfragen bekommen Sie heraus, dass der Patient wohl ein Prostata-Karzinom habe, das in zwei Wochen operiert werden solle. Gestern hatte ein letzter prä-operativer Kontrolltermin beim Arzt angestanden. Allem Anschein nach sei alles bestens gewesen, sodass der OP somit nichts im Wege stehe. Zurück zur 23.

277 Aspirin sollten Sie nicht nehmen, da es bei Schwangerschaftskomplikationen zu Blutungen führen kann und außerdem im Rahmen einer thyreotoxischen Krise an Plasma-Eiweiß gebundenes Schilddrüsenhormon verdrängt, also freisetzt und die Symptomatik verstärkt. Sie verlieren 3 Kompetenzpunkte, da Sie es trotzdem tun und lesen weiter bei 291.

278 „Ins Krankenhaus??" Sie ist schockiert. „Das würde er auf keinen Fall wollen!"

Etwas verdutzt gucken Sie in die Runde und sehen ebenso kritische Meinungen in den Gesichtern ihres Teams. Vielleicht sind Sie da etwas über das Ziel hinausgeschossen? Sie verlieren 5 Kompetenzpunkte und lesen weiter bei 178.

279 Weiter bei 234.

280 Der RA stockt in seiner Bewegung und hält sich die Ampulle, die er gerade aufziehen wollte, dicht vor die Augen.

„Also hier steht was von 250 mg pro Ampulle. Soll ich die aufziehen?"

„Äh, ja, also, genau die meine ich!", versuchen Sie sich aus der Situation zu befreien, ohne völlig ahnungslos auszusehen. Allerdings verlieren Sie 2 Kompetenzpunkte, denn die üblichen Ampullen mit Urbason haben meist 250 Milligramm (auch wenn es noch andere Größen gibt). Lesen Sie weiter bei 359.

281 Tatsächlich, das ist das Präparat der Wahl, da es sowohl Schwangeren in der üblichen Dosierung gegeben werden darf und in einer thyreotoxischen Krise keine negativen Wirkungen zu erwarten sind.

Sie geben Ihrer Patientin im Rahmen der Therapie des bestehenden Lungenödems noch ein Schleifendiuretikum und bringen Sie in die Aufnahme des Rhein-Klinikums. Lesen Sie weiter bei 291.

282 „Ich brauche einen Larynxtubus!", rufen Sie in die Runde. Gerade wollen Sie das Laryngoskop wieder aus dem Mund der Patientin entfernen, da drückt Ihnen Tom einen dünneren Tubus des Innendurchmessers 6.0 mm in die Hand. „Da. Versuchs doch mal damit, vielleicht geht der durch?"

Einen Moment lang sind Sie unentschlossen, aber natürlich hat er Recht und bei guter Sicht zur Stimmritze bzw. bei V.a. auf ein mechanisches Hindernis ist der Versuch mittels eines etwas dünneren Tubus auf jeden Fall der Koniotmie vorzuziehen. Sie werfen den 7.0er in die Ecke und versuchen Ihr Glück mit dem Dünneren – aber wieder nichts! Auch ohne Führungsstab können Sie den Tubus problemlos bis zur Stimmritze vorschieben, aber dann geht es einfach nicht weiter. Sie verlieren 2 Kompetenzpunkte, da Sie nicht an die Möglichkeit eines dünneren Tubus gedacht haben, dürfen aber jetzt einen Larynxtubus schieben (Abbildung 10, S. 102)! „Welche Größe willst Du denn?", will Tom wissen.

- „Drei!" (287)
- „Vier!" (301)
- „Fünf!"(292)
- „Sechs!" (297)

283 „Ich glaube der Patient hat einen Adam-Stokes-Anfall, das kommt ja als Differentialdiagnose der plötzlichen Bewusstlosigkeit in Frage"

Doch Tom scheint nicht einverstanden zu sein.

„Ist das nicht in Zusammenhang mit einer Asystolie oder zumindest Bradykardie? Der hat noch eine Frequenz von 150 /Minute!", wirft Tom berechtigterweise ein. Sie verlieren 4 Kompetenzpunkte. Kehren sie zurück zu 243.

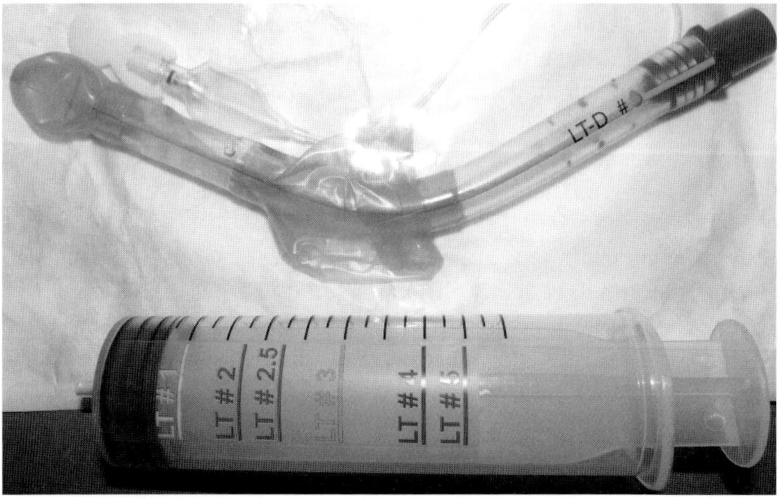

Abbildung 10: Welchen Larynxtubus nehmen Sie?

284 Die Symptome des Jungen passen am besten zu einer Lungenembolie. Insbesondere die Tachykardie und der niedrige Blutdruck sind Ihrer Ansicht nach am ehesten auf die hämodynamische Einschränkung durch eine Rechtsherzbelastung zurückzuführen.

Sie führen noch eine Antikoagulation mit 5000 Einheiten Heparin durch und sehen zu, dass Sie den Patienten möglichst schnell ins Rhein-Klinikum transportieren können – schließlich ist eine Lysetherapie möglicherweise nötig, um dem Jungen zu helfen. Lesen Sie weiter bei 311.

285 „Hey, Leute, wir packen den Patienten sofort ein und fahren ins Rhein-Klinikum!“, rufen Sie in die Runde. Sie holen tief Luft, um weitere Anweisungen zu geben, als Ihnen die alte Dame in die Parade fährt. Lesen Sie weiter bei 278.

286 Novalgin sollte in der Schwangerschaft nicht als Mittel der ersten Wahl gegeben werden und ist im 3. Trimenon sogar kontraindiziert, da es plazentagängig ist und einen vorzeitigen Verschluss des Ductus arteriosus Botalli bewirken kann. Sie geben es trotzdem und verlieren leider 5 Kompetenzpunkte. Weiter bei 291.

287 Tom zögert kurz, zieht den entsprechenden Larynxtubus aber dann aus der Packtasche, reißt die Packung auf und reicht Ihnen das Teil griffbereit herüber. Sie packen das Plastikteil, schauen kurz wo oben und unten ist und führen den Tubus dann in den Mund der Patientin ein. Sie müssen das Ding ziemlich weit reinschieben, bis er richtig sitzt. Ziemlich locker das Teil, denken Sie sich. Vielleicht wird's ja geblockt dann besser? Sie greifen sich die zugehörige Spritze, ziehen den Stempel bis zur Markierung „#3" zurück und drücken die Luft in das Cuff-Ventil.

Die Spritze fliegt sofort in die nächste Ecke, Sie stecken den Beatmungsbeutel auf den Tubus und geben einen Atemhub ab … es zischt laut, denn der allergrößte Teil der Luft geht aus dem Mund der Patientin direkt wieder raus, da der Larynxtubus nicht dicht sitzt. Größe 3 ist ja auch eher für Kinder.

„Hier. Probier' den mal!", Tom drückt Ihnen den nächst größeren in die Hand. Der ist auch tatsächlich für Erwachsene und könnte schon eher passen. Sie verlieren 3 Kompetenzpunkte. Weiter bei 301.

288 Der RA stockt in seiner Bewegung und hält sich die Ampulle, die er gerade aufziehen wollte, dicht vor die Augen.

„Also hier steht was von 250 mg pro Ampulle. Soll ich die aufziehen?"

„Äh, ja, also, genau die meine ich!", versuchen Sie sich aus der Situation zu befreien, ohne völlig ahnungslos auszusehen. Allerdings verlieren Sie 2 Kompetenzpunkte, denn die üblichen Ampullen mit Urbason haben meist 250 Milligramm (auch wenn es noch andere Größen gibt). Lesen Sie weiter bei 359.

289 „Nein, erbrochen hat er nicht", antwortet die Ehefrau des Patienten und fügt hinzu: „Aber ich glaube er hat sich vielleicht doch den Magen verstimmt, gestern Abend musste er dauernd mit Durchfall auf die Toilette."

Weitere Angaben über die Qualität und Quantität des Durchfalls kann sie allerdings nichts machen. Zurück zur 23.

290 Sie fürchten als Ursache eine akute Hypotonie.

„Also ich kann hier peripher wirklich nichts mehr richtig tasten!", gibt der Rettungsassistent mit dem Gummiball der Blutdruckmanschette in der einen Hand und der anderen Hand am Handgelenk des Patienten zu verstehen. Er fasst Herrn Hinrichs, der mittlerweile sehr schlapp an die Rückenlehne des Sofas angelehnt auf der Couch hängt, mit der rechten Hand an die Arteria femoralis und teilt Ihnen mit: „Zentral ist der Puls noch da, aber peripher ist da gar nix mehr. Ich glaube der Druck ist wirklich verdammt niedrig!"

Sie vergewissern sich durch das Tasten des Radialispulses, der fast nicht mehr zu finden ist. Jetzt ist Eile geboten!

Der zweite RA hat mittlerweile das Stethoskop wieder in den Händen und versucht sich mit dessen Hilfe am Blutdruckmessen.

Nachdem er die Manschette aufgepumpt und das Stethoskop in der rechten Ellenbeuge des Patienten platziert hat, lässt er vorsichtig die Luft ab und sagt mit besorgtem Blick: „Hmm, mehr als 55 systolisch ist das wirklich nicht!“.

Was tun Sie?

- Sie intubieren den Patienten aufgrund einer zunehmenden Vigilanzminderung (296)
- Sie entscheiden sich zur Durchführung einer Infusionstherapie als primäre Maßnahme zur Kreislaufstabilisierung (302)
- Sie möchten den Blutdruck mittels Gabe von Akrinor® anheben (308)
- Sie lagern den Patienten flach auf den Boden und führen ein Anheben der unteren Extremitäten durch (355)

291 Tom meldet für Sie die Patientin in der medizinischen Aufnahme des Rhein-Klinikums an, und wenig später geht es mit Blaulicht und Sirene auch schon los. Der Patientin geht es ein wenig besser – die Sauerstoffsättigung ist bis auf knappe 90 % geklettert. Sie hoffen, dass es dem Baby gut geht und sind froh, als Sie bald das Ziel erreichen und die Patientin an den aufnehmenden Kollegen übergeben können.

Einige Kollegen haben sich in der Aufnahme versammelt, da sich herumgesprochen hat, dass Sie eine Hochschwangere mit einer akuten Notfallsituation bringen, aber es kehrt bald allgemeine Belustigung ein, als sich herausstellt, dass Ihre Diagnose nicht richtig war. Der Fall der Patientin ist tatsächlich sehr knifflig, aber Sie verlieren trotzdem 5 Kompetenzpunkte. Leider sind Sie raus.

292 Tom zögert kurz, zieht den entsprechenden Larynxtubus aber dann aus der Packtasche, reißt die Packung auf und reicht Ihnen das Teil griffbereit herüber. Sie packen das Plastikteil, schauen kurz wo oben und unten ist und führen den Tubus dann in den Mund der Patientin ein. Sie kriegen das dicke Ding nicht ganz so gut im Mund der Patientin platziert. Ziemlich groß das Teil, denken Sie sich. Wenn es geblockt ist, wird’s schon passen! Sie greifen sich die zugehörige Spritze, ziehen den Stempel bis zur Markierung „#5“ zurück und drücken die Luft in das Cuff-Ventil. Der Tubus drückt sich dabei leicht aus dem Mund der Patientin heraus, er ist wirklich etwas zu groß! Sie stecken dennoch den Beatmungsbeutel auf den Tubus und geben einen Atemhub ab … es zischt laut, denn der allergrößte Teil der Luft geht aus dem Mund der Patientin direkt wieder raus, da der Larynxtubus nicht dicht sitzt. Größe 5 ist ja auch eher für große Erwachsene geeignet.

„Hier. Probier’ den mal!“, Tom drückt Ihnen den nächst kleineren in die Hand. Der könnte schon eher passen. Sie verlieren 3 Kompetenzpunkte. Weiter bei 301.

293 „Okay, dann bringen wir den Opi mal wieder etwas auf den Damm und fahren dann ins NeoVitae-Krankenhaus. Die werden sich da auf der I schon gut um ihn kümmern, auch wenn sie ihn nicht so gut kennen, wie die Jungs im Rhein-Klinikum."

Sie holen tief Luft, um weitere Anweisungen zu geben, als Ihnen die alte Dame in die Parade fährt. Lesen Sie weiter bei 278.

294 Tom zählt die Kompressionen laut ab und Sie applizieren in einer kurzen Pause die Beatmung mit vorsichtigem Druck auf den Beutel. Inzwischen können Sie die Maske dicht auf dem Gesicht des Kindes platzieren und so eine problemlose Beatmung durchführen. Tom beginnt sofort wieder mit den Kompressionen. Wie viele davon sollte er pro Minute etwa machen?

- 70 (229)
- 90 (241)
- 110 (174)
- 130 (148)

295 Tom schlägt vor, der Patientin aufgrund des Lungenödems ein Diuretikum zu geben. Wie schätzen Sie die Lage ein?

- Sie stimmen zu (313)
- Sie stimmen nicht zu (304)

296 „Der macht ja gar nichts mehr. Wir intubieren!", teilen sie den Kollegen mit. Diese schauen Sie im ziemlich verwundert an, während Tom Ihren komischen Vorschlägen nicht länger zuhören möchte, sondern das Ruder übernimmt: „Jetzt bringen wir den erstmal in Schocklage!"

Sie sind im ersten Moment verdattert, bevor Sie es jetzt aber auf einen Streit ankommen lassen, fassen Sie lieber mit an. Weiter bei 355.

297 Tom zögert kurz, wirft einen Blick in die Packtasche, kramt kurz darin herum und dreht sich mit leeren Händen um.

„Also, einen 6er haben wir nicht. Gibt's den überhaupt?"

Die beiden RA schauen sich mit zuckenden Schultern an, sie wissen es auch nicht. Da haben Sie noch Glück, denn es gibt keine 6er und wenn das die anderen wüssten, hätten Sie sich wohl grade lächerlich gemacht. Kehren Sie zu den Optionen von 282 zurück und wählen Sie neu. Sie verlieren allerdings 3 Kompetenzpunkte.

298 „Okay, dann bringen wir den Opi mal wieder etwas auf den Damm und fahren dann ins Rhein-Klinikum. Die kennen Ihn ja gut da und werden sich auch ohne I-Bett gut um ihn kümmern."

Sie holen tief Luft, um weitere Anweisungen zu geben, als Ihnen die alte Dame in die Parade fährt. Lesen Sie weiter bei 278.

299 Sie applizieren die gewünschte Dosis. Dabei sollten Sie mindestens 20-40 mg geben, ansonsten wird es nicht viel helfen. Weiter bei 291.

300 Der RA stockt in seiner Bewegung und hält sich die Ampulle, die er gerade aufziehen wollte, dicht vor die Augen.

„Also hier steht was von 250 mg pro Ampulle. Soll ich die aufziehen?“

„Äh, ja, also, genau die meine ich!“, versuchen Sie sich aus der Situation zu befreien, ohne völlig ahnungslos auszusehen. Allerdings verlieren Sie 2 Kompetenzpunkte, denn die üblichen Ampullen mit Urbason haben meist 250 Milligramm (auch wenn es noch andere Größen gibt). Lesen Sie weiter bei 359.

301 Sie werfen einen prüfenden Blick auf den Larynxtubus. Wo war da noch gleich oben und unten? Die Dinger sehen ja schon etwas furchterregend aus sind auch deutlich dicker als ein herkömmlicher Tubus. Aber da können Sie jetzt nichts dran ändern und stecken der Patientin das Ding in den Mund, bis er richtig sitzt. Wie weit schieben Sie das Teil in den Mund der Patientin?

- Bis zu einem federnden Widerstand (328)
- Bis zu einem knöchernen Widerstand (307)
- Bis der obere Cuff gerade nicht mehr sichtbar ist (312)
- Bis der untere Cuff nicht mehr sichtbar ist (318)
- Bis die Markierung auf Höhe der Zähne liegt (322)

302 „Wir sollten ihm erstmal ordentlich Flüssigkeit anbieten“, lautet ihr Vorschlag. Tom nimmt sich eine 20 ml Spritze aus dem Koffer und beginnt mit deren Hilfe über den eingebauten 3-Wege-Hahn Infusionslösung in das Gefäßsystem zu pumpen. Einer der beiden Rettungsassistenten übt leichten Druck auf die Plastikinfusionsflasche aus, um die Infusionsgeschwindigkeit zu erhöhen. Wenn noch nicht geschehen, legt einer der beiden RA jetzt noch einen zweiten Infusionszugang und hängt eine weitere Flasche Kristalloide an.

Sie werfen einen Blick auf die beiden Infusionsflaschen, die sich langsam zusammenziehen und schätzen, dass der Patient bislang circa 800 ml Flüssigkeit erhalten hat.

„Weißt du eigentlich Volumen über einen 16er Zugang oder einen 18er Zugang fließt“ fragt sie Tom.

„Also, über einen 18er fließen unter optimalen Bedingungen so 100 ml/min, glaube ich, über `nen 16er ungefähr das Doppelte“ lautet Ihre grobe Schätzung.

„Herr Hinrichs, machen sie mal die Augen auf!“ wenden Sie sich dem Patienten zu. Dieser reagiert tatsächlich wieder etwas besser und öffnet die flatternden Augenlider, wirkt aber nicht wirklich hämodynamisch kompensiert. Kehren sie zu Absatz 290 zurück.

303 Sie glauben, dass Sie als Notarzt in einem solchen Fall zu Therapie und Transport verpflichtet sind und brechen damit einen handfesten Streit vom Zaun, denn die alte Dame möchte nicht, dass Ihr Mann noch mal auf einer Intensivstation landet und auf Teufel komm raus am Leben erhalten wird. Sie wollen sich trotzdem durchsetzen, aber Tom und die beiden RA reden ebenfalls auf sie ein.

„Verpflichtet zu Therapie und Transport? So einen Schwachsinn habe ich ja noch nie gehört!“

Tom ist wütend und bearbeitet Sie so lange, bis Sie sich mit einem Telefonanruf in der Klinik davon überzeugen, dass Sie tatsächlich keineswegs zu Therapie und Transport verpflichtet sind. Sie haben 5 Kompetenzpunkte verloren und kehren zurück zu 178.

304 Sie sind der Ansicht, dass ein Diuretikum in der jetzigen Situation nicht gegeben werden sollte. Leider liegen Sie damit falsch, denn eine solche Therapie kann durchaus auch bei einer Schwangeren gegeben werden und ist bei dem bestehenden Symptombild indiziert. Sie verlieren 3 Kompetenzpunkte. Weiter bei 291.

305 Abwechselnd drückt Tom und Sie applizieren die Beatmung mit vorsichtigem Druck auf den Beutel. Inzwischen können Sie die Maske dicht auf dem Gesicht des Kindes platzieren und so eine problemlose Beatmung durchführen. Wie viele Thoraxkompressionen sollte er pro Minute etwa machen?

- 70 (229)
- 90 (206)
- 110 (174)
- 130 (148)

306 Der RA stockt in seiner Bewegung und hält sich die Ampulle, die er gerade aufziehen wollte, dicht vor die Augen.

„Also hier steht was von 250 mg pro Ampulle. Soll ich die aufziehen?“

„Äh, ja, also, genau die meine ich!“, versuchen Sie sich aus der Situation zu befreien, ohne völlig ahnungslos auszusehen. Allerdings verlieren Sie 2

Kompetenzpunkte, denn die üblichen Ampullen mit Urbason haben meist 250 Milligramm (auch wenn es noch andere Größen gibt). Lesen Sie weiter bei 392.

307 Sie schieben in Erwartung eines knöchernen Widerstandes … allerdings geht es irgendwann nicht mehr weiter. Und das liegt nicht an einem knöchernen Widerstand, sondern an einem federnden Widerstand. Sie haben zwar bislang geglaubt, dass ein „harter" Widerstand das Qualitätskriterium sei, aber Sie müssen sich jetzt auch ohne zufrieden geben. Selbst als Sie den Tubus etwas zurückziehen und erneut vorschieben, gibt es keinen knöchernen Widerstand. Sie entschließen sich, den Tubus in seiner Lage zu belassen und greifen zur Blockerspritze. Ziehen Sie sich 2 Kompetenzpunkte ab. Weiter bei 334.

308 Während Tom ihnen das Akrinor® aufzieht, denken sie kurz darüber nach, welche Wirkstoffe in Akrinor® eigentlich enthalten sind.

- Ephedrin (319)
- Niedrig dosiertes Adrenalin und Metoprolol (325)
- Theodrenalin und Cafedrin (332)
- Theophyllin und Ephedrin (341)

309 Was wollen Sie therapeutisch tun?

- Nitro-Spray (333)
- Suprarenin (338)
- Dobutamin (371)
- Atropin (395)
- Adalat (418)
- Lasix (455)
- Brevimythal (434)
- Morphin (347)
- Berotec (367)
- Aldactone (430)
- Tavegil (439)
- Metoprolol (486)
- Haloperidol (445)
- Nichts weiter (451)

310 „Hm, wenn wir ihn schon nicht mitnehmen, dann müssen wir wenigstens irgendwas tun …", murmeln Sie in Ihren nicht vorhandenen Bart und schauen Tom fragen an. Der zuckt die Schulter:

„Wieso? Wenn es keine Indikation gibt, dann müssen wir auch nix machen!"

Und damit hat er Recht – Sie sind zu keiner Behandlung verpflichtet, sofern sie nicht indiziert ist. D.h. wenn es keinen Grund für eine Medikamentengabe gibt oder Sie dies aus guten Gründen ablehnen, dann müssen Sie auch nichts geben. Sie verlieren 3 Kompetenzpunkte. Zurück zur 178.

311 Mit viel Getöse erreichen Sie Ihr Ziel und werden unter einiger Aufmerksamkeit in der Notaufnahme empfangen. Die anwesenden Kollegen beäugen Ihren Patienten vorsichtig, dessen Status sich noch nicht geändert hat. Weiterhin liegt er somnolent auf Ihrer Trage und begegnet jeder Manipulation mit spürbarem Widerwillen.

Die allgemeine Anspannung des aufnehmenden Personal löst sich jedoch bald, als schnell klar wird, dass Ihre Diagnose ziemlicher Humbug war. Sie haben sich geirrt und wesentliche Befunde falsch eingeschätzt bzw. gar nicht erhoben!

„Also, was die von Draußen hier bei uns abliefern, ist manchmal wirklich unter aller Kanone!", hören Sie einen anwesenden Oberarzt halblaut zu seinem Assistenzarzt sagen und ziehen sich lieber verlegen zurück, um nicht noch weiteren Hohn abzubekommen. Sie füllen zügig die letzten Zeilen Ihres Notarztprotokolls aus und schlurfen zurück zum NEF. Hoffentlich klappt das beim nächsten Mal besser! Sie verlieren leider 7 Kompetenzpunkte.

312 Sie schieben den Tubus in den Mund der Patientin bis der obere Cuff gerade nicht mehr sichtbar ist … zumindest haben Sie das vor, es gelingt Ihnen aber leider nicht. Denn dazu müssten Sie das Ding wohl bis ins obere Duodenum vorschieben. So schieben Sie, bis es aufgrund eines federnden Widerstandes nicht mehr weitergeht, geben sich zweifelnd mit der Lage zufrieden und greifen zur Blockerspritze. Ziehen Sie sich 2 Kompetenzpunkte ab. Weiter bei 334.

313 Sei stimmen zu, dass diese Therapie eine der wenigen Dinge ist, die Sie im Moment tun können, um den Zustand der Patientin zu bessern. Bitte wählen Sie, ob Sie 10, 20, 40 oder 80 mg eines Schleifendiuretikums geben wollen und lesen dann weiter bei 299.

314 „Stop!", Sie springen hinüber zu dem RA und können gerade das schlimmste noch verhindern. „Das kannst Du nicht als Bolus geben!", fahren Sie ihn etwas zu heftig an, aber auch Ihnen macht die Anspannung zu schaffen. Erschrocken weicht er einen halben Schritt zurück.

„Tschuldigung, ich hab' ja nur …"

„Ja, ist ja gut. Ich hab's ja noch gesehen", beschwichtigen Sie und nehmen die Spritze an sich.

„Mach' das hier mal in eine Kurzinfusion und lass es dann laufen", bitten Sie den RA und machen sich eine geistige Notiz, die möglicherweise verheerenden Folgen einer Bolusgabe später zu besprechen. Jetzt geht die weitere Behandlung vor.

Das Amiodaron wird in eine kleine Flasche Kochsalzlösung gespritzt und läuft mit mittlerer Geschwindigkeit in den i.v.-Zugang ein. Wählen Sie weitere Optionen von 653.

315 Der RA stockt in seiner Bewegung und hält sich die Ampulle, die er gerade aufziehen wollte, dicht vor die Augen.

„Also hier steht was von 250 mg pro Ampulle. Soll ich die aufziehen?"

„Äh, ja, also, genau die meine ich!", versuchen Sie sich aus der Situation zu befreien, ohne völlig ahnungslos auszusehen. Allerdings verlieren Sie 2 Kompetenzpunkte, denn die üblichen Ampullen mit Urbason haben meist 250 Milligramm (auch wenn es noch andere Größen gibt). Lesen Sie weiter bei 392.

316 „Hm, also, ich denke, dass eine Therapie vor Ort jetzt keinen Sinn macht. Aber dann müssen wir den Mann auf jeden Fall mitnehmen!", informieren Sie die umstehenden Personen von Ihren Plänen.

„Oh nein, nicht in ein Krankenhaus!", die Frau des Patienten ist schockiert. Und nach ein paar Diskussionen mit Tom sind Sie auch schlauer: Natürlich können Sie auch Palliativpatienten zu Hause lassen. Das Sterben zu Hause ist ja oft der Wunsch der Patienten. Sie verlieren 3 Kompetenzpunkte und kehren zurück zur 178.

317 Sie glauben an eine Lungenembolie als Ursache der Beschwerden. Dies passt aus Ihrer Sicht am ehesten zu den Beschwerden der Patientin. Wie soll es weitergehen?

- Lyse und dann Transport (321)
- Transport ohne Lyse (295)

318 Sie schieben den Tubus in den Mund der Patientin, bis der untere Cuff nicht mehr sichtbar ist. Allerdings ist dieser Punkt ziemlich schnell erreicht und der Tubus hängt noch halb aus dem Mund der Patientin heraus! Ihnen schwant, dass das so nicht korrekt sein kann und Sie überlegen sich, dass es wohl ein anderes Kriterium sein muss. Sie hoffen, dass keiner der Umstehenden gemerkt hat, dass Sie keine Ahnung haben und suchen sich eine neue Option von 301, nachdem Sie sich 2 Kompetenzpunkte abgezogen haben.

319 „Sie sind sich nicht sicher, glauben aber, dass Ephedrin in Akrinor® enthalten ist. Sicherheitshalber werfen Sie einen kurzen Blick in Ihr schlaues Buch und erfahren dort leider, dass Akrinor® aus Theodrenalin und Cafedrin besteht. Sie verlieren 2 Kompetenzpunkte und lesen weiter bei 332.

320 Die Ehefrau des Patienten schüttelt heftig den Kopf: „Also, nein, so was hat er noch nie gehabt.“ Nach einigem Überlegen fügt sie jedoch hinzu:

„Also, vor ein paar Jahren hat er mal Wasser in den Beinen gehabt. Aber dann hat er vom Doktor die Wassertablette bekommen und seitdem gab es damit eigentlich keine Probleme mehr.“ Zurück zur 23.

321 Sie erläutern der Patientin Ihre Vermutung und erklären ihr, dass Sie das Gerinnsel der Lungenstrohmbahn durch ein spezielles Medikament auflösen wollen. Die Patientin begegnet Ihrer Idee zwar ängstlich, ist aber insgesamt einverstanden und scheint keine Kontraindikationen der Lyse aufzuweisen. Sie lassen sich von Tom Actilyse aus dem Auto bringen und studieren die Packungsbeilage akribisch. Eine Schwangerschaft scheint ebenfalls keine Kontraindikation zu sein! Sie führen zunächst die Bolusgabe von 10 mg durch, um dann weitere 90 mg als Infusion über die nächsten Stunden zu geben. Zunächst zeigt sich keine Besserung des Patientenzustandes. Sie leiten den Transport in die Aufnahme des Rhein-Klinikums ein. Lesen Sie bei 327 weiter.

322 Sie schieben den Tubus vorsichtig in den Mund der Patientin und suchen eine Markierung am Schaft, die Ihnen anzeigt, wie weit Sie das Ding vorschieben müssen. Sie sehen erst nichts und schauen genauer hin – und finden auch dann keine solche Markierung. Ihnen schwant, dass das so nicht korrekt sein kann und Sie überlegen sich, dass es wohl ein anderes Kriterium sein muss. Sie hoffen, dass keiner der Umstehenden gemerkt hat, dass Sie keine Ahnung haben und suchen sich eine neue Option von 301, nachdem Sie sich 2 Kompetenzpunkte abgezogen haben.

323 „Is’n klarer Fall für aktive Sterbehilfe“, raunzen Sie Tom zu. Und der glotzt Sie völlig erstaunt an.

„Bist Du jetzt völlig durchgedreht??“

„Äh, was? Wieso?“, stammeln Sie zurück und lassen sich belehren, dass eine aktive Sterbehilfe in Deutschland grundsätzlich verboten ist. D.h. Sie dürfen keine Maßnahmen durchführen, die das Ziel haben, die Lebenszeit des Patienten zu verkürzen. Zurück zur 193.

324 Der RA stockt in seiner Bewegung und hält sich die Ampulle, die er gerade aufziehen wollte, dicht vor die Augen.

„Also hier steht was von 250 mg pro Ampulle. Soll ich die aufziehen?"

„Äh, ja, also, genau die meine ich!", versuchen Sie sich aus der Situation zu befreien, ohne völlig ahnungslos auszusehen. Allerdings verlieren Sie 2 Kompetenzpunkte, denn die üblichen Ampullen mit Urbason haben meist 250 Milligramm (auch wenn es noch andere Größen gibt). Lesen Sie weiter bei 392.

325 Sie sind sich nicht sicher, glauben aber, dass Adrenalin und Metoprolol in Akrinor® enthalten ist. Sicherheitshalber werfen Sie einen kurzen Blick in Ihr schlaues Buch und erfahren dort leider, dass Akrinor® aus Theodrenalin und Cafedrin besteht. Sie verlieren 2 Kompetenzpunkte und lesen weiter bei 332.

326 Mutter und Tochter schauen sich einen Moment unsicher an und überlegen. „Unser Sohn ist als Kind an Blutkrebs gestorben, aber sonst…eigentlich nichts besonderes", die Ehefrau schüttelt den Kopf. Zurück zur 23.

327 Tom meldet für Sie die Patientin in der medizinischen Aufnahme des Rhein-Klinikums an, und wenig später geht es mit Blaulicht und Sirene auch schon los. Der Patientin geht es ein wenig besser – die Sauerstoffsättigung ist bis auf knappe 90 % geklettert. Sie hoffen, dass es dem Baby gut geht und sind froh, als Sie bald das Ziel erreichen und die Patientin an den aufnehmenden Kollegen übergeben können.

Einige Kollegen haben sich in der Aufnahme versammelt, sich herumgesprochen hat, dass Sie eine Hochschwangere mit einer seltenen Diagnose bringen und dann auch noch eine präklinische Lyse durchgeführt haben. Aber es kehrt bald allgemeine Ernüchterung ein, als sich herausstellt, dass Ihre Diagnose nicht richtig war! Und die Lysetherapie hat unnötige Risiken mit sich gebracht! Sie verlieren 15 Kompetenzpunkte, denn Sie haben das Leben von Mutter und Kind auf's Spiel gesetzt. Unabhängig davon, dass Ihre Diagnose falsch war, sollten Sie außerdem präklinisch eine Lungenembolie nur lysieren, wenn lebensbedrohliche Einschränkungen der Hämodynamik vorhanden sind – also etwa in einer Reanimationssituation.

328 Sie schieben den Larynxtubus bis zu einem federnden Widerstand in den Mund der Patientin. Sie haben das noch nicht oft gemacht, aber die Handhabung ist tatsächlich ein Kinderspiel. Vom Tubus schauen noch etwa 5 cm aus dem Mund heraus, als er sich nicht mehr weiter vorschieben lässt. Sie greifen zur Blockerspritze, weiter bei 334.

329 Schlaukopf! Es gibt diesen Begriff im Rahmen der offiziellen Definitionen nicht. 3 Kompetenzpunkte bleiben hier liegen. Zurück zur 193.

330 Die Symptome des Jungen passen am besten zu dem Bild einer Meningitis. Insbesondere die eingeschränkte Vigilanz lässt sich gut durch eine Hirnhautentzündung erklären. Und tatsächlich kann natürlich ein Junge in dem Alter an einer Entzündung durch Meningokokken erkranken und sollte schnellstmöglich einem neurologischen Zentrum zugeführt werden.

Ihre Mitstreiter sind verunsichert, als Sie Ihre Verdachtsdiagnose äußern, schließlich ist auch mit einer Ansteckungsgefahr zu rechnen!

Aus einem Infektionsset des RTW statten Sie sich gemeinsam mit einem Mundschutz aus, um eine Übertragung etwas einzudämmen und bringen den Jungen unter entsprechenden Vorsichtsmaßnahmen in den RTW. Sie lassen sich noch eine Telefonnummer des Tauchlehrers aufschreiben, um später zurückzurufen, falls auch eine prophylaktische Therapie der anderen Kinder erforderlich sein sollte.

Sie melden den Patienten im Rhein-Klinikum an und setzen sich mit Blaulicht in Bewegung. Weiter bei 311.

331 Tom zählt die Kompressionen laut ab und Sie applizieren in einer kurzen Pause die Beatmung mit vorsichtigem Druck auf den Beutel. Inzwischen können Sie die Maske dicht auf dem Gesicht des Kindes platzieren und so eine problemlose Beatmung durchführen. Tom beginnt sofort wieder mit den Kompressionen. Wie viele davon sollte er pro Minute etwa machen?

- 70 (229)
- 90 (206)
- 110 (174)
- 130 (148)

332 Eine Ampulle mit 2 ml Injektionslösung enthält 200 mg Cafedrinhydrochlorid und 10 mg Theodrenalinhydrochlorid. Tom reicht ihnen eine 2 ml Spritze mit der unverdünnten Lösung und Sie applizieren 1ml davon. Welche Veränderungen der Herzfrequenz und des Blutdrucks erwarten Sie unter einer Therapie mit Akrinor®? Notieren Sie sich ihre Antwort und lesen Sie weiter bei 349.

333 Sie schauen sicherheitshalber in Ihrem Schlauen Buch nach, aber offensichtlich ist Nitro auch in der Schwangerschaft nicht kontraindiziert. Als Notfallmedikament bei akutem Coronarsyndrom oder Linksherzinsuffizienz geben Sie der Patientin zunächst vorsichtig 2 Hub unter die Zunge.

Der Blutdruck der Patientin ist zwar schon grenzwertig und sinkt in den nächsten 2 Minuten auf Werte um 90 mmHg, aber ansonsten scheint sie es gut zu tolerieren. Zurück zur 309.

334 Sie werfen einen kurzen Blick auf die Blockerspritze und ziehen den Stempel dann bis zur Markierung „#4“ zurück. Sie setzen die Spritze auf das Ventil des Cuffs und drücken die Luft zügig in die beiden Cuffs. Ohne Pause greifen Sie sofort nach dem Beatmungsbeutel und applizieren in schneller Folge mehrere Atemhübe, während Tom in schnellem Wechsel den Thorax links und rechts abhört. Bereits nach wenigen Sekunden schüttelt er den Kopf.

„Ich hör’ nichts!“

Auch Sie haben gleich gemerkt, dass da was nicht stimmen kann, denn die Beatmung geht unheimlich schwer. Sie müssen mit viel Kraft auf den Beutel drücken, um Luft durch den Larynxtubus zu pusten und die kommt dann aus den flatternden Backentaschen der Patientin wieder zurück. Das gibt’s doch nicht! Geht denn hier alles schief?? So langsam verfluchen Sie den Tag, an dem Sie diesen Dienst übernommen haben. Aber für lange Diskussionen ist jetzt keine Zeit – vor Ihnen liegt eine Patientin, in die Sie im Moment weder Medikamente noch Sauerstoff hineinbekommen! Und nicht zu vergessen: die gerade keine eigene Atmung und keinen eigenen Kreislauf mehr hat und damit von Minute zu Minute toter wird. Was tun Sie?

- Den Larynxtubus erneut platzieren (339)
- Zur Maskenbeatmung zurückkehren (348)
- Koniotomieren (352)
- Tracheotomieren (343)

335 Sie wollen sich jetzt weiter mit der Diagnosefindung beschäftigen. Allerdings werden Sie in Ihren Bemühungen vom Patienten unterbrochen, denn der stellt mit einem tiefen Seufzer die Atmung ein! Und als ob das nicht genug wäre, kippt er auf dem Sofa zur Seite und ist bewusstlos.

Sie springen mit einem Satz zu ihm hin, kneifen ihn kräftig in den Oberkörper, allerdings kommt keine Reaktion. Geistesgegenwärtig fassen Sie dem Patienten ans Handgelenk, bekommen dort aber keinen Puls zu tasten. Der Monitor zeigt weiterhin die bekannte Tachykardie, aber Ihr Patient hat offensichtlich keinen Blutdruck mehr. Auch an der Carotis ist nichts zu tasten. Weiter bei 517.

336 Der RA stockt in seiner Bewegung und hält sich die Ampulle, die er gerade aufziehen wollte, dicht vor die Augen.

„Also hier steht was von 250 mg pro Ampulle. Soll ich die aufziehen?“

„Äh, ja, also, genau die meine ich!“, versuchen Sie sich aus der Situation zu befreien, ohne völlig ahnungslos auszusehen. Allerdings verlieren Sie 2 Kompetenzpunkte, denn die üblichen Ampullen mit Urbason haben meist 250 Milligramm (auch wenn es noch andere Größen gibt). Lesen Sie weiter bei 392.

337 Blutdruck und Herzfrequenz sollten in einem normalen Bereich gehalten werden, sodass Sie derzeit bei der Patientin keinen Handlungsbedarf haben. Sie kommen sich sogar schon fast nutzlos vor! Bislang haben Sie tatsächlich noch nicht viel für die Patientin getan. Aber so ganz wohl fühlen Sie sich trotzdem nicht in der Situation – insbesondere die Vigilanz der Patientin ist beunruhigend. Was möchten Sie noch weiter untersuchen, um andere Ursachen außer dem Sturz auszuschließen?

- Den Schritt der Patientin (379)
- Ein 12-Kanal-EKG schreiben (394)
- Das Abdomen (423)
- Die Füße der Patientin (442)
- Die Leistenpulse (469)

Wenn Sie nichts weiter tun wollen, geht's zur 481.

338 Sie wollen der Patientin Suprarenin geben und lassen sich 10 mg in einer 10 ml-Spritze aufziehen. Bitte wählen Sie frei eine Dosis in Milligramm und lesen weiter bei 342 weiter.

339 Sie schnappen sich die Blockerspritze erneut, entblocken den Larynxtubus und ziehen ihn etwas ruppig aus der Patientin raus. Na los, komm schon! Jetzt muss er sitzen! Sie stecken das Ding noch mal hinein und blocken. Tom hört wieder mit gespanntem Gesicht auf den Thorax, aber an dem Gefühl des Beatmungsbeutels merken Sie gleich: Da geht gar nichts! Verdammte Sch…..! So kommen Sie nicht weiter. Zurück zu den Optionen von 334.

340 In Deutschland ist das Anwenden einer Sterbehilfe nicht erlaubt. Denken Sie jedenfalls. Im weiteren Verlauf des Einsatzes müssen Sie sich aber erklären lassen, dass es sehr wohl erlaubte Formen der Sterbehilfe gibt. Lassen Sie sich belehren, ziehen Sie sich 3 Kompetenzpunkte ab und kehren Sie zurück zur 193.

341 Sie sind sich nicht sicher, glauben aber, dass Theophyllin in Akrinor® enthalten ist. Sicherheitshalber werfen Sie einen kurzen Blick in Ihr schlaues Buch und erfahren dort leider, dass Akrinor® aus Theodrenalin und Cafedrin besteht. Sie verlieren 2 Kompetenzpunkte und lesen weiter bei 332.

342 Dieses Medikament ist bei einer Linksherzinsuffizienz nur beim refraktären kardiogenen Schock indiziert. Sie verlieren 2 Kompetenzpunkte, denn soweit sind Sie hier noch nicht. Außerdem richten Sie nur weiteren Schaden an, denn Sie erreichen eine periphere Vasokonstriktion, die es dem ohnehin schon stark geschwächten linken Ventrikel noch schwerer macht. Wenn Sie eine Dosierung oberhalb von 0,1 mg gewählt haben, dann verlieren Sie nochmals 3 Kompetenzpunkte, denn offensichtlich kennen Sie sich mit dem Präparat überhaupt nicht aus.

In der Folge dekompensiert Ihre Patientin völlig. Sie erreichen zwar einen Blutdruck bis über 200 mmHg, allerdings kommt es zu einer massiven Zunahme der linksventrikulären Stauung und Sie liefern die Patientin im fulminanten Lungenödem, kardialer Dekompensation und einer Sauerstoffsättigung von 75 % im Rhein-Klinikum ab.

343 „Wir müssen die Patientin tracheotomieren!“, rufen Sie in die Runde und glotzen Tom mit wirrem Blick an. Der glotzt zurück und schreit Sie an.

„Wie soll das den gehen? Koniotomie oder was??“

Offensichtlich steht er auch unter maximalem Stress.

„Nee, was … Konio …?“, Sie sind etwas verwirrt. Tracheotomie? Koniotomie? Mist, Sie haben gar keine Ausrüstung für eine Tracheotomie an Bord. Es gibt lediglich ein Quick-Trach-Set für eine Koniotomie. Sie verlieren 2 Kompetenzpunkte.

„Na, dann gib’ mir halt den Krempel für die Koniotomie!“, geben Sie etwas trotzig zurück. Haben Sie das Koniotomie-Set mit ins Haus genommen?

- Ja (213)
- Nein (208)

344 Tom zählt die Kompressionen laut ab und Sie applizieren in einer kurzen Pause einen Beatmungshub mit einem vorsichtigen Druck auf den Beutel. Inzwischen können Sie die Maske dicht auf dem Gesicht des Kindes platzieren und so eine problemlose Beatmung durchführen. Tom beginnt sofort wieder mit den Kompressionen. Wie viele davon sollte er pro Minute etwa machen?

- 70 (229)
- 90 (206)
- 110 (174)
- 130 (148)

345 Der RA drückt Ihnen die Spritze in die Hand und Sie applizieren die von Ihnen gewünschte Menge. Bitte notieren Sie im Einsatzprotokoll, wie viel Milligramm Sie geben möchten. Sie merken aktuell noch keine Wirkung des Kortisons, aber das wäre auch nicht zu erwarten gewesen. Kehren Sie zur 453 zurück und wählen Sie erneut

346 Sie lassen sich 5 mg Midazolam reichen und titrieren langsam i.v. Allerdings verlieren Sie 2 Kompetenzpunkte, denn Midazolam ist nicht Mittel der Wahl, um die Dyspnoe zu mindern. Hier sollten Sie lieber zu Morphin greifen. Midazolam wirkt u.a. auch leicht muskelrelaxierend, was die Atemtätigkeit auch verschlechtern kann. Weiter bei 354.

347 Sie möchten die Patientin etwas beruhigen und halten Morphin für das geeignete Medikament. Auf Ihre Bitte hin, Morphin zu holen, zögert Tom einen Augenblick.

„Willst Du Ihr das wirklich geben? Trotz Schwangerschaft?"

Wie lautet Ihre Antwort?

- „Hm, hast Recht. Wir lassen es sein." (351)
- „Ist natürlich nicht ideal, aber ich denke, der Nutzen überwiegt." (356)
- „Hm, stimmt. Dann geben wir stattdessen ein bisschen Dormicum." (362)

348 Nachdem Sie weder Tubus noch Larynxtubus suffizient in die Patientin einbauen konnten, haben Sie nicht mehr genug Selbstvertrauen, um auch noch zum Messer zu greifen und der Patientin ein Loch in den Hals zu schneiden. Sie werfen den Larynxtubus weit von sich.

„Das klappt auch nicht, wir müssen so weitermachen. Weiterdrücken!"

Der RA am Thorax nimmt die Thoraxkompressionen wieder auf, die jetzt schon viel zu lange pausiert wurde. Dass die Patientin nur noch eine minimale Überlebenschance hat, ist Ihnen inzwischen klar geworden. Wie zuvor funktioniert die Maskenbeatmung nicht vernünftig und das Ende vom Lied ist ein vorläufiger Totenschein, den Sie ausfüllen müssen. Strafrechtlich haben Sie keinen Fehler begangen, aber Sie hätten die Indikation zur Anlage eines invasiven Atemweges stellen müssen! D.h. eine Koniotomie war indiziert. Ob diese dann geklappt hätte, steht auf einem anderen Blatt, aber toter als tot wäre die Patientin auch nicht gewesen. Sie verlieren 10 Kompetenzpunkte.

349 Akrinor® besitzt als Mischpräparat aus Theodrenalin und Cafedrin sowohl α- als auch β-mimetische Wirkungen. Theodrenalin als α-Mimetikum führt zu einer initial vorwiegend arteriellen Vasokonstriktion, Cafedrin als β-Mimetikum zu einer Steigerung der Inotropie (Herzkraft). Sie erwarten dementsprechend eine Steigerung des Blutdrucks und, bedingt durch die β-mimetische Wirkung, eventuell einen Anstieg der Herzfrequenz. Akrinor®

bietet sich in dieser Situation vor allem aufgrund seiner schnellen Verfügbarkeit ohne notwendige Verdünnung vor der Gabe an.

Auf dem Monitor erkennen sie nach der Applikation keine wesentliche Veränderung der Herzfrequenz. Diese befindet sich weiterhin um 140 /Minute. Ebenso können sie keine Änderung des klinischen Zustands des Patienten erkennen. Ihre Kollegen berichten einen auskultatorisch gemessenen Blutdruck von 80/35 mmHg. Auch nach fraktionierter Gabe eines weiteren Milliliters steigt der Blutdruck nicht mehr wesentlich an. Sie überlegen, ob Herr Hinrichs mit diesen Werten wohl eine ausreichende Organperfusion hat. Wie hoch ist der arterielle Mitteldruck des Patienten?

Errechnen Sie den mittleren Arteriellen Druck (MAP) des Patienten und lesen Sie weiter bei 382.

350 „Jetzt ist er Rentner. Früher hat er bei der FMAP gearbeitet.“ Auf Ihren fragenden Blick hin fügt die Ehefrau hinzu: „Das ist ein Chemiewerk drüben im Industriegebiet. Machen Farben und so. Aber seit 6 Jahren ist er da nicht mehr gewesen.“ Zurück zur 23.

351 Sie entscheiden sich gegen die Gabe von Morphin bei der Schwangeren. Allerdings gehört eine Sedierung zur präklinischen Standardtherapie bei akuter Linksherzinsuffzienz. Zurück zur 309.

352 „Wir müssen die Patientin koniotomieren!“, rufen Sie in die Runde und glotzen Tom wirr an. Haben Sie das Koniotomie-Set mit genommen?

- Ja (213)
- Nein (208)

353 Sie wollen jetzt die Problematik des Lungenödems angehen. Allerdings werden Sie in Ihren Bemühungen vom Patienten unterbrochen, denn der stellt mit einem tiefen Seufzer die Atmung ein! Und als ob das nicht genug wäre, kippt er auf dem Sofa zur Seite und ist bewusstlos.

Sie springen mit einem Satz zu ihm hin, kneifen ihn kräftig in den Oberkörper, allerdings kommt keine Reaktion. Geistesgegenwärtig fassen Sie dem Patienten ans Handgelenk, bekommen dort aber keinen Puls zu tasten. Der Monitor zeigt weiterhin die bekannte Tachykardie, aber Ihr Patient hat offensichtlich keinen Blutdruck mehr. Auch an der Carotis ist nichts zu tasten. Weiter bei 517.

354 Bereits ein bis zwei Minuten später verlangsamt sich die Atmung des Patienten etwas und er wirkt weniger gestresst. Die Sauerstoffsättigung bleibt unter 90%, aber auch die Angehörigen haben den Eindruck, dass es dem Patienten jetzt etwas besser geht, allerdings ist immer noch das rasselnde Atemgeräusch aus der vermutlich voll gelaufenen Lunge zu hören. Was möchten Sie weiter geben?

Wählen Sie eine Option:

- Morphin (478)
- Midazolam (488)
- Singulair (498)
- Fentanyl (505)
- Succinylcholin (512)
- Thiopental (523)
- Nichts weiter (870)

355 Gesagt getan! Sie nehmen den Patienten unter den Armen, Tom packt ihn an der Hüfte und einer der beiden Rettungsassistenten nimmt sich den Füßen an. Unter Sicherung der Venenzugänge und des Monitorings verbringen Sie den Patienten auf den Boden und heben seine Beine an. Tom beginnt mit der Blutdruckmessung. „Peripher einigermaßen gut tastbar!" teilt er Ihnen mit. „Knappe 80 systolisch." Zurück zur 290.

356 Tom kann Ihrer Sicht der Dinge zustimmen und zieht 10 mg Morphin in eine Spritze auf. Sie geben zunächst 2 mg, was insgesamt eine deutliche Beruhigung bei der Schwangeren und eine leichte Besserung der Hämodynamik auslöst. Zurück zur 309.

357 Sie sind sich nicht sicher und nehmen die Patientin sicherheitshalber „an die Hand". Dies ist jedoch unnötig, denn selbstverständlich können Sie auch über einer Koniotomie eine maschinelle Beatmung durchführen. Sie verlieren 2 Kompetenzpunkte, denn wenn Sie nicht mit der Beatmung beschäftigt wären, könnten Sie Ihr Team besser bei der Versorgung der Patientin unterstützen. Ohnehin wird es Ihnen bald zu dumm, nutzlos den Beutel zu bedienen und so schließen Sie probehalber den Medumaten an, und siehe da: Es geht problemlos. Bitte notieren Sie ein Atemminutenvolumen in Litern und eine Atemfrequenz, die Sie einstellen wollen und lesen dann weiter bei 368.

358 „Es ging ihm bis gestern ganz gut", bekräftigt die Ehefrau erneut. „Nachdem er von seinem Prostata-Krebs erfahren hat, waren wir zwar erstmal geschockt, aber wenn die Operation bald vorbei ist, dann geht es wieder aufwärts!" Zurück zur 23.

359 Sie wollen ein Kortisonpräparat zur Therapie der Dekompressionskrankheit einsetzen.

„Kannst Du mir bitte Urbason aufziehen?", wenden Sie sich entsprechend an einen der beiden RA, der näher am Materialkoffer steht.

„Eine Ampulle?", will der wissen. Was antworten Sie?

- „Ja, das sind 100 Milligramm." (300)
- „Ja, das sind 64 Milligramm." (288)
- „Ja, das sind 32 Milligramm." (280)
- „Ja, das sind 250 Millligramm." (345)
- „Ja, das sind 10 Milligramm." (268)
- Etwas anderes (156)

360 Sie erfahren, dass Ihr Patient gegen verschiedene Gräserpollen und Katzenhaare allergisch sei. Gesundheitlich stellte dies jedoch in den letzten Jahren kein Problem dar, auch wenn seine Frau sich immer wieder ärgert, sich keine von ihr so geliebte Hauskatze anschaffen zu können. Zurück zur 23.

361 „Verdünnt mal bitte 1 mg Adrenalin in 100 ml NaCl", fordern Sie ihre Kollegen auf, um endlich eine effektive Therapie zu starten.

„Ich geh schnell ins NEF das Zeug holen", antwortet Tom, während die anderen beiden eine 100 ml Flasche NaCl, einen Spike und eine 2 ml Spritze richten. Tom gibt seinen Kollegen die Ampulle und Sie erhalten die wie von Ihnen gewünscht verdünnte Lösung in der 2-ml Spritze. Sie geben einen ½ Milliliter und messen einige Augenblicke später den Blutdruck, während Sie den Patienten weiter kritisch betrachten.

Während sie den Puls des Patienten tasten, fällt Ihnen auf, dass dieser noch deutlich tachykarder geworden ist. Auch der Pulston am Monitor ist irgendwie etwas hektischer geworden. Beim Blick auf den LifePak erkennen Sie eine Tachyarrhythmie mit Frequenzen bis 200 /min. Der systolische Druck liegt unterdessen aber immerhin bei 120 mmHg.

„Hätten wir bei der vorbestehenden Tachykardie vielleicht nicht `was mit weniger starker β-mimetischer Wirkung nehmen sollen?", fragt Tom. Vermutlich hat er Recht, denn es gibt Katecholamine, die in dieser Situation besser gewesen wären – zum Beispiel Noradrenalin mit seiner bevorzugt alpha-adrenergen Wirkung. Sie verlieren 4 Kompetenzpunkte, sehen aber ein, dass Tom Recht hat. Die Wirkung des Adrenalins hält glücklicherweise nur kurz an und Sie können dann Noradrenalin einsetzen. Weiter bei 388.

362 Sie entscheiden sich gegen Morphin und geben stattdessen zur Beruhigung der Patientin titriert 2 mg Dormicum. Allerdings verlieren Sie dennoch 2 Kompetenzpunkte, denn neben der sedativen Komponente bringt Morphin noch ein paar andere Vorteile mit sich, die Sie nun nicht nutzen.

Dormicum besitzt gegenüber Morphin auch keine Vorteile in der Schwangerschaft. Zurück zur 309.

363 Natürlich kann man auch über eine Koniotmie eine maschinelle Beatmung durchführen – vorausgesetzt die Kanüle ist korrekt in Position. Entsprechend schließen Sie den Medumaten an. Bitte notieren Sie ein Atemminutenvolumen in Litern und eine Atemfrequenz, die Sie einstellen wollen und lesen dann weiter bei 368.

364 Tom zählt die Kompressionen laut ab und Sie applizieren in einer kurzen Pause einen Beatmungshub mit einem vorsichtigen Druck auf den Beutel. Inzwischen können Sie die Maske dicht auf dem Gesicht des Kindes platzieren und so eine problemlose Beatmung durchführen. Tom beginnt sofort wieder mit den Kompressionen. Wie viele davon sollte er pro Minute etwa machen?

- 70 (229)
- 90 (206)
- 110 (174)
- 130 (148)

365 Der RA drückt Ihnen die Spritze in die Hand und Sie applizieren die von Ihnen gewünschte Menge. Bitte notieren Sie im Einsatzprotokoll, wie viel Milligramm Sie geben möchten. Sie merken aktuell noch keine Wirkung des Kortisons, aber das wäre auch nicht zu erwarten gewesen. Kehren Sie zur 438 zurück und wählen Sie erneut.

366 Noradrenalin ist als überwiegend an α-Rezeptoren wirksames Katecholamin ein potenter Vasokonstriktor und damit Mittel der Wahl zur schnellen Stabilisierung ihres Patienten. Weiter bei 388.

367 Sie applizieren der Patientin zwei Hub Berotec. Auskultatorisch hatten Sie neben dem Rasseln auch ein leises Giemen als Zeichen eines Bronchospasmus festgestellt, ein Bronchodilatator könnte also durchaus nützlich sein. Im Rahmen eines Lungenödems kann durch eine Erhöhung des pulmonalen vaskulären Drucks eine Reflexobstruktion der Bronchien ausgelöst werden, sodass eine antiobstruktive Therapie durchaus Sinn machen kann. Weiterhin erhöht das Beta-Mimethikum in der Hypoxie die alveoläre Flüssigkeitsclearance – es ist also eher eine positive Wirkung auf das Lungenödem zu erwarten. Zurück zur 309.

368 Sie drehen an den beiden Knöpfen des Medumaten für die entsprechende Einstellung herum, bis Sie mit den Werten zufrieden sind. Die

Zeit nutzt Tom, um das Kapnometer zwischen Kanüle und Beatmungseinheit dazwischen zu schalten, um die korrekte Lage und Funktion der Quick-Trach-Kanüle zu überprüfen. Erleichtert sehen Sie nach wenigen Augenblicken die Kurve des endtidalen CO_2 auf dem Monitor des EKG-Gerätes, der RTW ist nämlich etwas moderner ausgestattet als Sie und verfügt über ein anderes Gerät mit mehr Funktionen.

Zurück zur Beatmung: Sie sollten ein Atemminutenvolumen von 4-7 Litern einstellen und dies der Patientin mit 10-14 Atemfrequenzen applizieren. Wenn Sie ein Atemminutenvolumen <4 Liter oder >7 Liter geben wollen, dann können Sie dies tun. Es wird in der gegebenen Situation akut keine Konsequenzen haben, allerdings müssen Sie damit rechnen, dass die Patientin dann hypo- oder hyperventiliert wird. Sie verlieren dann 2 Kompetenzpunkte. Eine gute Einstellung ist meist ein Atemzugvolumen von 6-8 ml pro Kilogramm ideales Körpergewicht und dieses dann mit 10-12 Frequenzen pro Minute. So würden Sie für diese Dame mit ihrem geschätzten Idealgewicht von etwa 60 kg ein Atemzugvolumen von etwa 400 ml ausrechnen. Aber jetzt müssen Sie sich wirklich weiter um die Dame kümmern, anstatt akademisch über die Beatmung zu grübeln. Der RA am Thorax ist dazu übergegangen, die Kompressionen durchgehend durchzuführen, während die Beatmung simultan erfolgt. Der RA drückt mit einer Frequenz von etwa 100 pro Minute, zumindest wird diese Frequenz von der Pulsoxymetrie an einem der Finger der Patientin abgelesen. Sind Sie damit zufrieden?

- Nein, das ist zu schnell (375)
- Nein, das ist zu langsam (381)
- Ja, das ist in Ordnung (386)

369 Tochter und Ehefrau des Patienten schauen sich einen Moment unsicher an, schütteln dann aber beide den Kopf: „Nein, also Kopfschmerzen hat er nicht gehabt.“ Zurück zur 23.

370 Sie sind mit der Versorgung soweit ganz zufrieden, allerdings sieht Tom das etwas anders.

„Wie weit ist denn das Kind? Du musst da mal nachschauen!“, ermahnt er Sie völlig zu Recht. Sie verlieren 2 Kompetenzpunkte. Weiter bei 727.

371 Sie haben gelernt, dass bei einer Insuffizienz der Pumpfunktion Dobutamin ein wirksames Medikament sein kann und bitten Tom um das entsprechende Präparat.

„Wir haben eine Ampulle mit 250 mg in 50 ml“, meint er nach einem kurzen Blick auf die Packungsbeschriftung. „Wie soll ich das denn aufziehen?“

- „Gib' mir 20 ml davon, ich spritze es je nach Kreislaufsituation" (380)
- „Spritz' es in eine Flasche Kristalloide, die lassen wir dann langsam laufen" (385)
- „Ich hab's mir doch anders überlegt." (309)
- Anders (376)

372 „Also, wie schon gesagt, vor ein paar Wochen hatte er einen kleinen Herzinfarkt, aber das war weiter nicht schlimm. Die Ärzte haben gesagt, er kann trotzdem in Urlaub fahren."

Weitere Angaben über Therapie oder durchgeführte Diagnostik (Herzkatheter o.ä.) bekommen Sie leider nicht. Zurück zur 23.

373 Sie wollen ein Kortisonpräparat zur Therapie der Dekompressionskrankheit einsetzen.

„Kannst Du mir bitte Urbason aufziehen?", wenden Sie sich entsprechend an einen der beiden RA, der näher am Materialkoffer steht.

„Eine Ampulle?", will er Wissen. Was antworten Sie?

- „Ja, das sind 100 Milligramm." (252)
- „Ja, das sind 64 Milligramm." (235)
- „Ja, das sind 32 Milligramm." (224)
- „Ja, das sind 250 Millligramm." (365)
- „Ja, das sind 10 Milligramm." (205)
- Etwas anderes (143)

374 „Ich würde hier gerne mit Dobutamin als Perfusor weiter machen, kannst du das bitte holen?"

Wenig später kommt Tom mit einer 250 mg Ampulle Dobutamin, einem Perfusor samt Spritze und dem restlichen notwendigen Zubehör zurück. Nachdem der Perfusor gerichtet ist, schließen Sie diesen an. Nach einem schnellen Blick in Ihr Schlaues Buch beginnen Sie mit einer Laufrate von 30 mg pro Stunde, also 6 ml pro Stunde. Dass Dobutamin hauptsächlich kardial wirkt und eigentlich nur im Falle einer relevanten Pumpfunktionseinschränkung wirklich was bringt, erfahren Sie dadurch, dass sich der Blutdruck des Patienten nur wenig ändert. Dafür lernen Sie aber gleich einen der negativen Aspekte dieses Medikaments kennen: Es bewirkt eine Tachykardie …

Herr Hinrichs entwickelt eine Tachyarrhythmie bis 220 /min, Sie beenden die Gabe lieber wieder, bevor der Patient total dekompensiert. Kehren Sie zurück zu 382 und entscheiden sich lieber für ein anderes Medikament. Sie verlieren 4 Kompetenzpunkte.

375 „He, Du brauchst nicht ganz so schnell zu drücken!“, bremsen Sie den sehr aufgeregten RA etwas. Der ist dankbar, denn so schnell zu drücken, das ist schon sehr anstrengend! Er drückt jetzt etwas langsamer. Allerdings verlieren Sie 3 Kompetenzpunkte, denn eine Frequenz von 100 pro Minute wird von den Leitlinien empfohlen und sollte eingehalten werden! Weiter bei 386.

376 Sie denken da eher an eine Gabe über einen Perfursor. Es gibt keine Perfusoren auf dem RTW, aber Tom läuft schnell zum NEF und holt den dort befindlichen. Kurze Zeit später hat er Ihnen einen Perfusor mit 5 mg pro ml gerichtet und will wissen, welche Laufrate Sie gerne hätten. Bitte entscheiden Sie sich für eine Laufrate in Millilitern pro Stunde und lesen weiter bei 460.

377 „Also, wie schon gesagt, vor ein paar Wochen hatte er einen kleinen Herzinfarkt, aber das war weiter nicht schlimm. Die Ärzte haben gesagt, er kann trotzdem in Urlaub fahren.“

Weitere Angaben über Therapie oder durchgeführte Diagnostik (Herzkatheter o.ä.) bekommen Sie leider nicht. Zurück zur 833.

378 „Könnte ein anticholinerges Syndrom sein“, murmeln Sie vor sich hin.

„Hm, meinst Du? Ich habe keine Ahnung von solchen Sachen“, gibt Tom freimütig zu. „Und was machen wir jetzt?“

Sie denken kurz nach.

„Eine richtige Therapie können wir eh nicht machen.“

„Also Transport?“, will Tom wissen.

„Transport!“, entgegnen Sie mit entschlossener Stimme.

Allgemeine Betriebsamkeit macht sich breit und Ihr Plan wird entsprechend umgesetzt. Allerdings bleibt ein ungutes Gefühl – denn zu Ihrer Diagnose gehört schließlich die Einnahme eines entsprechenden Präparates und das konnten Sie bislang nicht nachweisen. Weiter bei 606.

379 Sie ziehen die Hose der Patienten ein Stück nach unten, können aber nichts Ungewöhnliches erkennen, insbesondere hat die Patientin nicht eingenässt, was für einen Krampfanfall sprechen könnte. Als Sie den Mund zu Beginn inspiziert hatten, war Ihnen auch kein Zungenbiss aufgefallen.. Ein Krampfanfall wurde ja auch nicht beobachtet. Postiktal scheint die Vigilanzminderung also nicht zu sein. Zurück zur 337.

380 Tom schaut Sie etwas misstrauisch an.

„Meinst Du, das kannst Du so gut dosieren? Wenn Du dann versehentlich einen Bolus gibst, könnte es gefährlich werden“, meint er leise. Sie denken kurz nach und müssen zugeben, dass er nicht ganz Unrecht hat. Kehren Sie zu 371 zurück und wählen Sie eine andere Variante. Sie verlieren allerdings 3 Kompetenzpunkte.

381 „He, Du musst etwas schneller drücken!", animieren Sie den etwas müde wirkenden RA etwas. Dem steht schon der Schweiß auf der Stirn, aber er legt sich ins Zeug und erhöht die Frequenz der Thoraxkompressionen. Allerdings verlieren Sie einen Kompetenzpunkt, denn eine Frequenz von etwa 100 (-120) pro Minute wird von den Leitlinien empfohlen und sollte eingehalten werden! Glücklicherweise ist es ohnehin viel zu anstrengend, noch schneller zur drücken und so wird die Frequenz von ganz allein wieder langsamer. Auch sollten Sie den Aspekt der Ermüdung berücksichtigen und nicht auf eine Erhöhung der Frequenzen drängen. Weiter bei 386.

382 „Also, bei einem Mitteldruck von höchstens 50 sollten wir vielleicht noch was machen, oder???", meint Tom. Haben Sie ebenfalls eine MAP von 50 mmHg errechnet? Wenn nicht, verlieren Sie leider 2 Kompetenzpunkte. Den Mitteldruck berechnet man, indem man die Diastole mit 2 multipliziert, die Systole dazuzählt und das ganze durch 3 teilt. Ihr Patient hat also bei einem Blutdruck von 80/35 mmHg tatsächlich einen Mitteldruch von 50 mmHg und der ist damit doch etwas zu gering.

Mittlerweile haben Sie schon die komplette Ampulle in Herrn Hinrichs versenkt. Offenbar kommen Sie mit Akrinor® hier nicht wirklich weiter. Sie müssen wohl zu einem potenteren Katecholamin greifen! Welche der folgenden Möglichkeiten wäre ihre erste Wahl?

- Adrenalin (361)
- Noradrenalin (366)
- Dobutamin (374)
- Etwas anderes (508)

383 Tom zögert kurz mit dem Beginnen der Thoraxkompressionen des Neugeborenen – er ist damit offensichtlich nicht gut vertraut. „Du musst mit vier Fingern drücken!", helfen Sie ihm auf die Sprünge und er beginnt vorsichtig, mit vier Fingern der rechten Hand das Sternum des Kindes zu drücken. Wie tief sollte der Thorax komprimiert werden?

- Etwa ¼ des Durchmessers (449)
- Etwa 1/3 des Durchmessers (428)
- Etwa die Hälfte des Durchmessers (404)

384 Tom hat die Diskussion verfolgt und bereits eine Ampulle Morphin mit 10 mg aus dem Auto geholt. Er zieht Sie Ihnen auf 10 ml auf und reicht Ihnen die Spritze mit bedeutungsvoller Miene. Bitte überlegen Sie, wie viel

Sie davon intravenös geben möchten, um die Dyspnoe des Patienten zu behandeln und lesen Sie weiter bei 216.

385 Tom nickt und schnappt sich eine Flasche mit Ringer-Infusionslösung, in die er die 250 mg einspritzt. Sie rechnen kurz nach und haben jetzt 550 ml Flüssigkeit mit 250 mg Dobutamin. Also etwa 0,5 mg Dobutamin pro Milliliter. Sie schätzen die Patientin auf etwa 70 kg. Während Sie über die richtige Dosierung grübeln, legt Tom der Patientin noch einen weiteren i.v.-Zugang, an den die Flasche mit Dobutamin angeschlossen werden kann. Wie viel Dobutamin sollten Sie der Patientin als Anfangsdosis zukommen lassen? Bitte notieren Sie die Menge in Milligramm pro Minute und lesen weitere bei 389.

386 Der Atemweg ist gesichert, die Thoraxkompressionen werden durchgeführt. Allerdings können Sie auf dem Monitor des EKGs nur Artefakte erkennen und keinen Rhythmus.

In welchen Abständen sollten Sie jetzt die mechanische Reanimation aussetzen, um den EKG-Rhythmus zu checken?

- Jeweils nach 60 Sekunden (390)
- Jeweils nach 120 Sekunden (417)
- Jeweils nach 180 Sekunden (409)
- Jeweils nach 240 Sekunden (402)
- Jeweils nach 300 Sekunden (396)

387 Der RA drückt Ihnen die Spritze in die Hand und Sie applizieren die von Ihnen gewünschte Menge. Bitte notieren Sie im Einsatzprotokoll, wie viel Milligramm Sie geben möchten. Sie merken aktuell noch keine Wirkung des Kortisons, aber das wäre auch nicht zu erwarten gewesen. Kehren Sie zur 421 zurück und wählen Sie erneut.

388 „Ich geh` mal schnell ins NEF, das Noradrenalin aus der Kühlbox holen", meint Tom, der mittlerweile offenbar ihre Gedanken lesen kann, noch bevor Sie ihn dazu auffordern können. Währenddessen machen Sie sich Gedanken darüber, wie Sie das Medikament am besten aufziehen lassen sollen und was ihre initiale Dosis ist.

„Wie zieht ihr das Arterenol denn normalerweise auf?", fragen Sie die beiden Kollegen vom RTW. Diese geben ihnen jedoch zu verstehen, dass sie beide schon länger kein Noradrenalin mehr benutzt haben.

„Normalerweise sagt das immer der Notarzt…"

Während Sie noch überlegen, taucht Tom mit einer Ampulle in der Hand wieder auf.

„1 mg Noradrenalin pro Milliliter!“, informiert er Sie über die Aufschrift der Ampulle.

Wie lassen Sie sich das Noradrenalin aufziehen und wie ist Ihre initiale Dosis?

- unverdünnt; 0,5 ml = 500 µg (437)
- 1:10; 0,5 ml = 50 µg (405)
- 1:10; 1 ml = 100 µg (410)
- 1:100; 0,5 ml = 5 µg (419)

389 In der Aufregung der Notfallsituation fällt Ihnen das Kopfrechnen nicht besonders leicht … Sie vergleichen Ihr Ergebnis mit den Angaben in Ihrem Schlauen Buch.

Dort lesen Sie eine Anfangsdosis von 2-3 µg/min/kg. Das bedeutet, dass Sie der Patientin 200 µg/Minute (bei etwa 70 kg) zuführen müssten. Pro Stunde wären das 12 mg, was einer Infusionsmenge von 24 ml pro Stunde entspricht. Ziemlich wenig Volumen. Hoffentlich kann ich das adäquat dosieren, denken Sie sich und stellen die Infusion entsprechend auf eine langsame Tropfrate, um diese dann ggf. später anzupassen.

Weiter bei 470.

390 Der weitere Reanimationsablauf gerät ziemlich hektisch, denn Sie unterbrechen alle 60 Sekunden den geordneten Ablauf, um einen Blick auf den Monitor der EKG-Ableitung zu werfen. Leider sind dadurch die Intervalle der Thoraxkompressionen viel zu kurz und es gelingt nicht, eine vernünftige Perfusion aufzubauen. Nach den Leitlinien müssen Sie jeweils 2 Minuten „drücken“, bevor ein EKG-Check stattfindet.

Durch Ihre Unwissenheit und die chaotische Durchführung verspielen Sie die letzte Chance der Patientin und dürfen etwas später dann einen vorläufigen Totenschein ausstellen.

Ihr Team war auch nicht gerade begeistert von Ihren Qualitäten, aber immerhin haben Sie ja die Koniotomie hinbekommen. Aber auch das nützt der Patientin jetzt nichts mehr. Sie verlieren 10 Kompetenzpunkte.

391 Tom zieht Ihnen eine Ampulle Fentanyl auf 10 ml auf und reicht sie Ihnen mit den Worten: „0,5 mg in 10 ml!“

Bitte wählen Sie eine Dosierung zwischen 0,05 mg, 0,15 mg, 0,25 mg, 0,35 mg oder 0,45 mg und lesen weiter bei 398.

392 Sie wollen ein Kortisonpräparat zur Therapie einsetzen.

„Kannst Du mir bitte Urbason aufziehen?“, wenden Sie sich entsprechend an einen der beiden RA, der näher am Materialkoffer steht. Er nickt und sucht die passende Ampulle im Materialkoffer.

„Eine Ampulle?“, will er wissen. Was antworten Sie?

- „Ja, das sind 100 Milligramm.“ (336)
- „Ja, das sind 64 Milligramm.“ (324)
- „Ja, das sind 32 Milligramm.“ (315)
- „Ja, das sind 250 Milligramm.“ (387)
- „Ja, das sind 10 Milligramm.“ (306)
- Etwas anderes (133)

393 Tom zögert kurz mit dem Beginnen der Thoraxkompressionen des Neugeborenen – er ist damit offensichtlich nicht gut vertraut. „Du musst mit dem Zeigefinger drücken!“, helfen Sie ihm auf die Sprünge und er beginnt, mit seinem Zeigefinger das Sternum des Kindes zu drücken. Wie tief sollte der Thorax komprimiert werden?

- Etwa ¼ des Durchmessers (449)
- Etwa 1/3 des Durchmessers (428)
- Etwa die Hälfte des Durchmessers (404)

394 Sie schreiben ein 12-Kanal-EKG und werden dabei von einem der beiden RA unterstützt. Sie erkennen allerdings schnell, dass es sich um einen normalen Sinusrythmus handelt – das hatten Sie auch schon auf dem Monitor des LifePak erkannt! Letztlich war das 12-Kanal-EKG reine Zeitverschwendung, denn eine relevante Rythmusstörung hätten Sie auch schon auf dem Monitor sehen müssen. Sie verlieren 2 Kompetenzpunkte. Zurück zur 337.

395 Sie bitten einen der beiden RA um Atropin. Wie viel möchten Sie geben? Notieren Sie die Dosis in Milligramm und lesen Sie weiter bei 399.

396 Sie wollen die Reanimation jetzt erstmal fortsetzen. Eine Rhythmuskontrolle kommt für Sie erst nach jeweils 5 Minuten in Frage. Sie denken gerade darüber nach, wie Sie jetzt weiter vorgehen wollen, da deutet Tom in Richtung RA am Thorax der Patientin und meint: „Du, lass' uns doch mal den Rhythmus checken. Er drückt ja jetzt schon mindestens 2 Minuten.“

„2 Minuten?“

Sie sind für einen Moment verwirrt, entscheiden sich dann aber im Zweifel für die Meinung von Tom, denn die ist meistens nicht so verkehrt. Tatsächlich erfolgt alle 2 Minuten eine Rhythmuskontrolle im EKG, zumindest wollen das die Leitlinien so. Sie verlieren 3 Kompetenzpunkte. Weiter bei 417.

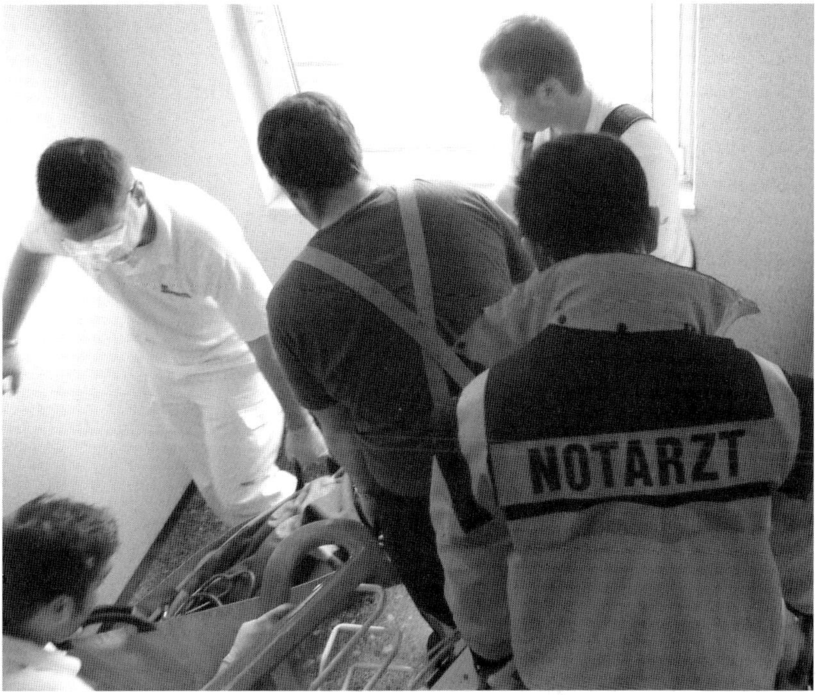

Abbildung 11: Sie bugsieren den Patienten im Tragetuch nach draußen.

397 Die beiden Kollegen des RTW scheinen nicht ganz einverstanden mit Ihrer Entscheidung, was Ihnen zu denken geben sollte. Wer trägt schon gerne einen Patienten, der auch laufen kann? Nichtsdestotrotz bleiben Sie bei Ihrer Entscheidung und der Patient begibt sich mit den beiden Rettungsassistenten auf den Weg. Nach circa fünf Metern beginnt Herrn Hinrichs Gesichtsfarbe sich wieder in Richtung derer einer leicht vergilbten Tapete zu ändern und nur mit größter Mühe gelingt es den beiden Kollegen den synkopierenden Patienten vor einem Sturz zu bewahren – offensichtlich ist der Zustand des Patienten doch noch nicht so stabil und entscheiden sich dazu, den Patienten doch im Tragetuch nach draußen zu bugsieren (Siehe Abbildung 11). Sie verlieren 4 Kompetenzpunkte. Weiter bei 432.

398 Wenn Sie sich für 0,05 mg entschieden haben, dann haben Sie noch mal Glück gehabt, denn Fentanyl ist ein hoch-potentes Opioid. 0,05 mg entsprechen etwa 5 mg Morphin und das reicht, um dem alten Mann etwas Ruhe zu verschaffen. Weiter bei 354. Haben Sie sich für mehr als 0,05 mg entscheiden, dann lesen Sie weiter: Bereits etwa eine Minute, nachdem Sie das Fentanyl verabreich haben, bemerken Sie eine deutliche Veränderung:

Der arme, alte Mann wurde soeben von einem ahnungslosen Notarzt hingerichtet, denn er atmet nicht mehr! Ihnen wird etwas flau im Magen und auch die anwesenden RA und Tom schauen etwas schockiert abwechseln zum Patienten und zu Ihnen. Sie hätten höchstens 0,05 mg Fentanyl geben dürfen (das entspricht etwa 5 mg Morphin)! So haben Sie den Patienten umgebracht und Ihr Vorgehen ist keinesfalls mehr mit einer passiven Sterbehilfe vereinbar! Mittlerweile hat auch die Frau des Patienten die Situation erkannt und wirft sich weinend auf Ihren Ehemann. Sie ziehen sich vorsichtig zurück, allerdings wird der Sohn der Patienten Ihnen den Staatsanwalt auf den Hals hetzen! Sie verlieren vermutlich Ihre Approbation und 10 Kompetenzpunkte!

399 Der RA zieht Ihnen die gewünschte Dosis auf. Wenn Sie bis zu 1 mg spritzen wollen, dann geht es weiter bei 403. Wenn Sie eine Dosis bis 3 mg gewählt haben, lesen Sie weiter bei 408. Bei Dosierungen über 3 mg lesen Sie weiter bei 413.

400 Der RA stockt in seiner Bewegung und hält sich die Ampulle, die er gerade aufziehen wollte, dicht vor die Augen.

„Also hier steht was von 250 mg pro Ampulle. Soll ich die aufziehen?“

„Äh, ja, also, genau die meine ich!“, versuchen Sie sich aus der Situation zu befreien, ohne völlig ahnungslos auszusehen. Allerdings verlieren Sie 2 Kompetenzpunkte, denn die üblichen Ampullen mit Urbason haben meist 250 Milligramm (auch wenn es noch andere Größen gibt). Lesen Sie weiter bei 187.

401 Sie erinnern sich an Ihren klinischen Untersuchungskurs und legen die Finger der linken Hand auf eine der Ansatzsehnen des Bizeps des Patienten und schlagen behutsam mit dem Reflexhammer aus Ihrer Jackentasche zu.

Der Unterarm des Patienten schnellt nach oben – so eine deutliche Reflexantwort haben Sie selten gesehen. Nebenbefundlich fallen Ihnen auf beiden Armen einige verschorfte Läsionen auf, die aufgekratzten Insektenstichen entsprechen könnten. Zurück zur 199.

402 Sie wollen die Reanimation jetzt erstmal fortsetzen. Eine Rhythmuskontrolle kommt für Sie erst nach jeweils 4 Minuten in Frage. Sie denken gerade darüber nach, wie Sie jetzt weiter vorgehen wollen, da deutet Tom in Richtung RA am Thorax der Patientin und meint: „Du, lass’ uns doch mal den Rhythmus checken. Er drückt ja jetzt schon mindestens 2 Minuten.“

„2 Minuten?“

Sie sind für einen Moment verwirrt, entscheiden sich dann aber im Zweifel für die Meinung von Tom, denn die ist meistens nicht so verkehrt. Tatsächlich erfolgt alle 2 Minuten eine Rhythmuskontrolle im EKG, zumindest wollen das die Leitlinien so. Sie verlieren 3 Kompetenzpunkte. Weiter bei 417.

403 Sie spritzen die gewünschte Dosis und bemerken wenig später, dass die Patientin deutlich tachykarder wird. Innerhalb einer halben Minute springt die Herzfrequenz auf Werte um 180 /min. Die Patientin wird deutlich unruhiger – Sie scheint zu spüren, dass gerade irgendwas schief läuft.

„Hast Du grade Atropin gegeben?"

Tom ist entgeistert. Wenn er nicht mit der Aufnahme der Personalien beschäftigt gewesen wäre, hätte er das vielleicht verhindern können. Jetzt haben Sie ein Problem, denn die Kreislaufsituation scheint zu dekompensieren. Ratlos stehen Sie mit hängenden Armen einen Moment da.

„Mensch, Du musst sie jetzt bremsen!", faucht Tom Sie an und greift sich eine Ampulle Isoptin aus dem Materialkoffer. Nach ein paar Milligramm davon ist alles wieder im Lot, aber gut für Mutter und Kind war die Aktion jetzt sicher nicht! Sie verlieren 7 Kompetenzpunkte. Zurück zur 309.

404 Da Tom immer noch unentschlossen wirkt, machen Sie ihm jetzt Beine und erklären ihm auch noch, wie tief der den Thorax komprimieren soll. Tom nickt dankbar und beginnt mit der Herzdruckmassage. In welchem Rhythmus sollte die Reanimation nun durchgeführt werden?

- Thoraxkompression : Beatmung = 5:1 (364)
- Thoraxkompression : Beatmung = 1:1 (305)
- Thoraxkompression : Beatmung = 10:1 (344)
- Thoraxkompression : Beatmung = 3:1 (258)
- Thoraxkompression : Beatmung = 30:2 (331)

405 Sie geben 50 µg und warten ab. Tom misst den Blutdruck und schaut etwas ungläubig, da er die Manschette „bis zum Anschlag" aufpumpen muss.

„Das war wohl bisschen zu viel…", teilt er mit und fährt fort: „würde sagen so um die 200 systolisch!" Sie verlieren 5 Kompetenzpunkte, aber Sie haben Glück – durch die kurze Halbwertszeit des Medikaments geht der Blutdruck bald wieder zurück. Sie können neu dosieren. Weiter bei 499.

406 Tom glotzt entsetzt, als Sie um Succinylcholin bitten.

„Willst Du den Kerl gleich jetzt umbringen???"

Sie denken über Ihre Wahl nach. Ist es wirklich schlau, zur Minderung der Dyspnoe eine Muskelrelaxierung durchzuführen? Vermutlich nicht, was?

Ohne Toms eingreifen hätten Sie den Mann in einen fiesen Erstickungstod getrieben. Sie verlieren 8 Kompetenzpunkte und kehren zurück zur 201.

407 Sie wollen ein Kortisonpräparat zur Therapie der Dekompressionskrankheit einsetzen.

„Kannst Du mir bitte Urbason aufziehen?“, wenden Sie sich entsprechend an einen der beiden RA, der näher am Materialkoffer steht.

„Eine Ampulle?“, will er Wissen. Was antworten Sie?

- „Ja, das sind 100 Milligramm.“ (400)
- „Ja, das sind 64 Milligramm.“ (180)
- „Ja, das sind 32 Milligramm.“ (173)
- „Ja, das sind 250 Milligramm.“ (187)
- „Ja, das sind 10 Milligramm.“ (164)
- Etwas anderes (126)

408 Sie nehmen die Spritze aus der Hand des RA in Empfang und versenken die wenigen Milliliter klare Flüssigkeit in dem Infusionszugang. Leider ist das Präparat hier nicht indiziert. Abgesehen davon ist Ihre Dosierung viel zu hoch! Sie treiben die Patientin in eine tachykarde Kreislaufdekompensation …

Keine 30 Sekunden nach Ihrer Medikamentengabe entwickelt die Patientin Herzfrequenzen bis 250 und wird bewusstlos. Der Blutdruck ist nicht mehr messbar! Vor den Augen des völlig geschockten Mannes müssen Sie fast mit der Reanimation beginnen. Zwar gelingt Ihnen die Wiederherstellung eines einigermaßen stabilen Spontankreislaufes in letzter Sekunde, allerdings müssen Sie die Patientin intubiert und beatmet im Rhein-Klinikum abgeben. Das ist sicher nicht gut für Mutter und Kind. Sie verlieren 20 Kompetenzpunkte.

409 Sie wollen die Reanimation jetzt erstmal fortsetzen. Eine Rhythmuskontrolle kommt für Sie erst nach jeweils 3 Minuten in Frage. Sie denken gerade darüber nach, wie Sie jetzt weiter vorgehen wollen, da deutet Tom in Richtung RA am Thorax der Patientin und meint: „Du, lass’ uns doch mal den Rhythmus checken. Er drückt ja jetzt schon mindestens 2 Minuten.“

„2 Minuten?“

Sie sind für einen Moment verwirrt, entscheiden sich dann aber im Zweifel für die Meinung von Tom, denn die ist meistens nicht so verkehrt. Tatsächlich erfolgt alle 2 Minuten eine Rhythmuskontrolle im EKG, zumindest wollen das die Leitlinien so. Sie verlieren 3 Kompetenzpunkte. Weiter bei 417.

410 Sie geben 100 µg i.v. und warten ab. Tom misst den Blutdruck und schaut etwas ungläubig, da er die Manschette „bis zum Anschlag" aufpumpen muss. „Das war wohl bisschen zu viel…" teilt er Ihnen mit und fährt fort „Würde sagen so um die 270 systolisch!"

Sie müssen akut Urapdil geben, um den Blutdruck einzufangen und dann doch wieder mit Arterenol nachsteuern. Am Ende eines insgesamt nicht sehr angenehmen Ritts haben Sie den Kreislauf durch etwas umsichtigere Dosierungen dann einigermaßen stabilisiert. Sie verlieren dennoch 5 Kompetenzpunkte weiter bei 499.

411 Tatsächlich spielt der Pupillenreflex bei dem Score keine Rolle (Herzfrequenz, Atemantrieb, Reflexe, Muskeltonus und Hautfarbe). Weiter bei 641.

412 Der Patient wehrt sich mit einer ausweichenden Kopfbewegung, es gelingt Ihnen aber mit festem Griff die Pupillomotorik zu überprüfen. Sie erkennen beidseits mittelweite Pupillen mit einer normalen Lichtreaktion. Zurück zur 199.

413 „Soviel haben wir gar nicht dabei", meint der RA als Sie ihn um die entsprechende Menge Atropin bitten.

„Hier hast Du 3 mg, das ist alles was ich im Koffer habe", fügt er hinzu und drückt Ihnen eine Spritze mit dem Inhalt von sechs Ampullen Atropin in die Hand. Lesen Sie weiter bei 408.

414 Sie möchten keine weiteren therapeutischen Optionen wahrnehmen. Sie führen den Transport des Patienten in die Aufnahme des Rhein-Klinikums im Weiteren problemlos durch und erreichen die Klinik etwa 20 Minuten später. Dort erwartet man Sie bereits sehnlich, denn schließlich ist eine solche Diagnose alles andere als alltäglich.

Insbesondere der pädiatrische Oberarzt widmet sich Ihren diagnostischen Schlüssen sehr ausführlich und kommt alsbald zu einem vorläufigen Urteil: Sie haben mit Ihrer Diagnose komplett daneben gelegen. Dies spricht sich schnell herum und bevor noch jemand zu lachen anfängt, verdrücken Sie sich lieber möglichst unauffällig aus der Notaufnahme. Leider erfahren Sie so nicht die tatsächliche Ursache der Symptome, bekommen aber noch mit, dass Ihr Patient auf die pädiatrische Intensivstation aufgenommen wird. Sie verlieren 5 Kompetenzpunkte.

415 Der Patient zeigt keinerlei Abwehrreaktion oder Schmerzempfindlichkeit, als Sie seinen Kopf in beide Hände nehmen und vorsichtig nach vorne beugen. Zurück zur 199.

416 „Trapanal? Willste Narkose machen, oder was?“, fragt Tom ungläubig, als Sie nach Thiopental verlangen. Anästhesist sind Sie offensichtlich nicht, sonst wüssten Sie, dass Thiopental nur zur Narkoseinduktion verwendet wird. Fast hätten Sie den Mann umgebracht! Sie verlieren 5 Kompetenzpunkte und wählen neu bei 201.

417 Der RA am Thorax pausiert kurz die Kompressionen und Sie starren gemeinsam gebannt auf den Monitor. Es zeigt sich eine Asystolie.

„Kein Schock empfohlen!“, quäkt die Stimme der automatischen Rhythmusanalyse aus dem EKG.

„Ach echt? Wär' ich jetzt auch nicht drauf gekommen!“, murmeln Sie und denken jetzt erstmal daran, wie es mit der Einsatztaktik weitergehen soll, während die Thoraxkompressionen wieder aufgenommen werden. Lesen Sie weiter bei 424.

418 Sie werfen schnell einen Blick in Ihr Schlaues Buch und überzeugen sich davon, dass Adalat in der Schwangerschaft gegeben werden kann. Anschließend lassen Sie die Patientin eine Kapsel im Mund zerkauen. 10 mg sind darin enthalten, wie Sie auf der Packung lesen. Weiter bei 425.

419 Mit 5 µg haben Sie sich für eine sinnvolle Anfangsdosis entschieden. Herrn Hinrichs scheint ihre Therapie offenbar ganz gut zu tun. Jedenfalls wird er wieder deutlich kontaktfreudiger und orientierter, auch bei seiner Ehefrau ist ein deutliches Nachlassen der Anspannung zu verzeichnen.

Der erneut gemessene Blutdruck beträgt nun 110/60 mmHg, während die Tachykardie weiter besteht. Weiter bei 499.

420 Sie wollen die medikamentöse Therapie mit Digitalis unterstützen. Allerdings werden Sie in Ihren Bemühungen vom Patienten unterbrochen, denn der stellt mit einem tiefen Seufzer die Atmung ein! Und als ob das nicht genug wäre, kippt er auf dem Sofa zur Seite und ist bewusstlos.

Sie springen mit einem Satz zu ihm hin, kneifen ihn kräftig in den Oberkörper, allerdings kommt keine Reaktion. Geistesgegenwärtig fassen Sie dem Patienten ans Handgelenk, bekommen dort aber keinen Puls zu tasten. Der Monitor zeigt weiterhin die bekannte Tachykardie, aber Ihr Patient hat offensichtlich keinen Blutdruck mehr. Auch an der Carotis ist nichts zu tasten. Weiter bei 517.

421 „Das sieht aus wie ein typischer Fall von einer cerebralen Gasembolie!“, verkünden Sie Ihre Verdachtsdiagnose.

Stille folgt auf Ihre Offenbarung, die von Tom als erstem gebrochen wird:

„WAS?“ Er scheint von Ihren Ansichten nicht so überzeugt zu sein. „Ich habe ja nicht viel Erfahrung mit Tauchunfällen, aber davon habe ich noch nie was gehört:“

Auch der Tauchlehrer hat seine Stirn zweifelnd in Falten geworfen. Aber Sie lassen sich davon nicht abhalten, weiter an Ihrem Verdacht festzuhalten. Immerhin sind Sie hier der Boss.

„Ja, durch die Druckänderung beim Auftauchen ist Gas in den Blutgefäßen entstanden, was dann im Gehirn zu Gefäßverschlüssen geführt hat. Und daher kommt auch die neurologische Symptomatik des Jungen!“, verteidigen Sie Ihren Entschluss.

„Hm, Du könntest Recht haben. Ich erinnere mich dunkel, dass es so was bei einem Tauchunfall geben kann.“ Tom scheint jetzt überzeugt zu sein und auch der Tauchlehrer nickt vorsichtig. Sie müssen sich nun überlegen, wie Sie den Jungen weiter versorgen wollen und legen zu diesem Zweck mit Hilfe der starken Arme eines RA einen intravenösen Zugang am Arm des Patienten. Als Sie die Haut perforieren, versucht der Junge erwartungsgemäß, seine Hand wegzuziehen, aber dem RA gelingt es, diese Bewegung zu unterbinden, sodass Sie nur wenig Mühe haben, die jugendliche, pralle Vene zu treffen und den Zugang zu etablieren. Schnell wird der Zugang mit zwei Pflasterstreifen fixiert. Wie soll es therapeutisch weitergehen?

- Ass (111)
- Heparin (61)
- Urbason (392)
- Freies Wasser i.v. (815)
- Amiodaron (18)
- Nichts weiter (414)

422 Sosehr Sie den Patienten auch Schütteln und Rütteln – eine ausreichende Kooperation zur Durchführung dieses Test erreichen Sie nicht. Zurück zur 199.

423 Sie schieben das T-Shirt der Patientin ein paar Zentimeter nach oben und können so den Bauch abtasten. Ihnen fällt immer noch (Sie hatten den Bauch bereits im Rahmen des Bodychecks orientierend mit untersucht) nichts auf. Ohnehin gibt es außer irgendwelchen Kolibris keine abdominellen Geschehnisse, die für eine akute Vigilanzminderung verantwortlich sein könnten. Oder wollen Sie irgendwem erzählen, die Patientin hätte eine seit 2 Tagen perforierte Appendizitis und hätte jetzt eine septische Enzephalopathie?? Sie verlieren 2 Kompetenzpunkte und gehen zurück zur 337.

424 Eine Gefäßzugang haben Sie immer noch nicht, und so langsam wird es Zeit, der Patientin mal ein paar Medikamente zugute kommen zu lassen. Seit Sie vor Ort sind, haben Sie bemerkt, dass eine einsame Braunüle verirrt in der linken Ellenbeuge steckt, eine Fehlpunktionsstelle ist an der rechten V. jugularis externa zu sehen und merkwürdigerweise ist am rechten Handrücken eine Braunüle gelegt und mit einer Binde verbunden. Eine Infusion ist angeschlossen, liegt aber nutzlos neben der Patientin auf dem Boden.

„Was ist denn mit der Nadel da?", wollen Sie von dem Kollegen wissen.

„Die lief von Anfang an schon nicht gut, aber zuerst ging sie noch. Dann wollte ich darüber Narkose machen, um die Patientin zu intubieren. Trapanal, Esmeron und Fenta haben wir gespritzt, aber es ist nichts angekommen. Die muss para sein!", erklärt er kurz die Situation und fügt hinzu:

„Jugulär rechts hab ich nichts getroffen, ebenso da am Arm!" und zeigt mit dem Finger auf die linke Ellenbeuge. Er macht wirklich einen ganz verzweifelten Eindruck. Zu diesen Fehlpunktionen kommt noch die dazu, die der RA an der linken Hand verursacht hat, als Sie gerade angekommen waren es kommt Ihnen wie eine Ewigkeit vor. Eines steht fest: Sie müssen Medikamente geben. Wie wollen Sie vorgehen?

- Sie legen einen intravenösen Zugang (426)
- Sie geben die Medikamente intraossär (446)
- Sie geben die Medis intratracheal (440)
- Sie applizieren intranasal (431)
- Sie applizieren rektal (840)
- Sie applizieren intramuskulär (846)
- Etwas anderes (435)

425 Wenig später tritt eine merkliche Änderung des Patientenzustandes ein; Das LifePak zeigt einen Anstieg der Herzfrequenz bis 170 /min an und der Blutdruck sinkt bis auf Werte um 70 mmHg ab. Tom hat gerade die Personalien der Patientin aufgenommen, kommt jetzt aber wieder zu Ihnen herüber. Scheinbar hat er bemerkt, dass es nicht so gut läuft.

„Was habt Ihr denn grade gemacht?"

Auf Ihre Erklärungen hin ist er nicht sehr begeistert. „Mann, das ist doch ein Blutdruckmedikament!", herrscht er Sie genervt an. „Gib' mal schnell eine Akrinor her", bittet er einen der RA und wenig später ist der Blutdruck wieder bei 100 mmHg und die Herzfrequenz kehrt ebenfalls langsam auf Ausgangswerte zurück. Das war keine Glanztat von Ihnen. Sie verlieren 7 Kompetenzpunkte. Zurück zur 309.

426 Sie überlegen grade, wo Sie da überhaupt noch einen intravenösen Zugang legen sollen und schauen sich prüfend die linke Seite des Halses an.

Gibt's da noch eine Jugularis externa? Während der Rest des Teams mit der Reanimation fortfährt, sprühen Sie die Haut notdürftig ab, lassen sich eine 18er Nadel aus dem Koffer geben und versuchen Ihr Glück. Der Hals der Patientin ist ziemlich kurz und die Haut umso schwabbeliger, Sie können das Gewebe nur mit Mühe fixieren. Sie setzen an, durchstoßen mit der Nadel tangential die Haut, wo Sie die Jugularis externa vermuten und schauen gespannt auf den Konus der Braunüle, während Sie die Kanüle ruckartig vorschieben. Nichts.

Sie werden enttäuscht. Das, was Sie für eine Jugularis externa gehalten haben, war wohl nur ein verdickter Gewebsstrang des Platysmas. Fluchend ziehen Sie die Nadel zurück und bemerken, dass die Punktionsstelle nicht mal blutet. Wirklich daneben! Sie verlieren 2 Kompetenzpunkte, denn in einer solchen Situation mit derartig vielen Fehlversuchen bei einer Patientin bei der Sie jetzt wirklich keine Zeit mehr verlieren dürfen, sollten Sie keine Zeit mit dem Jagen von Geistervenen verbringen. Wählen Sie eine andere Option von 424.

427 Es sind ausreichend sinnvolle Möglichkeiten geboten. Sie verlieren 3 Kompetenzpunkte und kehren zurück zur 201.

428 Da Tom immer noch unentschlossen wirkt, machen Sie ihm jetzt Beine und erklären ihm auch noch, wie tief der den Thorax komprimieren soll. Tom nickt dankbar und beginnt mit der Herzdruckmassage. In welchem Rhythmus sollte die Reanimation nun durchgeführt werden?

- Thoraxkompression : Beatmung = 5:1 (364)
- Thoraxkompression : Beatmung = 1:1 (305)
- Thoraxkompression : Beatmung = 10:1 (344)
- Thoraxkompression : Beatmung = 3:1 (294)
- Thoraxkompression : Beatmung = 30:2 (331)

429 Sie möchten keine weiteren therapeutischen Optionen wahrnehmen. Sie führen den Transport des Patienten in die Aufnahme des Rhein-Klinikums im Weiteren problemlos durch und erreichen die Klinik etwa 20 Minuten später. Dort erwartet man Sie bereits sehnlich, denn schließlich ist eine solche Diagnose alles andere als alltäglich.

Insbesondere der pädiatrische Oberarzt widmet sich Ihren diagnostischen Schlüssen sehr ausführlich und kommt alsbald zu einem vorläufigen Urteil: Sie haben mit Ihrer Diagnose komplett daneben gelegen. Dies spricht sich schnell herum und bevor noch jemand zu lachen anfängt, verdrücken Sie sich lieber möglichst unauffällig aus der Notaufnahme. Leider erfahren Sie so nicht die tatsächliche Ursache der Symptome, bekommen aber noch mit, dass Ihr Patient auf die pädiatrische Intensivstation aufgenommen wird. Sie verlieren 5 Kompetenzpunkte.

430 „Das haben wir leider nicht dabei“, meint der RA nach kurzem Nachdenken auf Ihre Frage. Macht nichts, denn das Präparat ist in dieser Situation ohnehin nicht indiziert! Sie verlieren 5 Kompetenzpunkte und kehren zurück zur 309.

431 Es gibt etliche Medikamente, die man intranasal verabreichen kann. Sicher wissen Sie, dass Benzodiazepine oder auch Ketanest intranasal verabreicht werden kann, sogar Fentanyl gibt es auch als Nasenspray. Warum also nicht auch andere Präparate?

Am dringendsten braucht die Patientin jetzt wohl Katecholamine, zumindest wenn Sie sich weiter Leitlinienkonform verhalten wollen. Moment, Katecholamin intranasal? Gibt's das nicht auch? Es klickt und Ihnen wird klar: Wenn Sie Katecholamine in die Nase geben, dann erreichen Sie eine lokale Vasokonstriktion und dann wird davon systemisch wohl kaum noch was ankommen! Das klappt also nicht. Sie verlieren allerdings 2 Kompetenzpunkte und kehren zurück zu den Optionen von 424.

432 Sie erklären dem Patienten ihre Entscheidung und bringen ihn mit Hilfe des Tragetuchs sicher aus dem Haus auf die vor dem Eingang platzierte Trage. Im RTW erheben Sie folgende Vitalparameter:

- Herzfrequenz: 120/min
- RR: 90/55mmHg
- AF: 20/min
- SpO2 unter 8 Litern O2: 98%

Herr Hinrichs ist weiterhin in einem ganz passablen Zustand und gibt erneut zu verstehen, er hätte das sicher auch zu Fuß geschafft...! Sie stehen aber nach wie vor und vollkommen zu recht zu ihrer Entscheidung den Patienten zu tragen. Das Sortieren der Kabel und Schläuche nimmt im RTW wie gewohnt einige Zeit in Anspruch. Beim Aufhängen der Infusionen fällt ihnen auf, dass diese beide fast leer sind. Möchten Sie den Patienten weiter mit Infusionen therapieren oder reicht ihnen die verabreichte Menge von 1000 ml Kristalloid erstmal aus?

- Sie halten keine weitere Infusionstherapie für notwendig (443)
- Sie möchten weiterhin eine Infusionstherapie durchführen (454)

433 Sie zücken Ihre Stiftlampe und inspizieren beidseits soweit es möglich ist den Gehörgang des Patienten. Ein entsprechend HNO-Instrumentarium ist leider nicht vorhanden. Außer etwas Ohrenschmalz können Sie nichts entdecken. Zurück zur 199.

434 Weiter bei 430.

435 Es sind alle sinnvollen Optionen vorhanden. Sie verlieren 2 Kompetenzpunkte und kehren zurück zur den Optionen von 424.

436 Der Patient kann im Moment keine Auskunft geben, was er gewollt hätte, daher sehen Sie die einzige Möglichkeit darin, die Therapie einstweilen fortzusetzen. Mal wieder ist jedoch Ihr Team nicht mit Ihrer Entscheidung einverstanden. Tom erklärt Ihnen, dass es man doch die Angehörigen befragen könne, was der Patient gewollt habe – wenn er es schon nicht selber sagen kann. Sie sind unsicher. Aber: Sie erinnern sich dunkel an eine Vorlesung zum Thema „Palliativmedizin". Hatte damals der Dozent nicht etwas von einem mutmaßlichen Patientenwillen erzählt? Es dämmert Ihnen, dass Tom wohl Recht hat: Wenn man einen direkten Patientenwillen nicht eruieren kann, dann gilt es, den mutmaßlichen Patientenwillen über eine Befragung der Angehörigen herauszubekommen. Also sollten Sie das tun, anstatt einfach eine Therapie durchzuführen, die vielleicht keiner braucht und keiner will. Sie verlieren 3 Kompetenzpunkte und lesen weiter bei 193.

437 „Zieh mir das mal pur in `ne 2ml Spritze auf", bitten Sie Tom. Dieser öffnet die Ampulle, zieht das Medikament wie gewünscht auf und reicht es Ihnen.

„Jetzt wollen wir doch mal sehen", sagen Sie, während Sie vorsichtig die Hälfte des Inhalts spritzen. Etwa 15 Sekunden nach der Gabe wird bemerken Sie, dass das EKG plötzlich bedrohlich langsam piept und nur noch eine Frequenz von 25 /min anzeigt. Während Sie erschrocken auf den Monitor starren degeneriert die Bradykardie in ein Kammerflimmern.

„Verdammter Mist! Was ist denn jetzt los?", entfährt es Ihnen während einer der Kollegen bereits mit der Herzdruckmassage beginnt und der andere den Defibrillator einsatzklar macht.

„5er Layrnxtubus ist für`s Erste ok?", fragt Tom während er Ihnen einen Larynxtubus hinhält und den Beatmungsbeutel richtet.

„Alle weg vom Patienten", fordert der Rettungsassistent mit dem Defibrillator und gibt einen Schock ab.

Völlig geschockt von der Dekompensation der Situation versuchen Sie verschwitzt, das ganze wieder unter Kontrolle zu bringen. Das Ende vom Lied ist, dass Sie ihren Patienten nach mehrfacher Defibrillation letztendlich doch mit einem einigermaßen stabilen Sinusrhythmus im Rhein-Klinikum abgeben – sediert und beatmet. Da haben Sie den Karren ganz schön in den Dreck gefahren! Sie verlieren 10 Kompetenzpunkte für die hirnlose

Dosierung eines Katecholamins, die fast den Tod eines Patienten provoziert hätte.

438 „Das sieht aus wie ein typischer Fall von einem cerebralen Barotrauma!“, verkünden Sie Ihre Verdachtsdiagnose.

Stille folgt auf Ihre Offenbarung, die von Tom als erstem gebrochen wird:

„WAS?“ Er scheint von Ihren Ansichten nicht so überzeugt zu sein. „Ich habe ja nicht viel Erfahrung mit Tauchunfällen, aber davon habe ich noch nie was gehört:“

Auch der Tauchlehrer hat seine Stirn zweifelnd in Falten geworfen. Aber Sie lassen sich davon nicht abhalten, weiter an Ihrem Verdacht festzuhalten. Immerhin sind Sie hier der Boss.

„Ja, durch die Druckänderung beim Auftauchen ist im Gehirn Gas entstanden, was dort zum Trauma und den jetzigen Beschwerden geführt hat!“, verteidigen Sie Ihren Entschluss. Und letztendlich geben sich Ihre Mitstreiter geschlagen und folgen Ihren weiteren Plänen. Sie müssen sich nun überlegen, wie Sie den Jungen weiter versorgen wollen und legen zu diesem Zweck mit Hilfe der starken Arme eines RA einen intravenösen Zugang am Arm des Patienten. Als Sie die Haut perforieren, versucht der Junge erwartungsgemäß, seine Hand wegzuziehen, aber dem RA gelingt es, diese Bewegung zu unterbinden, sodass Sie nur wenig Mühe haben, die jugendliche, pralle Vene zu treffen und den Zugang zu etablieren. Schnell wird der Zugang mit zwei Pflasterstreifen fixiert. Wie soll es therapeutisch weitergehen?

- Ass (81)
- Heparin (37)
- Urbason (373)
- Freies Wasser i.v. (815)
- Amiodaron (829)
- Nichts weiter (429)

439 „Hä? Was willste denn jetzt damit?“

Tom ist offensichtlich von Ihrer Idee gar nicht überzeugt. „Das ist doch was für allergische Reaktionen!“, fügt er grinsend hinzu. Die Patientin wirft Ihnen einen unsicheren Blick zu. Sie scheint von Ihrer Kompetenz nicht gerade überzeugt zu sein. Entsprechend verlieren Sie 3 Kompetenzpunkte und kehren zurück zur 309.

440 Sie überlegen, ob man über einen Koniotomie auch Medikamente geben kann. Warum eigentlich nicht? „Dann geben wir die Medis halt über den Tubus“, sagen Sie halblaut mehr zu sich selbst als zu Ihren Mitstreitern, aber der Kollege von dem anderen NEF hat Wind von Ihrem Plan bekommen und noch eine andere Idee zu dem Thema.

„Haben Sie einen intraossären Zugang dabei? Ich hab gehört, dass das echt einfach geht und eine gute Alternative ist. Intratracheal gibt man ja eigentlich nur noch, wenn gar nichts mehr geht, oder?"

Will der jetzt auch noch klugscheißen, nachdem Sie für ihn die Kohlen aus dem Feuer geholt haben, oder was? Bevor Sie irgendwas Blödes antworten, schleicht sich allerdings der Gedanke in Ihr Bewusstsein, dass die Idee mit dem intraossären Zugang vielleicht doch nicht so doof ist. Nur leider haben Sie das ja auch noch nie gemacht! Sie verlieren 4 Kompetenzpunkte für die wirklich altmodische Idee mit der trachealen Gabe und lesen weiter bei 446.

441 Sie ziehen die geringelten Socken von den Füssen den Patienten und werfen einen Blick auf die Fußsohlen. Sowohl makroskopisch als auch inspektorisch können Sie keine Auffälligkeiten entdecken. Zurück zur 199.

442 Die Stiefel kriegen Sie erst runter, als Sie die Vakuum-Matraze wieder etwas belüften. Und Ihr Team hält Sie jetzt möglicherweise für einen Fuß-Fetischisten, denn einen medizinischen Sinn hatte Ihre Großtat keinesfalls! Sie verlieren 4 Kompetenzpunkte und kehren zurück zur 337.

443 Ihr Patient ist zwar momentan einigermaßen stabil, hat aber mit Tachykardie und Hypotonie weiterhin Zeichen des septischen Schocks. Sie verlieren 2 Kompetenzpunkte, denn eine aggressive Volumentherapie ist immer noch indiziert. Lesen sie weiter bei 454.

444 „Okay, hat jemand die Nummer vom Amtsgericht?"

Alle glotzen Sie fragend an. „Äh, ja, also da muss ja jetzt der Amtsrichter entscheiden!", versuchen Sie Ihre Idee zu retten.

„Also, ich glaub, da bist Du auf dem falschen Dampfer!", meint Tom entschieden und fügt hinzu:

„Ich denke, wir überlegen jetzt mal gemeinsam mit Ihnen", er deutet auf die Angehörigen des Patienten, „herausfinden, was Herr Funke am ehesten in der jetzigen Situation gewollt hätte."

Sohn und Ehefrau des Patienten nicken zustimmend. Offensichtlich war Ihr Vorschlag unbrauchbar. Weiter bei 193.

445 „Also, ich glaub' nicht, dass die Patientin das jetzt braucht." Tom ist mal wieder von Ihrer Idee nicht so überzeugt. „Oder wolltest Du es für Dich?", fügt er feixend hinzu. Sie erröten leicht, weil Sie mal wieder Mist gebaut haben und grade fällt es Ihnen auch wieder ein: Haldol ist ein

Neuroleptikum, das allenfalls bei psychiatrischen Notfällen gegeben werden kann. Sie verlieren 2 Kompetenzpunkte und kehren zurück zur 309.

446 Haben Sie die intraossäre Nadel anfangs mitgenommen?

- Ja (452)
- Nein (669)

447 Sie wollen die medikamentöse Therapie mit Betablockern unterstützen. Allerdings werden Sie in Ihren Bemühungen vom Patienten unterbrochen, denn der stellt mit einem tiefen Seufzer die Atmung ein! Und als ob das nicht genug wäre, kippt er auf dem Sofa zur Seite und ist bewusstlos.

Sie springen mit einem Satz zu ihm hin, kneifen ihn kräftig in den Oberkörper, allerdings kommt keine Reaktion. Geistesgegenwärtig fassen Sie dem Patienten ans Handgelenk, bekommen dort aber keinen Puls zu tasten. Der Monitor zeigt weiterhin die bekannte Tachykardie, aber Ihr Patient hat offensichtlich keinen Blutdruck mehr. Auch an der Carotis ist nichts zu tasten. Weiter bei 517.

448 Sie möchten keine weiteren therapeutischen Optionen wahrnehmen. Sie führen den Transport des Patienten in die Aufnahme des Rhein-Klinikums im Weiteren problemlos durch und erreichen die Klinik etwa 20 Minuten später. Dort erwartet man Sie bereits sehnlich, denn schließlich ist eine solche Diagnose alles andere als alltäglich.

Insbesondere der pädiatrische Oberarzt widmet sich Ihren diagnostischen Schlüssen sehr ausführlich und kommt alsbald zu einem vorläufigen Urteil: Sie haben mit Ihrer Diagnose komplett daneben gelegen. Dies spricht sich schnell herum und bevor noch jemand zu lachen anfängt, verdrücken Sie sich lieber möglichst unauffällig aus der Notaufnahme. Leider erfahren Sie so nicht die tatsächliche Ursache der Symptome, bekommen aber noch mit, dass Ihr Patient auf die pädiatrische Intensivstation aufgenommen wird. Sie verlieren 5 Kompetenzpunkte.

449 Da Tom immer noch unentschlossen wirkt, machen Sie ihm jetzt Beine und erklären ihm auch noch, wie tief der den Thorax komprimieren soll. Tom nickt dankbar und beginnt mit der Herzdruckmassage. In welchem Rhythmus sollte die Reanimation nun durchgeführt werden?

- Thoraxkompression : Beatmung = 5:1 (364)
- Thoraxkompression : Beatmung = 1:1 (305)
- Thoraxkompression : Beatmung = 10:1 (344)
- Thoraxkompression : Beatmung = 3:1 (258)
- Thoraxkompression : Beatmung = 30:2 (331)

450 Sie sind offensichtlich etwas ratlos und glauben, dass nun der Wille der Ehefrau des Patienten entscheidend ist. Tom hat offensichtlich Ihre etwas ratlose Miene richtig gedeutet und springt Ihnen zur Seite: „Also, jetzt ist erstmal wichtig, dass wir herausbekommen, was Herr Funke in einer solchen Situation gewollt hätte. Er kann es uns jetzt nicht mehr selber mitteilen, aber was meinen Sie denn?“ Er wendet sich an Ehefrau und Sohn des Patienten. Sie verlieren 2 Kompetenzpunkte. Weiter bei 193.

451 Sie möchten keine weiteren therapeutischen Maßnahmen mehr durchführen. Wesentliche Therapiepfeiler bei der medikamentösen Behandlung einer kardiogenen Lungenödems bestehen in der Gabe von Schleifendiuretika, Morphin und Nitro. Für jedes dieser drei Präparate, das Sie nicht gegeben haben, verlieren Sie leider 3 Kompetenzpunkte und holen dies auf mahnende Aufforderung von Tom jetzt nach. Außerdem sollten Sie die Patientin eventuell ganz vorsichtig mittels eines Beta-Blockers behandeln. Weiter bei 474.

452 Das Täschchen mit der intraossären Nadel liegt irgendwo im Raum herum. Sie haben es zwar zu Anfang mitgenommen, haben aber keine Ahnung, wo Sie es im Eifer des Gefechts hingeworfen haben.

„Tom, wo ist denn die Tasche mit dem Zug für den intraossären Zugang?“

Tom schaut hektisch im Raum umher, dann bleibt sein Blick hinter Ihnen in einer Ecke kleben.

„Da, warte, ich geb’s Dir rüber!“

Mit einem Satz ist er an Ihnen vorbei und zieht den Reißverschluss der kleinen Tasche auf, die Sie da in die Ecke gefeuert hatten. Neugierig werfen Sie über die Schulter einen Blick zu ihm herüber und sehen, dass er eine Bone Injection Gun (B.I.G.) aus der Tasche fummelt (Siehe Abbildung 12). Bevor Sie das Ding in die Hand nehmen, sollten Sie sich kurz überlegen, wo Sie eigentlich punktieren wollen

- Distaler Femur (456)
- Sternum (463)
- Clavikula (471)
- Proximale Tibia (480)
- Woanders (863)

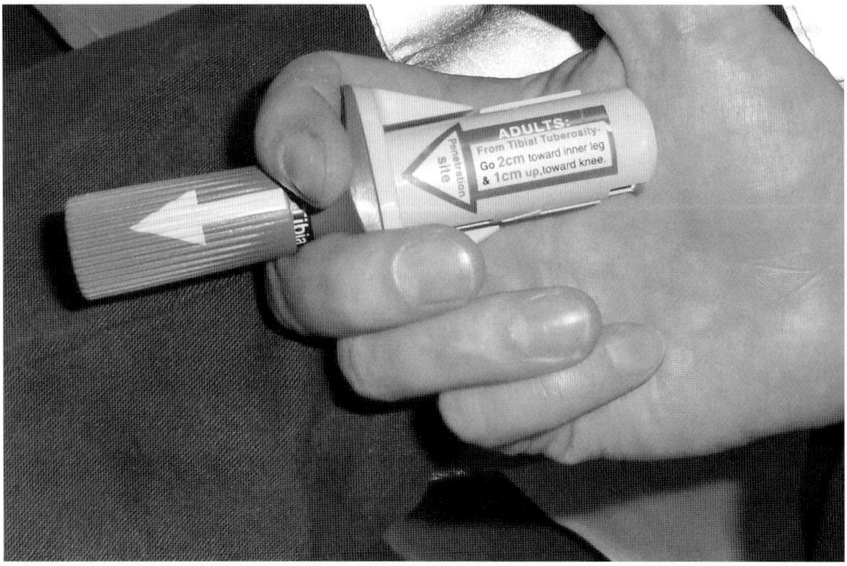

Abbildung 12: Die Bone-injection-Gun (B.I.G)

453 „Das sieht aus wie ein typischer Fall von intestinaler, muraler Gasbildung!“, verkünden Sie Ihre Verdachtsdiagnose.

Stille folgt auf Ihre Offenbarung, die von Tom als erstem gebrochen wird: „WAS?“

Er scheint von Ihren Ansichten nicht so überzeugt zu sein. „Ich habe ja nicht viel Erfahrung mit Tauchunfällen, aber davon habe ich noch nie was gehört:“

Auch der Tauchlehrer hat seine Stirn zweifelnd in Falten geworfen. Aber Sie lassen sich davon nicht abhalten, weiter an Ihrem Verdacht festzuhalten. Immerhin sind Sie hier der Boss.

„Ja, durch die Druckänderung beim Auftauchen ist in der Darmwand Gas entstanden, was die jetzigen Symptome verursacht!“, verteidigen Sie Ihren Entschluss. Und letztendlich geben sich Ihre Mitstreiter geschlagen und folgen Ihren weiteren Plänen. Sie müssen sich nun überlegen, wie Sie den Jungen weiter versorgen wollen und legen zu diesem Zweck mit Hilfe der starken Arme eines RA einen intravenösen Zugang am Arm des Patienten. Als Sie die Haut perforieren, versucht der Junge erwartungsgemäß, seine Hand wegzuziehen, aber dem RA gelingt es, diese Bewegung zu unterbinden, sodass Sie nur wenig Mühe haben, die jugendliche, pralle Vene zu treffen und den Zugang zu etablieren. Schnell wird der Zugang mit zwei Pflasterstreifen fixiert.

Wie soll es therapeutisch weitergehen?

- Ass (93)
- Heparin (48)
- Urbason (359)
- Freies Wasser i.v. (815)
- Amiodaron (8)
- Nichts weiter (448)

454 Gerade Patienten im septischen Schock haben initial oft ein enormes Flüssigkeitsdefizit von einigen Litern. Der Rettungsassistent bestückt die beiden Zugänge auch ohne Ihr zutun von sich aus mit jeweils 500 ml kristalloider Lösung. Unterdessen steckt Tom seinen Kopf durch die Schiebetür des RTW und fragt: „Rhein-Klinikum, Zentrale Notaufnahme? Was soll ich anmelden?"

„V.a. Urosepsis, grenzwertig kreislaufstabil, Garantiefall, heute Morgen entlassen!", lautet ihre etwas flapsige Antwort. Um eine korrekte Versorgung des Patienten zu gewährleisten, sollten Sie noch eine Sache mit dem Ziel-Krankenhaus abklären … wissen Sie um was es geht? Wenn ja, machen Sie sich im Geiste eine Notiz. Weiter bei 465.

455 Sie schauen sicherheitshalber in Ihrem Schlauen Buch nach, aber offensichtlich ist Lasix auch in der Schwangerschaft nicht kontraindiziert.

„Wie viel soll ich denn aufziehen?", will der RA wissen, der sich bereits mit Spritze und Ampulle bewaffnet hat. Bitte wählen Sie frei eine Dosis, notieren dies im Einsatzprotokoll (es wird später bewertet) und kehren zurück zur 309.

456 Der distale Femur ist durchaus eine Möglichkeit, um einen intraossären Zugang zu legen – zumindest nach allem, was die Literatur behauptet. Gesehen haben Sie das noch nicht. Sie fassen mit der Rechten das ebenfalls rechte Knie der Dame und tasten den Femur ab. Die Punktionsstelle muss irgendwo mittig proximal der Patella sein! Sie drücken ratlos auf Fettgewebe und dem Muskulus quadrizeps femoris herum und können keine glatte Kochenoberfläche ausmachen, die sich für eine Punktion eignet. Sie sollten sich auch lieber für eine gängigere Stelle entscheiden! Sie verlieren einen Kompetenzpunkt und kehren zurück zur 452.

457 Sie sind offensichtlich etwas ratlos und glauben, dass nun der Wille der Familie des Patienten entscheidend ist. Tom hat offensichtlich Ihre etwas ratlose Miene richtig gedeutet und springt Ihnen zur Seite: „Also, jetzt ist erstmal wichtig, dass wir herausbekommen, was Herr Funke in einer solchen Situation gewollt hätte. Er kann es uns jetzt nicht mehr selber mitteilen, aber was meinen Sie denn?“ Er wendet sich an Ehefrau und Sohn des Patienten. Sie verlieren 2 Kompetenzpunkte. Weiter bei 193.

458 Sie ziehen die Schlafanzughose des Patienten etwas nach oben und werfen einen Blick auf die Unterschenkel. Beidseits können Sie leichte Ödeme erkennen, es ergibt sich jedoch keine Seitendifferenz. Auch auf einen kräftigen Griff in die Unterschenkelmuskulatur reagiert der Patient kaum.

Sie sehen keine Hinweise auf eine tiefe Beinvenenthrombose. Auf beiden Beinen fallen Ihnen 3 bis 5 verschorfte Läsionen auf, die wie aufgekratzte Insektenstiche erscheinen. Zurück zur 199.

459 Die Feuerwehr ist relativ schnell vor Ort, die Männer der Bergrettung lassen aber einige Zeit auf sich warten, da Sie gerade damit beschäftigt sind ihren ausgebüchsten Bernhardiner wieder einzufangen… Nach einiger Wartezeit entscheiden sie sich dann doch um… weiter bei 432.

460 Eine passende Anfangsdosierung wären 3-4 µg/kg/min. Umgerechnet auf 70 kg bedeutet das eine Dosierung von ca. 250 µg/min, also 15 mg pro Stunde. Tom stellt den Perfusor entsprechend auf eine Laufrate von 3 ml pro Stunde ein. Sie verlieren einen Kompetenzpunkt pro halben Milliliter, den Sie daneben gelegen haben und müssen unnötig Zeit dafür aufwenden, die Laufrate des Perfusors langsam an die richtige Dosierung anzunähern. Sie kehren zur 309 zurück.

461 Im ersten Augenblick denken Sie an eine kutane Manifestation der Taucherkrankheit und betrachten den Jungen eingehender. Die Haut des Patienten erscheint völlig normal, auch können Sie keinerlei Emphysem oder ähnliches tasten, als Sie vorsichtig einige Hautpartien untersuchen. Ebenso finden Sie keinerlei Rötungen oder sonstige Veränderungen.

„Also ich dachte immer, diese Patienten haben Juckreiz oder so. Eben die typischen Taucherflöhe“, unterbricht Tom Ihre Gedankengänge.

Er hat Recht, denn ein typisches Symptom eines Tauchunfalls ist der Juckreiz, den der Junge nicht offenbart. Zwar können Sie ihn nicht fragen, aber Sie würden sehen, wenn er sich in seinem somnolenten Zustand kratzen würde. An eine kutane Beteiligung ist also eher nicht zu denken. Sie grübeln lieber über eine andere Diagnose nach. Ziehen Sie sich 3 Kompetenzpunkte ab und kehren Sie zur 763 zurück.

462 Sie ernten zweifelhafte Blicke von den Umstehenden, als Sie die Schlafanzughose des Patienten etwas nach unten schieben und mit der Rechten die Hoden palpieren. Sie erscheinen Ihnen normal konfiguriert zu sein. Sie tasten keine tumorverdächtigen Strukturen und keine entzündlichen

Vergrößerungen. Makroskopisch ergeben sich ebenfalls keine Besonderheiten. Zurück zur 199.

463 Das Sternum kann tatsächlich als Punktionsstelle für einen intraossären Zugang genutzt werden. Bei einem Blick auf die Patientin fragen Sie sich allerdings, wie Sie das in der jetzigen Reanimationssituation anstellen sollen. Schließlich wird das Sternum für die Thoraxkompressionen gebraucht. Sie verlieren 2 Kompetenzpunkte, denn es gibt sinnvollere Alternativen für einen intraossären Zugang. Außerdem können Sie eine sternale Punktion gar nicht mit der B.I.G. durchführen, dafür gibt es spezielle Punktions-Nadeln, die z.B. beim Militär verwendet werden. Zurück zu den Optionen von 452.

464 Sie wollen erstmal 30 Sekunden abwarten, ob Ihre Therapie bereits Erfolg bringt. Allerdings werden Sie enttäuscht, denn der Patienten stellt einige Augenblicke später mit einem tiefen Seufzer die Atmung ein! Und als ob das nicht genug wäre, kippt er auf dem Sofa zur Seite und ist bewusstlos. Sie springen mit einem Satz zu ihm hin, kneifen ihn kräftig in den Oberkörper, allerdings kommt keine Reaktion. Geistesgegenwärtig fassen Sie dem Patienten ans Handgelenk, bekommen dort aber keinen Puls zu tasten. Der Monitor zeigt weiterhin die bekannte Tachykardie, aber Ihr Patient hat offensichtlich keinen Blutdruck mehr. Auch an der Carotis ist nichts zu tasten. Weiter bei 517.

465 „Wir fahren ohne Signal?", fragt der Kollege, der sich in Richtung Fahrerhaus begibt.

Sie überlegen kurz und entscheiden sich aufgrund der mittlerweile doch einigermaßen stabilisierten Situation zu einer Fahrt ohne Sonderrechte. Im Rhein-Klinikum angekommen treffen Sie einen Ihrer Oberärzte, der für eine intermittierende Neigung zur Cholerik bekannt ist und gerade mit leicht genervtem Blick aus dem Schockraum kommt. Er erblickt ihren Patienten und fragt knapp: „Was bringst denn du schon wieder?"

„Urosepsis", lautet Ihre schon mit einem zarten Anflug von Routine versehene Antwort. Mit einem kurzen „Kannste gleich wieder mitnehmen, haben keine Intensiv- und Wachbetten", verlässt er den Ambulanzflur.

Sie schauen ihm genervt hinterher und kümmern sich erstmal weiter um Ihren Patienten.

Sollte Ihre Notiz vom letzten Absatz zum Thema „Intensivkapazität" sein, verlieren Sie keine Kompetenzpunkte. Im anderen Falle verlieren Sie 2 Kompetenzpunkte, denn bei einem potenziellen Intensivpatienten müssen Sie im Zielkrankenhaus stets die Verfügbarkeit von Intensiv- oder Überwachungsbetten abklären. Weiter bei 485.

466 Sie drücken sich noch eine Weile neben dem Patientenbett herum, während die RA ihre Sachen einpacken und Tom seine Unterlagen ausfüllt. Nach einer Viertelstunde – die beiden RA sind schon wieder losgezogen, da es hier ja keine Notfallindikation mehr gibt – meint Tom: „Sag mal, sollen wir das nicht an den ärztlichen Bereitschaftsdienst übergeben? Ist ja jetzt kein Fall mehr für den Notarzt!"

Sie denken kurz drüber nach und müssen ihm dann leider Recht geben. Sie verlieren 3 Kompetenzpunkte und lesen weiter bei 251.

467 Sie inspizieren den Hals des Patienten und können eine gute Füllung der Jugularvenen erkennen. „Das passt zu dem Auskultationsbefund", denken Sie sich und sehen die Diagnose einer kardialen Insuffizienz bestätigt. Zurück zur 199.

468 Aufgrund der Anamnese und Untersuchungsbefund glauben Sie aktuell an eine Dekompressionskrankheit Typ II als Ursache der Beschwerden. Auf Deutsch gehen Sie davon aus, dass durch das Entstehen von Gasblasen in Blutgefäßen und Geweben eine Taucherkrankheit mit deutlichen Symptomen ausgelöst worden ist. Der Junge bietet zwar ein eher unspezifisches Symptombild, aber nicht jeder Fall ist eben aus dem Bilderbuch! Für die weitere Therapie lesen Sie weiter bei 492.

469 Sie tasten die Leisten beidseits ab und finden einen starken Femoralis-Puls vor. Oder was haben Sie erwartet? Leistenpulse helfen Ihnen höchstens weiter, wenn Sie eine Aortendissektion o. Ä. vermuten – bei Ihrer Patientin ist das reichlich sinnfrei. Sie verlieren 3 Kompetenzpunkte und kehren zurück zur 337.

470 Etwas später – Sie wollen gerade den Transport fertig machen, meldet sich stöhnend Ihre Patientin, der es absolut nicht gut geht. Ganz im Gegenteil! Der Lifepak zeigt eine Herzfrequenz von 210 pro Minute an, was sich auch direkt klinisch bemerkbar macht, indem Ihre Patientin sich dazu entscheidet, die Augen zu verdrehen und bewusstlos nach hinten umzukippen …

Sie brechen in völlig Panik aus und denken abwechseln an Mutter, Kind und Ihre Approbation, während Tom mit einem lauten „Ach Du Sch…" an die Infusion greift und den Tropfregler wieder zurückdreht. Entweder hat er sich von selbst gelöst oder jemand hat ihn unachtsam losgedreht und die Patientin mit Dobutamin überschwemmt. Lassen Sie NIE wieder ein Katecholamin einfach so über eine Infusionsflasche laufen, ohne eine wirkliche Kontrolle über die Laufrate zu haben. Sie verlieren 15 Kompetenzpunkte, denn Sie brauchen 15 Minuten, um die Patientin einigermaßen zu stabilisieren und kommen nur haarscharf um eine Intubation herum. Sie beenden den Einsatz völlig entnervt und verschwitzt und geben die ebenso entnervte und verschwitzte Patientin im Rhein-Klinikum ab. Das nächste Mal wird alles besser!

471 Sie tasten prüfend über die rechte Klavikula der Patientin. Ziemlich dünn … ob Sie da eine Nadel reinkriegen? Und was, wenn nicht? Stechen Sie dann direkt einen Pneumothorax? Egal, Sie lassen sich von diesen Zweifeln nicht abhalten und sprühen die Haut in diesem Bereich schnell ab und setzen die B.I.G. auf. Sie wenden das Gesicht zu Seite, um sich vor was auch immer zu schützen und drücken den Abzug der B.I.G., während Ihre Mitstreiter die Luft anhalten. Die B.I.G. gibt ein lautes Klacken von sich und Sie spüren einen starken Ruck in der Hand und ziehen die B.I.G. vorsichtig zurück. Die Nadel steckt im Thorax der Patientin! Innerlich jubilierend ziehen Sie den Mandrin aus der Nadel, setzen eine Spritze mit NaCl auf und drücken erwartungsvoll auf dem Stempel der Spritze. Aber der rührt sich kaum und lässt sich auch mit etwas mehr Kraft kaum bewegen. Das soll doch eigentlich ganz einfach gehen!, stellen Sie empört fest. Sie prüfen erneut, aber es lässt sich nichts spritzen – das kann nur bedeuten, dass der Zugang nicht korrekt liegt. Aber das ist auch kein Wunder, denn die Klavikula ist nicht als typischer Punktionsort geeignet, da dort der Markraum nicht ausreichend groß ist. Sie haben leider die einzige vorhandene B.I.G. verschossen und müssen jetzt ohne Gefäß- oder Intraossärzugang weiter reanimieren. Dies endet frustran, Sie geben die Maßnahmen nach 30 Minuten ohne Hoffnung auf. Das hätte besser laufen können! Sie verlieren 10 Kompetenzpunkte.

472 Sie platzieren Ihre Hände an beiden Seiten des Kehlkopfes, um die Schilddrüse zu tasten. Leider wird der Patient Ihre Aufforderungen zum Schlucken nicht befolgen, also palpieren Sie vorsichtig die subkutanen Strukturen. Sie sind kein Schilddrüsenexperte, eine auffällige Struma können Sie jedoch ausschließen. Zurück zur 199.

473 Weiter bei 665.

474 Nach Abschluss Ihrer therapeutischen Maßnahmen werfen Sie einen kritischen Blick auf den Monitor des LifePak und sind erfreut, denn zum ersten Mal sehen Sie eine Sauerstoffsättigung > 90%. Die Patientin zeigt im Moment 91 % und wirkt insgesamt deutlich ruhiger und auch ihr Lebenspartner ist etwas weniger hektisch geworden. Der Blutdruck der Patientin liegt bei 100 mmHg systolisch, die Herzfrequenz hat sich etwas auf 100 /min gebessert. Gemeinsam mit den RA planen Sie den Transport und bringen die Patientin letztendlich im Sitzgriff nach draußen. Als Transportziel wählen Sie das Rhein-Klinikum und geben eine entsprechende Anmeldung raus.

Als Sie vor Ort ankommen, werden Sie bereits von zwei Internisten und einem Gynäkologen erwartet, die sich die Patientin gespannt ansehen. Einen richtigen Reim können sich die Kollegen auch noch nicht auf die Symptomatik machen, aber den gynäkologische Kollege murmelt etwas von „peripartale Kardiomyopathie". Er ist sich jedoch auch nicht sicher, sodass Sie sich auf das Ausfüllen Ihres Einsatz-Protokolls konzentrieren und sich vornehmen, das ganze demnächst mal nachzulesen. Weiter bei 479.

475 Tom zögert kurz mit dem Beginnen der Thoraxkompressionen des Neugeborenen – er ist damit offensichtlich nicht gut vertraut. „Du musst mit zwei Fingern drücken!", helfen Sie ihm auf die Sprünge und er beginnt, mit Zeigefinger und Mittelfinger das Sternum des Kindes zu drücken. Wie tief sollte der Thorax komprimiert werden?

- Etwa ¼ des Durchmessers (449)
- Etwa 1/3 des Durchmessers (428)
- Etwa die Hälfte des Durchmessers (404)

476 „Tom, ich denke, wir müssen den Jungen intubieren, und natürlich Narkose machen!", lassen Sie Ihren treuen Helfer von Ihrem Plan wissen. Um Ihrem Plan allerdings etwas mehr Durchschlagskraft zu verleihen, sollten Sie auch noch den Grund dafür anfügen:

- „Die Beatmung mit 100% Sauerstoff ist jetzt essentiell."(775)
- „Die Schutzreflexe sind nicht mehr vorhanden, wir müssen den Atemweg sichern."(860)
- „Bei weiterer Gasbildung ist eine Schwellung der Schleimhäute und die Verlegung der Atemwege eine große Gefahr. Wir müssen den Atemweg prophylaktisch sichern." (697)

477 Sie vermuten einen Blutungsschock und stabilisieren den Patienten mit Vasopressoren und Volumengabe, was Ihnen problemlos gelingt. Anamnestisch erheben Sie, dass weder Blut im Stuhl, noch Bluterbrechen oder ein Trauma vorliegen. Auch die Untersuchung des Abdomens erbringt keinen Hinweis auf eine Blutung im Sinne eines gespannten Abdomens. Sie bringen den Patienten mit einem unguten Gefühl ins Rhein-Klinikum und werden kurz nach der Ankunft bestätigt. Ihr Patient hat etwas ganz anderes. Sie verlieren 8 Kompetenzpunkte.

478 Sie möchten die Sedierung noch etwas vertiefen, allerdings bemerkt Tom, dass die bisherige Therapie doch eigentlich ausreicht und Ihren Zweck gut erfüllt. Es geht ja nur darum, die Dyspnoe zu lindern und nicht darum, den Patienten umzubringen! Letztendlich geben Sie ihm Recht und geben nichts weiter. Allerdings verlieren Sie 3 Kompetenzpunkte. Weiter bei 870.

479 In diesem Einsatz sind Sie mit einer schwangeren Patientin konfrontiert worden, was die Situation natürlich für Sie nicht einfacher macht. Die Patientin leidet an einer peripartalen Kardiomyopathie, einer schweren Herzinsuffizienz unklarer Genese, die glücklicherweise nur sehr selten auftritt. Oftmals muss im Verlauf sogar die Indikation zur Herztransplantation gestellt werden. Sicherlich haben selbst erfahrene Notärzte diese Erkrankung noch nie wirklich im Rahmen eines Notfalleinsatzes erlebt, aber die Symptomatik eignet sich natürlich hervorragend, Ihr Wissen bezüglich den wichtigen Differentialdiagnosen abzufragen.

Leicht sollte es Ihnen gelingen, einen Prä-Eklampsie auszuschliessen, da es dabei lediglich zu Proteinurie und Hypertonie kommt. Ebenso kann ein HELLP-Syndrom nicht verantwortlich sein für die Symptomatik, da es dabei neben den Symptomen der Prä-Eklampsie noch zu Thrombopenie und Erhöhung der Leberenzyme kommt. All diese Dinge wurden bei der Patientin nicht auffällig. Eine manifeste Eklampsie scheidet ebenfalls aus, da Sie es dabei mit einer zerebralen Komplikation der Prä-Eklampsie zu tun bekommen: Die Patientinnen zeichnen sich durch generalisierte Krampfanfälle aus.

Die Lungenembolie scheidet als eher unwahrscheinlich aus, da die Patientin deutliche Zeichen einer Linksherzinsuffizienz aufweißt. Bei einer Lungenembolie kommt es eher zu einer Rechtsherzdekompensation durch die Verlegung der Lungenstrombahn. Außerdem bietet die Patientin keine Zeichen einer tiefen Beinvenethrombose, was aber natürlich eine Lungenembolie auch nicht ausschließt.

Wenn Sie also soweit sind, dass Sie die anderen schwangerschaftsassoziierten Erkrankungen ausschließen können, bleibt nur noch die symptomatische Herzinsuffizienz übrig, die Sie alsbald behandeln sollten. Hierbei konzentrieren Sie sich auf eine Akuttherapie, wie Sie es auch bei nicht schwangeren Patienten durchführen würden: Sauerstoffgabe, Oberkörperhochlage, Schleifendiuretikum, Nitro und Morphin. Invasivere Maßnahmen wie etwa eine Katecholamingabe sind hier nicht indiziert, da kein kardiogener Schock vorliegt – die Patientin hält sich hämodynmaisch einigermaßen (sofern Sie keinen Unfug machen). Sollte es jedoch zu einer Dekompensation kommen, wäre eine Dobutamingabe Mittel der Wahl. Dies sollten Sie dann allerdings über einen Perfusor machen, sofern Sie einen dabei haben. Eine Katecholamindauertherapie über eine Infusion ist nicht sinnvoll, da die Gefahr einer Bolusgabe besteht.

Noch ein Wort zum Thema „Medikamente in der Schwangerschaft“: Es gibt nur für wenige Präparate ganz klare Empfehlungen, ob sie gegeben werden dürfen oder nicht. Oftmals müssen Sie in der Notfallsituation zwischen Nutzen und Risiko abwägen. Sedativa wie Morphin oder Benzodiazepine sollten Sie bei Schwangeren natürlich sehr zurückhaltend einsetzen, da diese auf das ungeborene Kind wirken können. Da Sie jedoch keine Langzeittherapie durchführen und eine Geburt nicht unmittelbar bevorsteht, können Sie eine kurzzeitige Therapie im Rahmen des akuten Notfallgeschehens rechtfertigen. Die dadurch erreichte Verbesserung der Oxygenierung kommt schließlich auch dem ungeborenen Kind zu Gute. Weiter bei Absatz 2.

480 Sie tasten die proximale Tibia der Patientin ab und ärgern sich lautlos über den etwas aus dem Ruder gelaufenen BMI der Patientin: So richtig ist die ebene Knochenfläche der medialen Tibia nicht zu tasten, da liegt Fett und vermutlich auch Ödem darüber. Sie sprühen dennoch enthusiastisch großflächig ab und reißen die Verpackung der B.I.G. auf. Mit einem prüfenden Blick versichern Sie sich, wo an dem Teufelding vorne und hinten ist, um sich nicht selbst die Nadel in die Hand zu schießen und nehmen den Plastikzylinder dann fest in die Finger. Der Handballen stützt das hintere Ende der B.I.G. ab und Sie setzen die vordere Öffnung auf das Bein der Patientin auf. Ist die Position so richtig? Sie hoffen es, denn wenn Sie jetzt nicht treffen, wird’s schwierig, denn nachladen kann man das Ding nicht. Entscheiden Sie sich zufällig für eine der beiden Optionen:

- 487
- 493

481 Tom hat inzwischen noch mal ein paar Worte mit der Reitlehrerin gesprochen. Es hat wohl tatsächlich niemand den Sturz gesehen. Danach war die Patientin etwa 30 Sekunden lang „weg“ und sei dann langsam wieder zu sich gekommen. Über Vorerkrankungen weiß niemand etwas. Zeichen eines Krampfanfalls seien nicht beobachtet worden. Haben Sie schon nachgeschaut, ob das Mädchen eingenässt hat? Wenn nicht, dann holen Sie das bei 379 nach, verlieren aber 3 Kompetenzpunkte. Ansonsten lesen Sie hier weiter.

Denken Sie noch mal über die Vigilanzminderung nach. Gibt es noch etwas, was Sie durchführen möchten, um eine andere Ursache als das Trauma auszuschließen? Überlegen Sie gut (sonst verlieren Sie Kompetenzpunkte!) und lesen dann weiter bei 495.

482 Die Wohnungstür wird aufgestoßen und zwei Rettungsdienstler stürzen herein. Den einen erkennen Sie als Pädiater aus dem Rhein-Klinikum. Der

Baby-Notarzt ist da! Offensichtlich hatte die Leitstelle diesen kurz nach Ihnen verständigt. Mit wenigen großen Schritten ist er bei Ihnen und weist mit einem lauten „Ich übernehme!" auf seinen Führungsanspruch in dieser Situation hin. Sie geben den Platz am Kind mit großer Erleichterung auf. Der Kollege setzt die Reanimation mit seinem Helfer weitgehend so fort, wie Sie begonnen haben, es war jedoch offensichtlich nicht alles richtig, was Sie getan haben.

Der Kollege verbringt das Kind letztendlich unter Reanimation auf die pädiatrische Intensivstation des Rheinklinikums, und erfreulicherweise gelingt es auch dem dortigen Expertenteam, das Kind zu retten. Sie hätten zwar das ganze noch besser gestalten können, aber wenigstens haben Sie nicht alles falsch gemacht. Sie verlieren 5 Kompetenzpunkte.

Nach Ihrer Ankunft an der Intensivstation (Sie fahren aus Interesse ebenfalls dort hin, um die weitere Versorgung zu beobachten) fallen Sie erstmal in einen sehr einladend aussehenden Sessel im Wartebereich der Station und schließen nur für einen Moment die Augen. Weiter bei 671.

483 Der Patient würde Ihrer Aufforderung, den Mund ganz weit zu öffnen und „aaaaah" zu sagen kaum Folge leisten, also ziehen Sie sein Kinn mit der Hand etwas nach unten, was dieser anstandslos über sich ergehen lässt. Ein Blick in den von Ihrer Stiftlampe erleuchteten Mundraum zeigt Ihnen kaum sichtbare Gaumenmandeln ohne Hinweis auf Infektion oder Tumor – allerdings können Sie die Dinger ohnehin kaum erkennen. Zurück zur 199.

484 „Also, irgendwie passt das doch alles nicht zusammen, oder was denkst Du?"

Tom hat offenkundig Zweifel an der Taucherkrankheit des Jungen und da spricht er Ihnen aus dem Herzen: So ganz passend sind die Symptome tatsächlich nicht. Schließlich zeigt der Junge weder das typische Jucken, noch hat er sonstige neurologische Ausfälle im Sinne von Parese oder Dysästhesien. Auch die typischen Muskelschmerzen fehlen und bis auf die Vigilanzminderung ist nur wenig greifbar. Und ob der kurze Tauchgang in dem alten Schacht überhaupt eine Taucherkrankheit auslösen kann, ist ebenso fraglich. Lesen Sie bei 622 weiter und spielen Sie Detektiv auf der Suche nach des Rätsels Lösung. Allerdings müssen Sie sich eventuell Kompetenzpunkte abziehen, wenn Sie im vorigen Absatz ASS, Heparin, ACC oder Urbason gegeben haben, denn dafür gibt es hier keine Indikation. Sie verlieren jeweils 2 Kompetenzpunkte für jedes Präparat, das Sie verabreicht haben – auch wenn es dem Patienten glücklicherweise im Moment wohl nicht schadet. Zumindest nach allem, was Sie bisher wissen. Und das ist leider nicht so viel.

485 Sie übergeben den Patienten dem diensthabenden Urologen, der sich bereits selbstständig um ein Wachbett gekümmert hat und sich dazu bereit erklärt den Patienten vorerst in der Ambulanz zu übernehmen.

„Ganz schön fulminanter Verlauf, aber diese DJ-Wechsel haben manchmal mehr in sich als man denkt. Den hätten wir wohl heute Morgen besser hier behalten", gibt er selbstkritisch zu. Sie sind etwas erschöpft und begeben sich erstmal in die Ambulanzküche um sich einen Kaffe zu genehmigen. Tom gesellt sich mit den Worten: „Gut gemacht, da wär' ich glaube ich nicht gleich draufgekommen", zu Ihnen und nimmt sich auch einen Kaffee.

„Na ja, eigentlich ist Schockbehandlung doch eh' immer irgendwie ähnlich", denken sie sich. Als Notarzt kommt Ihnen aber bei der Avisierung des Patienten in der richtigen Zielklinik beziehungsweise Fachabteilung eine große Bedeutung zu, um unnötige Zeitverluste zu minimieren.

Der in diesem Einsatz präsentierte Patient war also an einem spetischen Schock erkrankt. Differentialdiagnostik kommt am ehesten ein Volumenmangelschock oder ein allergischer Schock in Frage (nachdem Sie eine kardiale Ursache ausgeschlossen haben). Da hilft Ihnen dann eine Anamnese und die weitere klinische Untersuchung am besten weiter, und im Zusammenhang mit dem Eingriff etwas früher am Tag ist tatsächlich ein septischer Schock die wahrscheinlichste Ursache der Beschwerden.

Die therapeutischen Optionen beschränken sich dann auf aggressive Volumentherapie und die Gabe von Katecholaminen, um den Patienten zu stabilisieren. Eine frühzeitige Antibiotika-Gabe ist ebenfalls entscheidend, aber die können Sie präklinisch nicht durchführen. Die weitere Sepsistherapie überlassen Sie dann den intensivmedizinisch tätigen Kollegen. Weiter bei Absatz 5.

486 Sie beugen sich zum Materialkoffer und drehen die in den Gummiringen steckenden Ampullen so herum, dass Sie die Aufschrift lesen können. Einer der beiden RA kommt Ihnen zu Hilfe: „Sag' doch was Du brauchst, ich zieh' es auf!"

„Ja, danke, ich hätte gerne Beloc", antworten Sie dankbar und können sich wieder der Patientin zuwenden, die weiterhin schwer atmend vor Ihnen im Sofa hängt.

Wenige Augenblicke später halten Sie die Spritze in der Hand. 5 ml enthalten 5 mg. Wie viel möchten Sie geben?

- 1 mg (490)
- 2,5 mg (494)
- 5 mg (500)
- Etwas anderes (506)

487 Klack! Sie haben den Auslöser betätigt und die Nadel schießt mit Schmackes aus der vorderen Öffnung der B.I.G., während Sie unwillkürlich zusammenzucken. Vorsichtig ziehen Sie den Zylinder zurück, die Nadel bleibt im Bein der Patientin stecken. Das sieht ja schon mal gut aus, denken Sie erleichtert und ziehen im nächsten Handgriff den Mandrin vorsichtig aus der Nadel. Tom reicht Ihnen eine Spritze mit Kochsalzlösung und die gesamte Mannschaft beobachtet gespannt, wie Sie den Konus aufsetzen und Druck auf den Spritzenstempel geben. Ein schlimmer Verdacht überkommt Sie, denn Sie haben gemerkt, dass die Nadel ziemlich locker sitzt und sich leicht hin und her bewegen lässt und während Sie spritzen, bestätigt sich das ungute Gefühl: Sie können nur schwer spritzen und als Sie aspirieren, können Sie weder Blut noch Knochenmark in die Spritze ziehen. Die Punktionsstelle wird sichtbar dick, als Sie mit viel Druck die kompletten 10 ml NaCl hineindrücken. Die Nadel sitzt nicht im Knochen, sondern irgendwo im Gewebe! Sie haben leider die einzige vorhandene B.I.G. verschossen und müssen jetzt ohne Gefäß- oder Intraossärzugang weiter reanimieren. Auch alle anderen Gefäßpunktionen enden erfolglos. Dies endet frustran, Sie geben die Maßnahmen nach 30 Minuten ohne Hoffnung auf. Das hätte besser laufen können! Sie verlieren keine Kompetenzpunkte, da Sie einfach nur Pech hatten, aber der Einsatz ist hier zu Ende. Sie können die Eindringtiefe der Nadel durch Drehen am Zylinder verstellen und wenn Sie mehr Erfahrung damit gehabt hätten, dann hätten Sie sicherheitshalber die maximale Eindringtiefe eingestellt und vielleicht mehr Erfolg gehabt.

488 Weiter bei 478.

489 Sie inspizieren das Hautkolorit durch kritische Blicke auf Arme, Beine, Thorax und das Gesicht des Patienten. Die Farbe erscheint rosig, was auf eine recht gute Durchblutungssituation schließen lässt. Weiterhin schwitzt der Patient ganz ordentlich. Nebenbefundlich fallen Ihnen 10-15 verschorfte Läsionen am ganzen Körper auf, die am ehesten aufgekratzten Insektenstichen entsprechen könnten. Zurück zur 199.

490 Vorsichtig geben Sie ein Milligramm und beobachten die Patientin prüfend. So ganz geheuer ist es Ihnen nicht. Zwar sind Betablocker bei einer Herzinsuffizienz durchaus eine Therapieoption, aber Sie haben damit keine große Erfahrung. Dazu kommt, dass Betablocker sich auf den Geburtsverlauf auswirken können und spätestens 48 Stunden vor dem Geburtstermin nicht mehr gegeben werden sollen. Weiterhin erkennen Sie auch keine positive Auswirkung Ihrer Gabe auf die Kreislaufsituation. Zurück zur 309.

491 Sie werfen einen genauen Blick auf den Thorax des Patienten und versuchen, eine Atemtätigkeit zu erkennen, aber es regt sich nichts. Auch als Sie eine Hand vor den Mund des Patienten halten, merken Sie keinen Luftzug. Atmung Fehlanzeige! Weiter bei 517.

492 Sie müssen sich nun überlegen, wie Sie den Jungen weiter versorgen wollen und legen zu diesem Zweck mit Hilfe der starken Arme eines RA einen intravenösen Zugang am Arm des Patienten. Als Sie die Haut perforieren, versucht der Junge erwartungsgemäß, seine Hand wegzuziehen, aber dem RA gelingt es, diese Bewegung zu unterbinden, sodass Sie nur wenig Mühe haben, die jugendliche, pralle Vene zu treffen und den Zugang zu etablieren. Schnell wird der Zugang mit zwei Pflasterstreifen fixiert. Bitte wählen Sie von den folgenden Optionen:

- 5%ige Glukose intravenös (815)
- Hypertone Kochsalzlösung i.v. (690)
- ASS (68)
- Heparin (27)
- Amiodaron (820)
- ACC (680)
- Urbason (407)
- Intubation (476)
- Nichts weiter (484)

493 Klack! Sie haben den Auslöser betätigt und die Nadel schießt mit Schmackes aus der vorderen Öffnung der B.I.G., während Sie unwillkürlich zusammenzucken. Vorsichtig ziehen Sie den Zylinder zurück, die Nadel bleibt im Bein der Patientin stecken. Das sieht ja schon mal gut aus, denken Sie erleichtert und ziehen im nächsten Handgriff den Mandrin vorsichtig aus der Nadel. Tom reicht Ihnen eine Spritze mit Kochsalzlösung und die gesamte Mannschaft beobachtet gespannt, wie Sie den Konus aufsetzen und Druck auf den Spritzenstempel geben. Problemlos können Sie die Hälfte der Spritze entleeren und als Sie vorsichtig aspirieren, ziehen Sie Blut in die Spritze, das sich dunkelrot schlierend mit der klaren Salzlösung vermischt. Erfolg! Sie drücken die ganze Spritze in den Zugang und beginnen die sofortige medikamentöse Therapie, oder?

- Suprarenin (792)
- Atropin (514)
- Akrinor (507)
- Nein, zuerst spülen Sie den Markraum mit 100 ml NaCl (501)
- Etwas anderes (852)
- Nichts weiter (675)

494 Vorsichtig geben Sie 2,5 mg und beobachten die Patientin prüfend. So ganz geheuer ist es Ihnen nicht. Zwar sind Betablocker bei einer Herzinsuffizienz durchaus eine Therapieoption, aber Sie haben damit keine große Erfahrung. Dazu kommt, dass Betablocker sich negativ auf den Geburtsverlauf und den Zustand des Neugeborenen auswirken können und spätestens 48 Stunden vor dem Geburtstermin nicht mehr gegeben werden sollen.

Nach einer kurzen Kreislaufzeit erkennen Sie die beginnende Wirkung des Betablockers daran, dass das EKG nicht mehr ganz hektisch piepst – die Herzfrequenz fällt leicht ab in Richtung etwas gesünderer Werte. Sie beginnen schon sich zu freuen, leider wird dies jedoch zunichte gemacht, als der RA beim nächsten Mal den Blutdruck der Patientin nachmisst. Der ist nämlich ebenfalls nach unten gegangen und Bedarf der Korrektur mit etwas Akrinor. Vorsichtig geben Sie entsprechend eine Viertel-Ampulle und alles ist wieder im Lot. Allerdings verlieren Sie 2 Kompetenzpunkte. Zurück zur 309.

495 Einer der beiden RA tippt Ihnen auf die Schulter und meint: „Ich hatte vorhin vergessen, den BZ zu machen, sorry. Hab' ich jetzt nachgeholt", bedeutungsvoll hält er Ihnen das Display vor die Nase: „47 mg/dl" steht da in dunkler Digitalschrift. Hatten Sie selbst bemerkt, dass der BZ als wichtige diagnostische Maßnahme bei Vigilanzminderung noch gefehlt hat? Wenn nicht, verlieren Sie dicke 5 Kompetenzpunkte.

Sie sind erleichtert! Dann wird der Unterzucker wohl die Ursache für die Vigilanzminderung sein und vermutlich sogar auch als Sturzursache in Frage kommen. Das ist Ihnen auch deutlich lieber als Gehirnmasse, die aus einem Schädel quillt – gerade bei so einem jungen Mädchen! Vor Freude über diese dankbare Diagnose brechen Sie in Aktionismus aus und innerhalb von einer Minute haben Sie der Patientin mit Unterstützung eines RA 5 g Glukose i.v. und 5 g in die Infusion verpasst.

Sie konzentrieren sich jetzt auf das Transportziel und wollen das Rhein-Klinikum anfahren.

- Sie melden die Patientin als Schockraum an und lassen Anästhesie, Allgemeinchirurgie, Neurochirurgie und Unfallchirurgie informieren (509)
- Sie fahren die zentrale Notaufnahme an (516)

496 „Bei einer Frequenz von sechzig oder weniger müssen wir drücken!", mischt sich Tom ein, offensichtlich kennt er sich ein wenig aus. Sie verlieren aufgerundet einen Kompetenzpunkt für jeweils 10 Frequenzen, die Sie mit Ihrer Ansicht daneben gelegen haben. „Mach' Du weiter die Beatmung, ich drücke!", kommandiert Tom das Geschehen und Sie haben dem derzeit nichts hinzuzufügen. Die Beatmung gelingt Ihnen jetzt glücklicherweise auch allein problemlos. Wie sollte die Thoraxkompression durchgeführt werden?

- 2-Finger-Technik (475)
- Zeigefinger-Technik (393)
- 2-Daumen-Technik (124)
- 4-Finger-Technik (383)

497 Weiter bei 665.

498 Also, das macht hier überhaupt keinen Sinn, Sie Nuss! Oder was wollen Sie mit einem Leukotrien-Rezeptor-Antagonisten? Zurück zu 354. Und ziehen Sie sich 3 Kompetenzpunkte ab.

499 „So, dann würde ich sagen, wir machen uns mal auf den Weg in Richtung Klinik", geben sie in Richtung Ihrer Kollegen und dem Ehepaar zu erkennen.

„Tragetuch?", fragt einer der beiden Rettungsassistenten in die Runde. Herr Hinrichs nimmt dies als Stichwort und verkündet, es gehe ihm ja jetzt schon wieder viel besser und mit ein bisschen Unterstützung könne er auch nach draußen laufen. Wie verfahren Sie weiter?

- Um keine weitere Zeit zu verlieren darf der Patient mit Unterstützung laufen (397)
- Sie halten den Zeitverlust durch einen Transport mit dem Tragetuch für gerechtfertigt (weiter bei 432)
- Sie rufen die Feuerwehr und die Bergrettung hinzu (459)

500 Entschlossen drücken Sie die komplette Spritze in den venösen Zugang und können kurz darauf bereits einen deutlichen Rückgang der Herzfrequenz der Patientin beobachten. Allerdings wird die Patientin zeitgleich noch ein wenig blasser, als sie es ohnehin schon ist und der palpatorisch gemessene Blutdruck sackt um einiges in die Tiefe. Tom schreitet ein, greift sich mit einer schnellen Bewegung eine Ampulle Akrinor und eine Spritze aus dem Materialkoffer und korrigiert Ihre Fehlleistung geistesgegenwärtig. Sie verlieren allerdings dennoch 4 Kompetenzpunkte für diese unvorsichtige Dosierung und nochmals einen Kompetenzpunkt, da Betablocker sich negativ auf den Geburtsverlauf und den Zustand des Neugeborenen auswirken können und spätestens 48 Stunden vor dem Geburtstermin nicht mehr gegeben werden sollen. Zurück zur 309.

501 Im Irrglauben, Sie müssten den Markraum erst spülen, bevor Sie weitere Medikamente geben, drücken Sie mit einer Spritze 100 ml

Infusionslösung in den Zugang, bevor Sie zur Medikamentengabe übergehen. Sie verlieren allerdings 2 Kompetenzpunkte, denn diese Maßnahme ist nicht nötig und verschwendet nur Zeit. Wählen Sie jetzt eine Option von 493.

502 Der Ablauf der Reanimation ist Ihnen inzwischen gut vertraut, und auch die Atemwegssicherung gelingt Ihnen problemlos. Einzig und allein: Der Patient will einfach keinen Spontankreislauf mehr entwickeln. Sie geben sich alle Mühe und treiben Ihre Mitstreiter zum äußersten an, aber letztendlich bleibt Ihnen nichts anderes übrig, als die Reanimation nach 30 Minuten abzubrechen. Und nicht nur das: Sie verlieren auch 15 Kompetenzpunkte, denn Sie haben tragen die Hauptverantwortung am Tod des Patienten, denn Sie haben einen kapitalen Fehler begangen. Hoffentlich wittert das nicht der Staatsanwalt! Beginnen Sie neu mit diesem Einsatz.

503 Sie sind sich nicht mehr ganz sicher, ob ein Betablocker in diesem Fall eine Indikation hat und schauen sicherheitshalber in Ihrem Schlauen Buch nach. Leider steht dort nichts davon, dass diese Substanzklasse bei einer Uterusnachblutung irgendeinen positiven Effekt haben könnte. Sie verlieren 2 Kompetenzpunkte. Zurück zur 540.

504 Aufgrund der Anamnese und Untersuchungsbefund glauben Sie aktuell an eine Dekompressionskrankheit Typ I als Ursache der Beschwerden. Auf deutsch gehen Sie davon aus, dass durch das Entstehen von Gasblasen in Blutgefäßen und Geweben eine Taucherkrankheit mit milden Symptomen ausgelöst worden ist. Der Junge bietet zwar ein eher unspezifisches Symptombild, aber nicht jeder Fall ist eben aus dem Bilderbuch! Für die weitere Therapie lesen Sie weiter bei 492.

505 Mit einem Spritzer Fentanyl bringen Sie Ihren Patienten mit Sicherheit sofort um. Tom kann Sie grade noch vor der staatsanwaltlichen Verfolgung retten und räumt alle potenten Betäubungsmittel sicherheitshalber aus Ihrer Reichweite. Sie verlieren 8 Kompetenzpunkte und gehen zurück zu 354.

506 Wollen Sie mehr oder weniger geben?

- Mehr (511)
- Weniger (515)

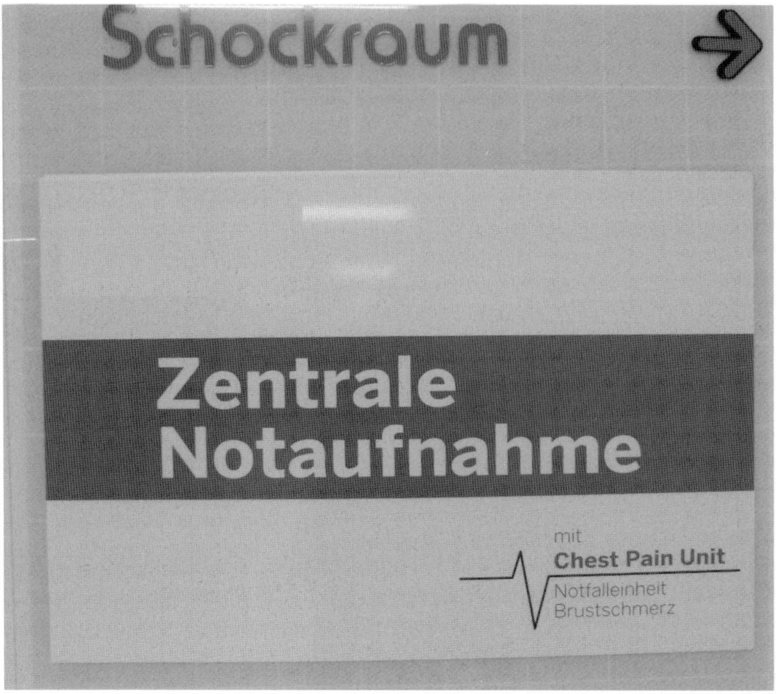

Abbildung 13: Die zentrale Notaufnahme des Rhein-Klinikums.

507 „Schnell! Ich brauch' eine Ampulle Akrinor!", rufen Sie in den Raum und lösen emsige Betriebsamkeit aus. Denn Akrinor hatte niemand für Sie vorbereitet – macht in dieser Situation auch gar keinen Sinn, zumindest wenn man leitliniengerecht handeln will. Sie drücken dennoch überzeugt eine Ampulle Akrinor in den intraossären Zugang, erreichen damit jedoch nichts. Sie verlieren 6 Kompetenzpunkte und haben leider Pech, denn in dieser Situation wäre ein anderes Medikament indiziert gewesen. Darauf kommen Sie jedoch nicht und reanimieren weitere 25 Minuten erfolglos. Letztendlich müssen Sie alle Maßnahmen frustran abbrechen und die vorläufigen Todespapiere für Ihre Patientin ausfüllen. Sie sind raus.

508 Es sind alle sinnvollen Optionen vorhanden. Sie verlieren 3 Kompetenzpunkte und gehen zurück zur 382.

509 Tom scheint dieselbe Idee zu haben, denn er ruft gerade durch die offene Schiebetür des RTW: „Ich meld uns im Klinikum als Schockraum an, okay?"

Sie nicken und konzentrieren sich weiter auf Ihre Arbeit. Weiter bei 524.

510 Sie vermuten einen Blutungsschock, haben jedoch keinen Hinweis auf eine aktive oder chronische Blutungsquelle. Ihr Patient verneint Bluterbrechen oder rektalen Blutabgang. Ihre beste therapeutische Option besteht in der Substitution von Volumen und der Gabe von Vasopressoren. Es gelingt Ihnen, den Patienten etwas zu stabilisieren, dennoch liefern Sie ihn mit einem großen Fragezeichen auf der Stirn in der Notaufnahme des Rhein-Klinikums ab. Nach wenigen Augenblicken wird schnell klar, dass Ihre Verdachtsdiagnose falsch war. Sie verlieren 4 Kompetenzpunkte. Beginnen Sie neu bei 4.

511 „Gibst Du mir noch eine Ampulle?“, bitten Sie den etwas verdutzten RA und geben der Patientin die erste Dosis im Schuss. Sie sind der Ansicht, dass noch weitere Mengen gegeben werden müssen! Während der Puls der Patientin tatsächlich etwas langsamer wird, bekommen Sie die zweite Spritze mit erneuten 5 mg gereicht.

„Warte mal, ich messe zwischendrin schnell den Druck“, hält Tom Sie von weiteren Handlungen ab. Gott sei dank, denn wenig später verkündet er einen bedenklich niedrigen Blutdruck als Resultat Ihrer Therapie und schnappt sich schnell eine Ampulle Akrinor und eine Spritze, während die Patientin immer blasser und blasser wird und sich offensichtlich sehr unwohl fühlt.

„Ich glaub’ mir wird schlecht!“, verkündet sie mit einem grünlichen Farbton im Gesicht. Tom kann mit eine fraktionierten Gabe Akrinor gerade noch schlimmeres verhindern.

Sie verlieren allerdings dennoch 8 Kompetenzpunkte für diese unvorsichtige Dosierung und nochmals einen Kompetenzpunkt, da Betablocker sich negativ auf den Geburtsverlauf und den Zustand des Neugeborenen auswirken können und spätestens 48 Stunden vor dem Geburtstermin nicht mehr gegeben werden sollen. Zurück zu 309.

512 Als Sie um Succinylcholin bitten, ist Tom mit seiner Geduld am Ende: „Ist er Dir noch nicht tot genug, oder was?! Immer diese Aushilfsärzte!!“

Sie zucken zusammen und auch die Angehörigen des Patienten wundern sich etwas. Inzwischen halten die Sie wohl für einen Praktikanten oder so was. Succinylcholin ist hier an der völlig falschen Stelle, denn es ist ein Muskelrelaxans, das im Rahmen einer Vollnarkose verwendet wird. Sie verlieren 5 Kompetenzpunkte und schleichen sich zurück zur 354.

513 Sie glauben an eine Dekompressionskrankheit Typ III Ursache für Beschwerden. Die anderen Mitglieder Ihres Team reagieren zurückhaltend, als Sie Ihre Diagnose verkünden, aber schließlich sind Sie ja der Arzt! Auch der Tauchlehrer kratzt sich fragend am Kopf: „Typ III? Hab’ ich ja noch nie gehört. Ich dachte immer, es gibt nur Typ I und Typ II. Aber Sie werden schon Recht haben!“ Wenn doch nur alle so ein Gottvertrauen in Ihre Fähigkeiten hätten!

Sie führen den Transport des Patienten in die Aufnahme des Rhein-Klinikums im Weiteren problemlos durch und erreichen die Klinik etwa 20 Minuten später. Dort erwartet man Sie bereits sehnlich, denn schließlich ist eine solche Diagnose alles andere als alltäglich.

Insbesondere der pädiatrische Oberarzt widmet sich Ihren diagnostischen Schlüssen sehr ausführlich und kommt alsbald zu einem vorläufigen Urteil: Sie haben mit Ihrer Diagnose komplett daneben gelegen. Dies spricht sich schnell herum und bevor noch jemand zu lachen anfängt, verdrücken Sie sich lieber möglichst unauffällig aus der Notaufnahme.

Leider erfahren Sie so nicht die tatsächliche Ursache der Symptome, bekommen aber noch mit, dass Ihr Patient auf die pädiatrische Intensivstation aufgenommen wird. Sie verlieren 5 Kompetenzpunkte.

514 „Schnell! Ich brauch’ Atropin!“, rufen Sie in den Raum und lösen emsige Betriebsamkeit aus.

„Wie viel?“, ruft es zurück. Wählen Sie eine Dosierung in mg, notieren Sie den Wert und lesen Sie weiter bei 522.

515 Sie titrieren eine winzige Menge aus der Spritze und warten gespannt die nächsten Augenblicke ab. Es geschieht nichts – eine so geringe Dosierung macht auch gar keinen Sinn, eine Wirkung ist nicht zu erwarten. Ziehen Sie sich einen Kompetenzpunkt ab und wählen Sie neu bei 486.

516 „Hey Tom, kannst Du uns in der ZNA vom Klinikum anmelden?“ Tom hat das Handy bereits gezückt, da er wohl auch grade an die Transportplanung gedachte hatte, allerdings hält er kurz inne: „Soll’n wir nicht lieber in den Schockraum fahren?“ Hm, wenn Sie einen Bart hätten, würden Sie ihn sich jetzt nachdenklich streicheln. Vielleicht wäre es doch besser?

„Komm, wir gehen lieber in den Schockraum!“, versucht Tom Sie umzustimmen und Sie nicken unsicher. Sie verlieren 3 Kompetenzpunkte und lesen weiter bei 524.

517 „Los! Wir müssen reanimieren!“, rufen Sie mit angespannter Stimme in den Raum, während sich unter den Angehörigen des Patienten Panik breitmacht. Gemeinsam zerren Sie den Mann auf den Fußboden, um Thoraxkompressionen und Beatmung sinnvoll ausführen zu können.

„Kein Puls in der Leiste!“, ruft einer der beiden RA dazwischen.

Sie nehmen am Kopf des Patienten Platz, während Tom die Thoraxkompressionen beginnt. Weiter bei 502.

518 Sie beugen sich zu dem Jungen hinab und halten Ihre Nase in dessen Atemstrombahn und schnüffeln vorsichtig. Ein süßlicher Geruch lässt sich erahnen. Entweder hat da jemand ziemlich lange nicht die Zähne geputzt oder es liegt eine krankhafte Störung vor.

Tom hat sich inzwischen umgedreht und läuft zum NEF, um das Blutzuckermeßgerät zu holen – die Kollegen des RTW haben leider keine Teststreifen mehr für ihres dabei und eine Blutzuckermessung steht jetzt irgendwann schließlich auch mal an. Ziehen Sie sich einen Kompetenzpunkt ab, da Sie selbst noch nicht auf diese Idee gekommen sind. Lesen Sie bei 592 weiter, um die Diagnose zu stellen.

519 Ab welcher Herzfrequenz ist laut den gängigen Leitlinien in dieser Situation zusätzlich zur Beatmung eine Herzdruckmassage durchzuführen? Entscheiden Sie sich für einen Wert zwischen 40 /min und 100 /min und lesen Sie weiter bei 496.

520 Sie glauben an ein hypercalcämisches Koma als Ursache für Beschwerden. Die anderen Mitglieder Ihres Teams reagieren zurückhaltend, als Sie Ihre Diagnose verkünden, aber schließlich sind Sie ja der Arzt!

Sie führen den Transport des Patienten in die Aufnahme des Rhein-Klinikums im Weiteren problemlos durch und erreichen die Klinik etwa 20 Minuten später. Dort erwartet man Sie bereits sehnlich, denn schließlich ist eine solche Diagnose alles andere als alltäglich.

Insbesondere der pädiatrische Oberarzt widmet sich Ihren diagnostischen Schlüssen sehr ausführlich und kommt alsbald zu einem vorläufigen Urteil: Sie haben mit Ihrer Diagnose komplett daneben gelegen. Dies spricht sich schnell herum und bevor noch jemand zu lachen anfängt, verdrücken Sie sich lieber möglichst unauffällig aus der Notaufnahme. Leider erfahren Sie so nicht die tatsächliche Ursache der Symptome, bekommen aber noch mit, dass Ihr Patient auf die pädiatrische Intensivstation aufgenommen wird. Sie verlieren 5 Kompetenzpunkte.

521 Tom schlägt vor, der Patientin aufgrund des Lungenödems ein Diuretikum zu geben. Wie schätzen Sie die Lage ein?

- Sie stimmen zu (527)
- Sie stimmen nicht zu (533)

522 Welche Dosierung haben Sie verlangt?

- 0,1-3 mg (528)
- 4-7 mg (534)
- 8-15 mg (541)
- Mehr als 15 mg (548)

523 Mit einem Spritzer Thiopental bringen Sie Ihren Patienten mit Sicherheit sofort um. Tom kann Sie grade noch vor der staatsanwaltlichen Verfolgung retten und räumt alle potenten Hypnotika sicherheitshalber aus Ihrer Reichweite. Thiopental wird normalerweise zur Narkoseeinleitung benutzt. Sie verlieren 3 Kompetenzpunkte und gehen enttäuscht zurück zu 354.

524 Tatsächlich sollten Sie die Patientin lieber in den Schockraum fahren. Rein definitionsgemäß ist der Fall grenzwertig. Man kann von einem Polytrauma sprechen, wenn ein Sturz aus mehr als 3 Metern vorliegt. Das liegt hier knapp nicht vor, aber es handelt sich um eine junge Patienten, die ein spürbares Schädel-Hirn-Trauma und eine Vigilanzminderung sowie ein Thoraxtrauma aufweißt. Sie fahren lieber einmal zuviel in den Schockraum, als einmal zu wenig. Es kommt selten aber doch immer wieder vor, dass scheinbar gering verletzte Patienten in einer Notaufnahme abgeladen werden, dort dann mehrere Stunden warten müssen und irgendwann kollabieren und doch 3 Liter Blut im Bauch haben. Und dass nur, weil die initiale Situation unterschätzt wurde (ohnehin ein großes Problem bei Polytraumatisierten).

Ihre Patientin ist inzwischen „sicher" im RTW geparkt, LifePak, Medumat und Infusion hängen an ihren Plätzen. Dem Transport steht jetzt nichts mehr im Wege.

Sie werfen erneut einen Blick auf Ihre Patientin; Sie liegt weiterhin mit geschlossenen Augen vor Ihnen. „Die Glukose müsste jetzt doch bald mal wirken!", denken Sie ungeduldig und reiben der Patientin mal wieder kräftig auf dem Brustbein herum, während Sie laut ihren Namen rufen. Weiter bei 535.

525 Sie schieben das Oberteil des Patienten ein wenig nach oben und setzen Ihr Stethoskop auf die Bauchdecke auf. In allen Quadranten können sie lebhafte Darmgeräusche auskultieren. Zurück zur 199.

526 „Haben wir Bikarbonat dabei?", wollen Sie von den beiden RA wissen.

„Moment!", einer von beiden begibt sich im Laufschritt zum RTW und ist wenige Augenblicke wieder mit einer 250 ml Flasche zurück, die die Aufschrift trägt „Bikarbonat 4,2 %".

Wie viel möchten Sie in den nächsten 10 Minuten davon geben? Bitte notieren Sie die Menge in Millilitern in Ihrem Einsatzprotokoll. Kehren Sie zurück zur 546.

527 Sei stimmen zu, dass diese Therapie eine der wenigen Dinge ist, die Sie im Moment tun können, um den Zustand der Patientin zu bessern. Bitte wählen Sie, ob Sie 10, 20, 40 oder 80 mg eines Schleifendiuretikums geben wollen und lesen dann weiter bei 537.

528 Auf Ihr Geheiß hin zieht einer der RA mehrere der Ampullen mit jeweils 0,5 mg auf und reicht Ihnen die Spritze, die Sie sofort in den Zugang entleeren. Leider sind Sie offensichtlich bezüglich der aktuellen Reanimationsrichtlinien nicht auf dem neusten Stand. Seit 2010 wird die Gabe von Atropin bei einer Asystolie nicht mehr empfohlen, Sie verlieren dadurch jetzt nur unnötig Zeit. Deshalb verlieren Sie 5 Kompetenzpunkte und lesen weiter bei 675.

529 Tatsächlich hat es im Jahr 2009 ein Gesetz zur Patientenverfügung gegeben, dass ganz klar regelt, dass eine Patientenverfügung unabhängig von Art und Stadium einer Erkrankung maßgeblich für die Behandlung ist. D.h. sie ist als verbindlich anzusehen. Dementsprechend ist eine palliative Behandlung angezeigt. Letztendlich bleibt aber auch diese Situation natürlich nicht so „glasklar", wie sich der Gesetzgeber das vielleicht vorstellt. Viele Fragen bleiben offen – aber dies soll hier nicht weiter erörtert werden, denn sonst wäre dieses Buch doppelt so dick und sehr langweilig. Kehren Sie zurück zur Einsatznachbesprechung bei 263.

530 "Nee, haben wir leider nicht dabei", meint Tom auf Ihre Bitte hin. Auch Oxytocin, das zweite in diesem Fall verwendbare Präparat ist nicht vorhanden – dafür sind solche Notfälle einfach zu selten. Sie müssen sich tatsächlich anders behelfen und visieren den Transport ins Krankenhaus an. Weiter bei 42.

531 Nachdem Sie das Oberteil etwas nach oben geschoben haben, ist eine Palpation des Abdomens problemlos möglich. Der Patient lässt die Prozedur ohne Reaktion über sich ergehen. Sie können keine Druckdolenzen oder Organvergrösserungen tasten. Zurück zur 199.

532 Tatsächlich bleibt Ihnen keine evidenzbasierte Therapieoption für diese Symptomatik, da eine adäquate Therapie nur unter engmaschigen Blutzucker- und Insulinkontrollen innerklinisch erfolgen kann. Deshalb verlieren Sie auch jeweils 2 Kompetenzpunkte, wenn Sie ASS, Heparin oder Urbason gegeben haben.

„Okay, aktuell können wir keine sinnvolle Therapie mehr machen. Wir packen den Jungen ein und fahren in die Klinik“, informieren Sie den Tauchlehrer. „Könnten Sie den Eltern Bescheid geben? Wir fahren ins ... Rhein-Klinikum!“ Der Tauchlehrer nickt und die beiden RA bereiten den Transport vor. Da der Junge kaum eine Hilfe ist, verwenden Sie das Tragetuch, um den Patienten schonend bis zum RTW zu bringen – mit der Trage ist auf dem unwegsamen Gelände kein Transport möglich.

Sie sind nicht so ganz glücklich mit der Gesamtsituation, denn der Status des Jungen hat sich seit Ihrer Ankunft eigentlich gar nicht verändert; Er ist weiterhin somnolent, tachykard und grenzwertig hypoton. Sie strengen Ihre grauen Zellen noch ein letztes Mal in diesem Einsatz so richtig an. Haben Sie möglicherweise eine zentrale Therapie-Option übersehen?

- Ja (147)
- Nein (127)

533 Sie sind der Ansicht, dass ein Diuretikum in der jetzigen Situation nicht gegeben werden sollte. Leider liegen Sie damit falsch, denn eine solche Therapie kann durchaus auch bei einer Schwangeren gegeben werden und ist bei dem bestehenden Symptombild indiziert. Sie verlieren 3 Kompetenzpunkte. Weiter bei 542.

534 „Soviel habe ich nicht dabei!“, beschwert sich der RA mit verzweifelter Stimme. Sie müssen sich was Neues überlegen, verlieren aber 2 Kompetenzpunkte, denn Ihre Dosierung ist etwas überzogen. Gehen Sie zurück zu den Optionen von 522.

535 Ihre Patientin reagiert weiterhin nur sehr verzögert – ehrlich gesagt reagiert sie fast überhaupt nicht! Vor einigen Minuten hatte sie zumindest die Augen geöffnet und ihr Missfallen artikuliert. Jetzt liegt sie ziemlich teilnahmslos da und reagiert erst mit missmutigem Grimassieren, als Sie ordentlich zukneifen. Dabei öffnet sie nicht mehr die Augen und windet sich nur ungezielt, um dem Schmerzreiz zu entkommen. Was wollen Sie tun?

- Die Blutzucker erneut bestimmen (544)
- Die periphere Sensibilität prüfen (551)
- Den Blutdruck erneut messen (555)
- Einen genauen Blick auf das EKG werfen (561)
- Etwas anderes (567)

Wenn Sie nichts weiter tun möchten, lesen Sie weiter bei 724.

536 Sie beatmen weiter über den kleinen Beutel, während Tom Sie fragend ansieht: „Und, wie ist die Herzfrequenz?“

„So um die 40“, ist Ihre Antwort und sie konzentrieren sich weiter auf die Beatmung und denken darüber nach, ob Sie das Kind intubieren sollten. Tom bringt Sie jedoch auf andere Gedanken: „Hey, dann müssen wir jetzt auch mal Drücken!“ Sie zögern, vertrauen aber doch auf Toms Meinung, denn er hat ja meistens Recht. Sie verlieren 3 Kompetenzpunkte, denn tatsächlich ist nun die Herzdruckmassage zusammen mit der Beatmung indiziert. Weiter bei 519.

537 Sie applizieren die gewünschte Dosis. Dabei sollten Sie mindestens 20-40 mg geben, ansonsten wird es nicht viel helfen. Weiter bei 542.

538 An sich ist das Erhöhen des Sauerstoffpartialdrucks ja eine ganz tolle Sache. Aber leider ist das nicht der Grund für die spezielle Atemmechanik des Patienten. Sie verlieren deshalb 2 Kompetenzpunkte und lesen weiter bei 546.

540 Welche Präparate kommen in Frage?

- Berodual (871)
- Contrin (859)
- Metoprolol (503)
- Methergin (530)

541 „Hä?!“, der über den Medikamentenkoffer gebückte RA schaut Sie entgeistert an.

„Soviel habe ich gar nicht dabei!“

Sie müssen sich was Neues überlegen, verlieren aber 3 Kompetenzpunkte, denn Ihre Dosierung ist etwas zu enthusiastisch. Gehen Sie zurück zu den Optionen von 522.

542 Tom meldet für Sie die Patientin in der medizinischen Aufnahme des Rhein-Klinikums an, und wenig später geht es mit Blaulicht und Sirene auch schon los. Der Patientin geht es ein wenig besser – die Sauerstoffsättigung ist bis auf knappe 90 % geklettert. Sie hoffen, dass es dem Baby gut geht und sind froh, als Sie bald das Ziel erreichen und die Patientin an den aufnehmenden Kollegen übergeben können.

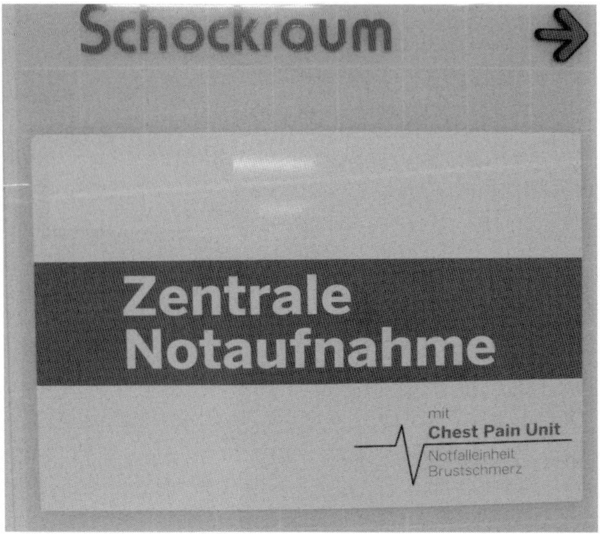

Abbildung 14: Sie fahren mal wieder die Notaufnahme des Rhein-Klinikums an.

Einige Kollegen haben sich in der Aufnahme versammelt, sich herumgesprochen hat, dass Sie eine Hochschwangere mit einer akuten Notfallsituation bringen. Der Fall der Patientin ist tatsächlich sehr knifflig, kann aber von den anwesenden Gynäkologen gelöst werden. Sie verlieren trotzdem 5 Kompetenzpunkte, weil Sie nicht auf die Diagnose gekommen sind. Leider sind Sie raus und beginnen entweder von vorne oder fahren mit dem nächsten Einsatz fort.

543 „Könnte ein malignes neuroleptisches Syndrom sein“, murmeln Sie vor sich hin.

„Hm, meinst Du? Ich habe keine Ahnung von solchen Sachen“, gibt Tom freimütig zu. „Und was machen wir jetzt?“

Sie denken kurz nach.

„Eine richtige Therapie können wir eh nicht machen.“

„Also Transport?“, will Tom wissen.

„Transport!“, entgegnen Sie mit entschlossener Stimme.

Allgemeine Betriebsamkeit macht sich breit und Ihr Plan wird entsprechend umgesetzt. Allerdings bleibt ein ungutes Gefühl – denn zu Ihrer Diagnose gehört schließlich die Einnahme eines entsprechenden Präparates und das konnten Sie bislang nicht nachweisen. Weiter bei 606.

544 Sie beobachten den RA, wie er nach einer kleinen Stichinzision einen Blutstropfen aus einer Fingerbeere des Mädchens quetscht und auf den

Teststreifen des Messgerätes laufen lässt. Sie sind froh, dass Sie das jetzt nicht machen mussten – Ihre Hände würden ziemlich zittern, denn Sie sind doch sehr beunruhigt. Sie können die Sekunden kaum abwarten, bis das Gerät mit einem hellen Piepsen das Ende der Messung ankündigt. „63 mg/dl" lesen Sie auf dem Display. Leider verlieren Sie einen Kompetenzpunkt, denn es gibt aktuell etwas viel wichtigeres zu tun. Und jetzt? Zurück zur 535.

545 „Wir müssen noch ein 12-Kanal schreiben", informieren Sie den RA, der daraufhin die Brustwandableitungen klebt.

„Bleiben Sie bitte einen Moment ruhig sitzen und sprechen Sie nicht." Die Patientin tut wie ihr geheißen und wenig später kommt eine weitere Papierschlange aus dem Druckerspalt des LifePak. Allerdings erlangen Sie dadurch auch keine neuen Erkenntnisse. Sie verlieren einen Kompetenzpunkt, da Sie unnötig Zeit verloren haben und das 12-Kanal-EKG vorhersehbar unnötig war – schließlich können Sie eine Herzrhythmusstörung bereits im Extremitäten-EKG sichten und eine myokardiale Ischämie liegt hier mit aller größter Wahrscheinlichkeit nicht vor. Die Patientin hatte auch keine pectanginösen Beschwerden geäußert. Fall Sie an eine Rechtsherzbelastung durch eine mögliche Fruchtwasserembolie dachten: da spielt pathogenetisch die dissemnierte intravasale Gerinnung eine deutlich größere Rolle, als die tatsächliche mechanische Embolie. Zurück zur 53.

546 Tatsächlich dient die Steigerung des Atemminutenvolumens der Abatmung von CO_2, um die metabolische Azidose zu kompensieren.

„Hat wohl doch nichts mit dem Tauchen zu tun, was?!", bemerkt Tom und hat offensichtlich die gleichen Schlüsse wie Sie gezogen. Wie soll es nun weitergehen?

Wählen Sie mögliche Therapieoptionen:

- ASS i.v. (672)
- Heparin i.v. (664)
- Glukose i.v. (620)
- Insulin i.v. (626)
- Bikarbonat (526)
- Kaliumchlorid (633)
- Urbason (654)
- Nichts weiter (532)

547 „Haben Sie ihm mal Fieber gemessen?", fragen Sie die Angehörigen und als beide den Kopf schütteln, lassen Sie sich das Thermometer aus dem Koffer des RTW geben und stecken es so gut es geht in eine Achsel des

Patienten. Ihnen ist bereits aufgefallen, dass der Patient eher heiß wirkt und dies bestätigt sich, als ein paar Augenblicke später ein leises Piepsen das Ende der Messung anzeigt. „39,2 Grad" zeigt die Digitalanzeige. Zurück zur 199.

548 „Hä?!", der über den Medikamentenkoffer gebückte RA schaut Sie entgeistert an.

„Soviel habe ich gar nicht dabei!"

Sie müssen sich was Neues überlegen, verlieren aber 4 Kompetenzpunkte, denn Ihre Dosierung ist ziemlicher Schwachsinn. Gehen Sie zurück zu den Optionen von 522.

549 „Könnte eine Intoxikation mit Serotonin-Re-Uptake Hemmern sein", murmeln Sie vor sich hin.

„Hm, meinst Du? Ich habe keine Ahnung von solchen Sachen", gibt Tom freimütig zu. „Und was machen wir jetzt?"

Sie denken kurz nach.

„Eine richtige Therapie können wir eh nicht machen."

„Also Transport?", will Tom wissen.

„Transport!", entgegnen Sie mit entschlossener Stimme.

Allgemeine Betriebsamkeit macht sich breit und Ihr Plan wird entsprechend umgesetzt. Allerdings bleibt ein ungutes Gefühl – denn zu Ihrer Diagnose gehört schließlich die Einnahme eines entsprechenden Präparates und das konnten Sie bislang nicht nachweisen. Weiter bei 606.

550 Sie glauben, dass die Atmung dazu dient, Ketonkörper abzubauen. Leider sind Sie damit allerdings auf dem falschen Dampfer unterwegs, aber das hat im Moment keine Konsequenz für Ihr weiteres Handeln. Sie verlieren trotzdem 2 Kompetenzpunkte und lesen weiter bei 546.

551 Die Vakuum-Matratze fixiert die Patientin weitgehend, allerdings haben Sie dennoch ausreichend Zugang zu Armen und Beinen, um dort kräftig zu zwicken. Die Patientin reagiert nur, wenn Sie ordentlich Kraft anwenden. Nicht gut, denken Sie! Allerdings verlieren Sie 1 Kompetenzpünktchen, denn es gibt wichtigeres, als in Arme und Beine zu kneifen. Zurück zur 535.

552 „Könnte ein hyperosmolares Koma sein", murmeln Sie vor sich hin.

„Hm, meinst Du? Aber dann müsste doch der Blutzucker stark erhöht sein", merkt Tom zweifelnd an. Wenn noch nicht geschehen, bestimmt er in wenigen Augenblicken den Blutzucker des Patienten, der bei 137 mg/dl liegt und somit nur mäßig erhöht ist. Ein hyperosmolares Koma scheidet also aus. Ziehen Sie sich 5 Kompetenzpunkte ab und kehren zurück zur 144.

553 Tom ist von Ihrer Idee nicht begeistert, schließlich haben Sie weder das richtige Werkzeug, noch die nötige Erfahrung oder Vorstellung von dem, was Sie da eigentlich tun. Sie versenken die rechte Hand bis zum Ellenboden in der Frau, die ebenfalls wenig begeistert ist. Dies ändert sich auch nicht, als Sie unbeholfen und mit deutlicher Schmerzsymptomatik für die Frau ein paar Schleimhautfetzen aus dem Uterus bergen. Weitere, stärkere Blutungen sind die Folge. Sie verlieren 5 Kompetenzpunkte und hängen der Patientin eine kolloidale Infusion an, um schlimmere Kreislaufauswirkungen zu verhindern. Zurück zur 594.

554 Sie glauben, dass die Atmung dazu dient, alkoholische Metaboliten abzubauen. Das trifft vielleicht auf Sie zu, wenn Sie auf dem Rückweg von der nächsten Weihnachtsfeier sind, aber für Ihren Patienten stimmt das leider ganz und gar nicht. Sie verlieren 2 Kompetenzpunkte und lesen weiter bei 546.

555 Sie messen hastig den Blutdruck palpatorisch am Handgelenk, während Sie die Blutdruckmanschette langsam entlüften. Sie wollen sich nicht festlegen, ob es 140 oder 150 mmHg systolisch sind, aber auf jeden Fall genug! Sie verlieren allerdings 3 Kompetenzpunkte, denn es gibt wirklich wichtigeres, als den Blutdruck zu messen! Zurück zur 535.

556 Tatsächlich konnte bisher nicht bewiesen werden, dass es einen Vorteil bringt, den Neugeborenen mehr als 21% Sauerstoff zuzuführen. Entscheidend ist, *dass* alle Lungenabschnitte ventiliert werden und nicht *womit*. Die Sauerstoffdosierung ist Ihnen freigestellt.

Die Eltern des Kindes haben inzwischen realisiert, dass gerade irgendwas ganz gewaltig schief läuft. Die Mutter ist völlig erschöpft in die Kissen zurückgefallen und ruft wimmernd nach Ihrem Partner: „Christof, was ist mit dem Baby?!“ Der angesprochene steht mit wildem Blick abwechselnd Haare raufend und mit rudernden Armen im Raum und wirft sich nun zu seiner Frau auf die Couch und nimmt Sie in die Arme. Sie können die Gesichter nicht sehen, doch ihre zitternden Schultern und das Schluchzen und Stöhnen sagt genug. Sie konzentrieren sich wieder auf die Arbeit. Das Kind schlägt leider noch nicht die Augen wieder auf, Sie haben jetzt 10 oder 15 Sekunden beatmet und horchen erneut auf den Thorax. Mit einem kurzen Blick auf Ihre Armbanduhr können Sie die Herzfrequenz jetzt mit 40 Schlägen pro Minute ausmachen. Die Tendenz geht also eindeutig in die falsche Richtung! Halten Sie jetzt bereits eine Herzdruckmassage für indiziert oder sollte die Beatmung singulär fortgesetzt werden?

- Herzdruckmassage indiziert (519)
- Beatmung fortsetzen (536)

557 Es ist aktuell nur schwer möglich, den Mund des Jungen gut einzusehen. Auf Ihre Bitte hin fixiert einer der beiden RA den Kopf des Jungen mit beiden Händen, während Sie vorsichtig den Unterkiefer des Patienten nach unten ziehen und mit einer Lampe in den Mund leuchten. Sobald Sie zu energisch werden, beschwert sich der Junge mit lauten Grunzen, beißt zu und versucht den Kopf hin und her zu bewegen, sodass Sie nur einen kurzen Blick erhaschen können. Dieser reicht Ihnen allerdings um festzustellen, dass im Mund außer rosigen Schleimhäuten nicht viel zu sehen ist. Lesen Sie bei 592 weiter und stellen Sie eine Diagnose.

558 „Könnte eine akinetische Krise sein", murmeln Sie vor sich hin.

„Hm, meinst Du? Ich habe keine Ahnung von solchen Sachen", gibt Tom freimütig zu. „Und was machen wir jetzt?"

Sie denken kurz nach.

„Eine richtige Therapie können wir eh nicht machen."

„Also Transport?", will Tom wissen.

„Transport!", entgegnen Sie mit entschlossener Stimme.

Allgemeine Betriebsamkeit macht sich breit und Ihr Plan wird entsprechend umgesetzt. Allerdings bleibt ein ungutes Gefühl … ist eine akinetische Krise nicht Bestandteil eines Morbus Parkinson? Und der ist bei dem Patienten nicht bekannt. Weiter bei 606.

559 Die normofrequente aber deutlich vertiefte Atmung wird nach dem Erstbeschreiber Adolf Kußmal als sog. Kußmaulatmung bezeichnet (und damit hat die Benennung auch nichts mit der Lippenstellung des Patienten zu tun!). Aber warum machen das diese Patienten eigentlich? Sie versuchen sich an die letzte Vorlesung zum Thema „Metabolische Notfälle" zu erinnern.

- Um alkoholische Metaboliten abzuatmen (554)
- Um CO2 abzuatmen (546)
- Um Ketonkörper abzuatmen (550)
- Um den Sauerstoffpartialdruck zu erhöhen (538)

560

561 Hm …, der LifePak zeigt weiterhin den Sinusrythmus, den Sie bereits kennen. Sie Herzfrequenz liegt jetzt bei etwa 55 pro Minute. Sie verwerfen den Gedanken, ein 12-Kanal-EKG zu schreiben lieber schnell, bevor Sie noch weitere Kompetenzpunkte verlieren. Denn immerhin müssen Sie sich schon mal 3 Punkte abziehen, denn es gibt jetzt wirklich Wichtigeres, als das EKG zu betrachten. Eine Vigilanzminderung könnte natürlich auch durch eine Herzrhythmussörung ausgelöst sein, aber um dieses auszuschließen, reicht Ihnen das Extremitäten-EKG. Ein 12-Kanal-EKG nutzt Ihnen nur etwas, wenn Sie z.B. spezielle Blockbilder oder ST-Strecken-Veräderungen aufspüren wollen. Kehren Sie zurück zur 535.

562 „Könnte eine hypercalcämische Krise sein", murmeln Sie vor sich hin.

„Hm, meinst Du? Ich habe keine Ahnung von solchen Sachen", gibt Tom freimütig zu. „Und was machen wir jetzt?"

Sie denken kurz nach.

„Eine richtige Therapie können wir eh nicht machen."

„Also Transport?", will Tom wissen.

„Transport!", entgegnen Sie mit entschlossener Stimme.

Allgemeine Betriebsamkeit macht sich breit und Ihr Plan wird entsprechend umgesetzt. Allerdings bleibt ein ungutes Gefühl, denn Ihre Diagnosestellung erfolgt mehr aus Verlegenheit als aus sicherem Wissen heraus. Weiter bei 606.

563 Sie können den Oberkörper und die Arme des Jungen schnell auf Petechien (etwa stecknadelkopfgroße Blutungen in Haut und Schleimhäuten) untersuchen und sehen nichts Auffälliges. Haut des Jungen scheint keinerlei Besonderheiten aufzuweisen. In den Mund können Sie leider nicht ausreichend schauen, als Sie aber das Kinn des Jungen gegen seinen Widerstand ein wenig nach unten ziehen, sehen Sie auch nichts Besonderes, lediglich rosige Schleimhäute. Lesen Sie bei 592 weiter und stellen Sie eine Diagnose.

564 „Könnte eine AV-Reentry Tachykardie sein", murmeln Sie vor sich hin.

„Meinst Du? Aber das passt doch irgendwie nicht, oder?", meint Tom mit erheblichem Zweifel in der Stimme.

„Mir fällt ehrlich gesagt nichts besseres ein", entgegnen Sie etwas hilflos.

Tom lässt nicht locker.

„Also ehrlich. Die Bewusstseinstrübung, das Fieber, da muß doch was anderes dahinter stecken!"

Und wenn Sie ehrlich sein, teilen Sie seine Bedenken. Ziehen Sie sich 5 Kompetenzpunkte ab und suchen Sie sich eine andere Diagnose bei 144 aus.

565 Als Sie jetzt einen Hinterher-ist-man-immer-schlauer-Blick auf den Patienten werfen, fällt Ihnen auch das typische Atemmuster auf, das Ihnen eigentlich schon zu Beginn hätte auffallen müssen. Der Patient atmet regelmäßig mit normaler Frequenz, aber die einzelnen Atemzüge sind deutlich tiefer als bei einem Gesunden. Wie war noch gleich der Name für diese besondere Atemmechanik? Notieren Sie den Namen und lesen Sie weiter bei 559.

566 Sie möchten ein 12-Kanal-EKG schreiben und einer der beiden RA übernimmt auf Ihre Bitte hin das Kleben der entsprechenden Elektroden.

Wenig später halten Sie den Papierausdruck in der Hand, der Ihnen jedoch nur wenig mehr Informationen liefert. Sie erkennen, dass keine Blockbilder oder akute Ischämien vorliegen, ansonsten sehen Sie die bekannte Tachykardie mit Vorhofflimmern. Zurück zur 199.

567 Die anderen Optionen sind ja alle ganz nett, aber wirklich helfen die Ihnen nicht weiter. Sie schnappen sich Ihre Stiftlampe und ziehen die Augenlider der Patientin auseinander, um die Pupillenfunktion zu evaluieren. Sie haben zwar zu Beginn des Einsatzes bereits reingeschaut, aber bei einem Schädel-Hirn-Trauma können Sie das nicht oft genug tun, besonders bei einer Verschlechterung der Bewusstseinslage! Rechts – Links – Sie erstarren kurz. Erstes lässt sich die Patientin diesmal ohne große Gegenwehr das Großhirn ausleuchten und zweitens: Die rechte Pupille ist deutlich weiter, als die Linke. Und eine befriedigende Lichtreaktion sehen Sie auch nicht mehr!!

- Was kommt als Ursache am ehesten in Frage?
- Eine traumatische Schädigung des N. opticus (591)
- Eine traumatische Schädigung des N. abducens (586)
- Ein traumatisches Subduralhämatom (596)
- Ein traumatisches Epiduralhämatom (605)
- Eine therapierefraktäre Hypoglykämie (579)
- Etwas anderes (574)

568 Zwar braucht die Patientin derzeit keine aggressive Volumentherapie, aber Sie sind sich sicher, dass der intraossäre Zugang ausreichen würde, um einiges an Volumen in kurzer Zeit zu geben. Sie konzentrieren sich wieder auf die aktuelle Situation, nehmen sich jedoch vor, den Sachverhalt nach Abschluss des Einsatzes genauer nachzulesen. Leider verlieren Sie allerdings jetzt schon 2 Kompetenzpunkte, denn ein intraossärer Zugang lässt eine Infusionsrate entsprechend einem 18-Gage-Zugang (einer grünen Braunüle) zu. Weiter bei 597.

569 Sie beugen sich zu dem Jungen hinab und halten Ihre Nase in dessen Atemstrombahn und schnüffeln vorsichtig. Ein süßlicher Geruch lässt sich erahnen. Entweder hat da jemand ziemlich lange nicht die Zähne geputzt oder der Azetongeruch bestätigt endgültig Ihre Diagnose. Weiter bei 565.

570 Sie glauben, dass 21% Sauerstoff das Beste für das Kind ist und reduzieren den Fluss in den Beatmungsbeutel deutlich. Nach dem Einsatz lesen Sie die Hintergründe nach und erfahren, dass es wohl keinen Unterschied in der Prognose gibt, ob Sie nun 100 % oder 21 % verwenden.

Sie verlieren einen Kompetenzpunkt, denn es gibt Hinweise, dass initial 21 % ausreichen. Weiter bei 556.

571 „Ich muss wissen, wie hoch das endtidale CO_2 des Jungen ist," murmeln Sie mehr zu sich selbst als zu Ihren Mitstreitern, aber Tom hat offensichtlich die Ohren gespitzt, denn er mischt sich in Ihre Überlegungen ein: „Sicher? Geht das überhaupt ohne Intubation?"

Sie grübeln einen Moment. Eine Intubation würde die verlässlichsten Werte liefern. Aber das wäre ja jetzt auch ein wenig übertrieben, oder?

„Könnten wir das nicht mit der CO_2-Kuvette und einer Beatmungsmaske machen?", schlägt Tom vor.

„Könnte gehen, wenn ich das Luftdicht hinkriege….", denken Sie laut und greifen sich den Beatmungsbeutel und eine entsprechende Maske aus dem Materialkoffer des RTW. Tom hat vorsorglich bereits die Kapnometrie des NEF geholt, steckt Sensor und Verbindungsstück zusammen und reicht Ihnen beides. Sie stecken die Küvette zwischen Beatmungsbeutel und Maske und Knien sich neben den Kopf des Jungen.

„So, mal schauen, ob das funktioniert!" Sie legen die Maske behutsam über Mund und Nase des Patienten und schaffen es tatsächlich, diese einigermaßen dicht zu bekommen, ohne allzu großen Unmut des Patienten auf sich zu ziehen. Der Junge atmet ruhig und tief ein und aus und so können Sie bereits nach ein paar Augenblicken den CO_2-Rückstrom messen. Ihr Kapnometer ist leider nicht mit einem Digitaldisplay ausgestattet, sondern zeigt nur ungefähre Messwerte an (Siehe Abbildung XY). Sie erkennen, dass das endtidale CO_2 des Jungen irgendwo um 40 mmHg liegen dürfte. Sie setzen die Maske wieder vom Gesicht des Jungen ab und überlegen nun, wie das zu den anderen Symptomen des Patienten passt. Lesen Sie bei 592 weiter und stellen Sie eine Diagnose.

572 „Könnte eine Addison-Krise sein", murmeln Sie vor sich hin.

„Hm, meinst Du? Ich habe keine Ahnung von solchen Sachen", gibt Tom freimütig zu. „Und was machen wir jetzt?"

Sie denken kurz nach.

„Eine richtige Therapie können wir eh nicht machen."

„Also Transport?", will Tom wissen.

„Transport!", entgegnen Sie mit entschlossener Stimme.

Allgemeine Betriebsamkeit macht sich breit und Ihr Plan wird entsprechend umgesetzt. Im RTW verpassen Sie dem Patienten noch einen ordentlichen Schuss Kortison mit 250 mg Urbason intravenös – aber das ist auch das einzige, was Sie im Moment tun können. Weiter bei 606.

573 Sie möchten ein 12-Kanal-EKG schreiben und einer der beiden RA übernimmt auf Ihre Bitte hin das Kleben der entsprechenden Elektroden.

Wenig später halten Sie den Papierausdruck in der Hand, der Ihnen jedoch nur wenig mehr Informationen liefert. Sie erkennen, dass keine Blockbilder oder akute Ischämien vorliegen, ansonsten sehen Sie die bekannte Tachykardie. Da Sie keine P-Wellen erkennen können, gehen Sie bei dem unregelmäßigen Rhythmus von einem Vorhofflimmern aus. Zurück zur 847.

574 Auf was für Ideen kommen Sie denn?! Sie verlieren 3 Kompetenzpunkte, denn die relevante Diagnose ist bei 567 genannt. Wählen Sie erneut bei den Optionen von 567.

575 Weiter bei 568.

576 Mit der neuen Erkenntnis im Rücken suchen Sie nach weiteren Zeichen Ihrer Verdachtsdiagnose und untersuchen das Abdomen des Jungen eingehender. Auffallend ist tatsächlich eine merklich gesteigerte Muskelspannung und als Sie vorsichtig mit einer Hand auf die Bauchdecke drücken, spannen sich die Muskeln bretthart an und der Junge versucht, Ihre Hände wegzuwischen und seinen Bauch vor weiteren Attacken zu schützen. Ihre Untersuchung scheint ihm Schmerzen zu bereiten. Eine genaue Lokalisation der Schmerzen ist nicht möglich, der Schmerz scheint überall vorhanden zu sein. Darmgeräusche können Sie problemlos mit dem Stethoskop hören, sie sind lebhaft aber als normal einzustufen. Weiter bei 565.

578 „*Was* willst Du??“, Tom ist mal wieder gar nicht begeistert von Ihrer Idee. Er überzeugt Sie, dass eine solche Maßnahme nur weitere Probleme mit sich bringt – Infektionen und operative Bergung der Tücher inklusive. Außerdem scheint die Blutung aktuell nicht lebensbedrohlich zu sein. Sie glauben ihm und verwerfen die Idee. Ziehen Sie sich 3 Kompetenzpunkte ab und gehen Sie zurück zur 594.

579 Sie messen den Zucker erneut nach. „84 mg/dl“ zeigt das Messgerät mittlerweile an. Der Blutzucker ist also inzwischen adäquat angestiegen und Sie haben Unrecht mit Ihrer Vermutung. Sie verlieren 3 Kompetenzpunkte. Wählen Sie erneut bei den Optionen von 567.

580 „Leck mich am A….“, entfährt es Tom, als auch er die dreistellige Zahl auf dem Display abliest. „569 mg/dl“ steht da in schwarzen Zahlen. Sie sind ebenfalls einen Moment verdutzt, obwohl das natürlich genau zu Ihrer Verdachtsdiagnose passt. Falls Sie es noch nicht getan haben, können Sie jetzt einige Untersuchungsgänge durchführen, um Ihren Verdacht zu erhärten:

- das Abdomen untersuchen (576)
- an der Atemluft des Patienten schnuppern (569)
- Nichts weiter (565)

581 Haben Sie Amiodaron eingesetzt?

- Ja (587)
- Nein (144)

582 Glücklicherweise brauch die Patientin derzeit keine aggressive Volumentherapie, denn Sie sind sich sicher, dass durch einen intraossären Zugang nicht sehr viel im Schuss durchgehen würde. Sie konzentrieren sich wieder auf die aktuelle Situation, nehmen sich jedoch vor, den Sachverhalt nach Abschluss des Einsatzes genauer nachzulesen. Leider verlieren Sie allerdings jetzt schon 2 Kompetenzpunkte, denn ein intraossärer Zugang lässt eine Infusionsrate entsprechend einem 18-Gage-Zugang (einer grünen Braunüle) zu. Weiter bei 597.

583 In diesem Einsatz haben Sie wirklich einiges erlebt. Zunächst mussten Sie eine scheinbar problemlose Geburt assistieren und dann auch noch eine Neugeborenenreanimation durchführen. Dabei kam es im Wesentlichen darauf an, dass Sie die Basismaßnahmen beherrschen und zum Einen die korrekte Indikation zur Reanimation stellen und die Maßnahmen im korrekten Rhythmus durchführen können. Die wesentlichen Angaben zum richtigen Vorgehen haben Sie bereits während des Einsatzes erfahren, Näheres dazu finden Sie in den gültigen ERC-Guidelines von 2010. Bei Bedarf gehen Sie erneut in den Einsatz zurück und lesen noch an einigen Stellen nach, was gewesen wäre, wenn…

Weiter bei 869.

584 Von wegen Rattengift! Die Frau ist zwar nicht unbedingt ein Tierfreund, aber umbringen will Sie die kleinen Nager auch nicht gleich. Sie antwortet etwas entrüstet, dass es in Ihrem Haushalt kein Rattengift gäbe. Gehen Sie nun zu Absatz 144 und treffen eine Diagnose. Wenn Ihnen die Informationen noch nicht reichen, stellen Sie eine erneute Frage von 770 (allerdings kostet Sie das dann 3 Kompetenzpunkte).

585 Sie glauben an ein ketoazidotisches Koma als Ursache für die Beschwerden des Jungen.

„Ist bei ihm eine Zuckerkrankheit bekannt?“

„Also, das weiß ich wirklich nicht, keine Ahnung“, der Tauchlehrer zuckt die Schultern. Er kann Ihnen jetzt nicht helfen.

Doch Sie sind sich Ihrer Sache ziemlich sicher und inzwischen ist Tom mit dem Blutzucker-Meßgerät des NEF wieder da. Was jetzt noch fehlt, ist ein wenig Blut des Patienten. Sie nutzen die Gelegenheit, um einen intravenösen Zugang anzulegen – das ist inzwischen sowieso überfällig.

Aus der Führungskanüle des bereits gelegten I.v.-Zugangs bestimmt Tom aus einem Blutstropfen den Blutzucker. Gespannt beobachten Sie den Digital-Display des Messgerätes, auf dem scheinbar in Zeitlupe ein Countdown zehn Sekunden herunterzählt. Es piepst laut und der Blutzucker des Patienten wird angezeigt. Lesen Sie weiter auf 580.

586 Sie vermuten eine Nervenschädigung. Dies kann theoretisch gesehen tatsächlich vorkommen. Allerdings nicht bei einer Schädigung des N. aducens, wie Ihnen selbst klar wird, als Ihnen einfällt, dass dieser Nerv die Pupillenmotorik gar nicht beeinflusst. Abgesehen davon wäre dann eine Störung bereits direkt nach dem Trauma zu erwarten gewesen. Sie verlieren 3 Kompetenzpunkte. Wählen Sie erneut bei den Optionen von 567.

587 Die Kurzinfusion mit dem Amiodaron ist inzwischen eingelaufen, und Sie werfen einen prüfenden Blick auf das EKG des Patienten. Auf dem Monitor erscheint es so, als wäre zumindest die Herzfrequenz etwas gesunken. 135 pro Minute zeigt der LifePak im Moment an.

„Na, das ist doch schon mal was“, denken Sie. Weiter bei 144.

588 Sie schnappen sich die Blutdruckmanschette und messen auf beiden Seiten am Oberarm den Blutdruck des Patienten. Während Sie langsam den Druck aus der Manschette ablassen und auf das Manometer starren, reift in Ihnen die Erkenntnis, dass beidseits kein relevanter Unterschied besteht. Links wie rechts schätzen Sie die Systole auf etwa 90 mmHg. Hat Ihnen das geholfen bei der Diagnosefindung? Lesen Sie bei 592 weiter und entscheiden Sie sich!

589 Sie glauben, dass 50% Sauerstoff das beste für das Kind ist und reduzieren den Fluss in den Beatmungsbeutel etwas. Nach dem Einsatz lesen Sie die Hintergründe nach und erfahren, dass es wohl keinen Unterschied in der Prognose gibt, ob Sie nun 100% oder 21% verwenden. Sie verlieren 2 Kompetenzpunkte. Weiter bei 556.

590 Weiter bei 582.

591 Kann so eine Verletzung wirklich eine Pupillenstörung machen? Ja, denn wenn der N. opticus geschädigt ist, dann kann er dem Hirn keine Informationen mehr über das einfallende Licht vermitteln und das Hirn „denkt", es wäre dunkel. Folglich kommt es zu einer Mydriasis. Andererseits – hätte dies dann nicht schon direkt nach dem Trauma zu sehen sein müssen? Tatsächlich kommen Ihnen Zweifel. Ziehen Sie sich 3 Kompetenzpunkte ab. Wählen Sie erneut bei den Optionen von 567.

592 Daß es sich hier nicht um eine „normale" Taucherkrankheit handelt, sind Sie sich fast sicher. Aber welche Diagnose trifft Ihrer Ansicht nach dann zu?

- Ketoazidotisches Koma (585)
- Hypercalzämisches Koma (520)
- Dekompressionskrankheit Typ III (513)
- Hyperosmolares Koma (165)
- Meningitis (330)
- Lungenembolie (284)
- Mundfäule (264)
- Fallotsche Tetralogie (247)
- Cholezystitis (212)
- Nephrolithiasis (179)
- Septische Appendizitis (198)

593 „Wir müssen kardiovertieren, um die Arrhythmie zu durchbrechen!"

Tom schaut Sie einen Moment ziemlich fragend an, da aber die Thematik der präklinischen Kardioversion auch ihm nicht so vertraut ist, leistet er keinen langen Widerstand.

„Meinst Du, das bringt was?", meint er leise, während er die Paddels aus dem LifePak herauszerrt. Sie sind sich auch nicht völlig sicher, aber Sie wollen die Tachykardie des Patienten unbedingt durchbrechen.

Sie geben dem Patienten zur Abschirmung etwas Dormicum und brezeln dann entsprechend den neuen Reanimationsrichtlinien (die auch die Kardioversion regeln) auf den noch schläfrigeren Patienten, der Ihren Stromangriff mit einem lauten „Aua!" beantworten und tatsächlich deutlich wacher dadurch geworden ist. Leider besteht die Tachykardie weiterhin. Sie verlieren leider einen Kompetenzpunkt, denn eigentlich ist die elektrische Kardioversion nur beim hämodynamisch instabilen Patienten indiziert – und das ist hier nicht der Fall. Natürlich wäre es schöner anzusehen, wenn ein regelmäßiger Sinusrhythmus über den Monitor flackern würde, aber dieses Problem scheint im Moment nicht lebensbedrohlich zu sein, schließlich besteht keine Hypotonie. Und nicht vergessen dürfen Sie, dass ein solcher

Elektroschock auch durchaus Schäden am Gewebe und am Myokard anrichten kann. Sie trauen sich das nicht noch mal und kehren zurück zur 653.

594 Moment, Sie müssen sich ja noch um die Plazenta kümmern! Wie war das noch mal? Sie werfen einen Blick auf das abgetrennte Stück Nabelschnur, dass aus der vaginalen Öffnung hängt. Dran ziehen? Ist bestimmt keine so gute Idee?

Sie greifen nach dem Ende der Nabelschnur, informieren die Mutter und tasten sich langsam vorwärts. Leider reichen Ihre Gummihandschuhe nur bis knapp über die Handgelenke und Ihre Unterarme bleiben nicht von Blut und Sekreten verschont. Vorsichtig ziehen Sie ein wenig an der Nabelschnur und können in der Tiefe den Übergang in die Plazenta spüren, die Ihnen bereits auf leichten Zug entgegen zu kommen scheint. Ein paar Augenblicke später haben Sie einen runden Mutterkuchen auf einem Handtuch vor Ihnen. Inspektorisch erkennen Sie, dass er möglicherweise nicht komplett ist – eine Ecke der Rundung scheint zu fehlen und bei näherer Inspektion erkennen Sie auch ein schwaches blutiges Rinnsal aus der Vagina.

„Uterusblutung!?!", schießt es Ihnen durch den Kopf. Müttersterblichkeit! Und das, obwohl Sie sich doch gerade entspannen wollten. Sie raunen Tom mit einer Geste auf die Plazenta Ihren Verdacht zu, der stirnrunzelnd nickt. Die Eltern wollen Sie jetzt nicht verrückt machen, aber Sie sollten sich was einfallen lassen.

- Austamponieren des Uterus mit Tüchern (578)
- Manuelles Auskratzen des Uterus (553)
- Medikamentöse Therapie (540)
- Transport in die Klinik (42)

595 Die peripheren Pulse sind radial beidseits gut tastbar, entsprechende Befunde ergeben sich bei der Palpation der A. dorsalis pedis beidseits.

Nebenbefundlich fallen Ihnen einige verschorfte Läsionen an den Unterarmen auf, die am ehesten aufgekratzten Insektenstichen entsprechen könnten. Zurück zur 199.

596 Ganz klar! Eine subdurale Blutung kann Folge eines solchen Traumas sein und auch zu einer intracraniellen Druckerhöhung führen, die dann sekundär zu einer Kompression des N. oculomotorius und damit zunächst unilateral zu einer weiteren, lichtstarren Pupille führen. Lesen Sie weiter bei 612.

597 Die Flussrate einer intraossären Kanüle entspricht etwa der einer 18-Gage-Nadel. Einen Patienten im haemorrhagischen Schock können Sie damit zwar nicht unbedingt abfangen, aber zur Gabe von Medikamenten und moderater Volumentherapie sollte es ausreichen.

Inzwischen sind zwei weitere Minuten Reanimation vergangen und eine Rhythmuskontrolle steht an. Der RA am Thorax pausiert den Herzdruckmassage auf Ihr Zeichen hin und zum wiederholten Male starren Sie gemeinsam gebannt auf den Monitor, der jedoch nichts Neues bietet:

„Asystolie!“, verkünden Sie resigniert, und die Thoraxkompressionen werden wieder aufgenommen. Tom drückt Ihnen mit den Worten „10 mg Supra in 10 ml!“ eine weitere Spritze in die Hand (Hatten Sie selbst zuvor an Suprarenin gedacht und darum gebeten? Wenn nicht, verlieren Sie 3 Kompetenzpunkte und haben Glück, dass Tom auch ohne Ihre Anweisung eine entsprechende Spritze vorbereitet hat. Sie drücken ein Milligramm in den intraossären Zugang, zögern kurz und spritzen ein weiteres Milligramm.

„Viel hilft viel!“

Insgesamt ist die Situation für Sie frustrierend, da Sie kaum mehr tun können, um der Patientin zu helfen. Mehr Adrenalin? Oder Atropin? Beides ist laut den gültigen Guidelines nicht empfohlen, also verwerfen Sie die Gedanken. Ein Antiarrhythmikum? Ist jetzt auch nicht indiziert, ebenso wenig wie eine elektrische Therapie. Aber ein paar Möglichkeiten gibt es vielleicht doch noch, über die Sie sich Gedanken machen sollten:

- Transkutane Stimulation (604)
- Theophyllin (611)
- Calzium (623)
- Bikarbonat (630)
- Vasopressin (637)
- Magnesium (643)
- Sie halten nichts weiter für indiziert (857)

598 Sie beugen sich zu dem Jungen hinab und halten Ihre Nase in dessen Atemstrombahn und schnüffeln vorsichtig. Ein süßlicher Geruch lässt sich erahnen. Entweder hat da jemand ziemlich lange nicht die Zähne geputzt oder es liegt eine krankhafte Störung vor.

Lesen Sie bei 592 weiter, um die Diagnose zu stellen.

599 Sie bitten einen der RA um seine Hilfe, da Sie den Thorax am besten von dorsal perkutieren können. Ihr Helfer hält den widerstandslosen Patienten in einer etwas nach vorne gebeugten Position und Sie können loslegen. Die Lungengrenzen erscheinen Ihnen regelrecht und als Sie bei der Gelegenheit die Wirbelsäule auf Kopfschmerzen prüfen, verzieht der Patient keine Miene. Zurück zur 847.

600 „Habt Ihr ein Fieberthermometer dabei?“, richten Sie sich an die beiden Rettungsassistenten.

„Ja, klar!“ Einer der beiden drückt Ihnen ein kleines Digitalthermometer in die Hand. Obwohl der Junge sich alles andere als kooperativ verhält, können Sie dieses bewaffnet mit einer Wegwerf-Hülle rektal platzieren und wenig später eine Temperatur von 36,3 Grad Celsius ablesen. Hat Ihnen das geholfen bei der Diagnosefindung? Lesen Sie bei 592 weiter und entscheiden Sie sich!

602 Machen wir es kurz. Dieses Medikament ist kontraindiziert. Sie schießen Ihren Patienten damit auf den Mond und sich selber in eine Doppelzelle mit einem sehr aufdringlichen Schwerkriminellen. Sie verlieren 25 Kompetenzpunkte.

603 Was möchten Sie noch untersuchen?

- Das Abdomen abtasten (607)
- Die Körpertemperatur (600)
- Das endtidale CO2 (571)
- Die Blutdruckdifferenz der Arme (588)
- Nach enoralen Schleimhautblutungen suchen (557)
- Die Atemluft (598)

604 „Los, wir probieren es mit einer Elektrostimulation!“, rufen Sie Ihrem Team zu und zerren die Pacer-Klebeelektroden aus einer der Seitentaschen des LifePak. Die Thoraxkompressionen müssen nur kurz unterbrochen werden, um die Elektroden aufzukleben und Sie stellen am Bedienungspanel des EKG eine entsprechende Stimulationsfrequenz und –stromstärke ein.

„Hör’ mal auf dem Drücken!“, weisen Sie den RA an, der sich sofort entspannt zurücklehnt und den verkrampften Rücken streckt. Gespannt starren Sie auf den Monitor des EKG.

„Komm schon!“, rufen Sie unwillkürlich, während die letzten Artefakte über den Bildschirm zucken.

Leider werden Ihre Hoffnungen nicht erfüllt: Der Display zeigt eine Asystolie, die nur von den senkrechten Pacer-Spikes unterbrochen wird. Es erfolgt keine Antwort des Ventrikels. Offensichtlich bewirkt Ihre Therapie gar nichts. Sie verlieren 3 Kompetenzpunkte, denn eine transkutane Schrittmachertherapie ist bei einer Asystolie nicht indiziert, sondern allenfalls bei einer Bradykardie oder AV-Block. Zurück zur 597.

605 Ganz klar! Eine epidurale Blutung kann Folge eines solchen Traumas sein und auch zu einer intracraniellen Druckerhöhung führen, die dann sekundär zu einer Kompression des N. oculomotorius und damit zunächst unilateral zu einer weiteren, lichtstarren Pupille führt. Lesen Sie weiter bei 612.

606 Letztendlich bringen Sie den Patienten im Tragetuch die wenigen Treppen nach unten. Das ist zwar nicht ideal aufgrund der bestehenden Atemprobleme, aber die Neurologie des Patienten lässt einen Transport im Sitzen nicht zu – die Sturzgefahr wäre zu groß.

Nachdem Patient, Arbeitsgerät und Personal im Auto verstaut ist und die Ehefrau des Patienten, die dringend um eine Mitfahrgelegenheit gebeten hat, auf dem Beifahrersitz Platz genommen hat, bitten Sie um einen zügigen Transport mit Signal. Kurz darauf setzt sich der Wagen in Bewegung und nur wenig später rumpeln Sie mal wieder über die vertraute Schwelle des Rhein-Klinikums und übergeben Ihren Patienten schließlich an den diensthabenden Internisten. Der ist schon ganz aufgeregt, da die von Ihnen angemeldete Diagnose beileibe kein Alltagsfall ist. „Jetzt bin ich aber mal gespannt!", macht seiner Anspannung Luft und grinst Sie breit an. Ein echter Internist eben.

Allerdings gibt es schnell einige Unruhe, denn auch mit einem weniger geübtem Blick und ein paar richtigen Fragen wird schnell klar, dass Ihre Verdachtsdiagnose falsch war! Um nicht noch weitere verächtliche Blicke des Kollegen abzubekommen, verdrücken Sie sich ganz schnell aus der Notaufnahme. Dummerweise hat Ihre Schmach noch kein Ende, denn Armin Krawallo, einer Ihrer Oberärzte, hat von Ihrem Desaster Wind bekommen und klatscht Ihnen auf dem Gang unverhofft von hinten mit seiner Pranke auf die Schulter und brüllt Ihnen mit seine dröhnenden Stimme lachend ins Ohr: „Na, das ging ja mal ordentlich daneben, was?!" Ihnen bleibt nur ein dümmliches Gesicht und hochgezogene Schultern, während sich die klappernden Holzkloks hinter Ihnen schnell entfernen.

Bevor noch irgendetwas Unvorhergesehenes passiert, verduften Sie lieber zum NEF. Versuchen Sie es noch mal bei Absatz 144.

607 Mit der neuen Erkenntnis im Rücken suchen Sie nach weiteren Zeichen der ursächlichen Störung und untersuchen das Abdomen des Jungen eingehender. Auffallend ist tatsächlich eine merklich gesteigerte Muskelspannung und als Sie vorsichtig mit einer Hand auf die Bauchdecke drücken, spannen sich die Muskeln bretthart an und der Junge versucht, Ihre Hände wegzuwischen und seinen Bauch vor weiteren Attacken zu schützen. Offensichtlich bereitet ihm Ihre Untersuchung Schmerzen. Eine genaue Lokalisation der Schmerzen ist nicht möglich, der Schmerz scheint überall vorhanden zu sein. Darmgeräusche können Sie problemlos mit dem

Stethoskop hören, sie sind lebhaft aber als normal einzustufen. Weiter bei 592.

608 „Calcium-Glukonat? Das gibt man doch bei Hyperkaliämie, oder?", fragt sich Tom kopfkratzend und fügt mehr zu sich selbst hinzu: „Abgesehen davon, dass wir das gar nicht dabei haben."

Sie sind etwas verunsichert und fragen sich, woher die Idee für diese Therapie überhaupt kam. Ein schneller Blick in Ihr Schlaues Buch bestätigt: Calcium-Glukonat wird nur bei Hyperkaliämien oder Vergiftungen mit Flusssäure eingesetzt. Da haben Sie wohl Pech gehabt. Etwas beschämt ziehen Sie sich 2 Kompetenzpunkte ab und kehren zur 670 zurück.

609 Natürlich wollen Sie dem Kind soviel Sauerstoff wie möglich zuführen und lassen die FiO_2 bei 1,0. Nach dem Einsatz lesen Sie die Hintergründe nach und erfahren, dass es wohl keinen Unterschied in der Prognose gibt, ob Sie nun 100% oder 21% verwenden. Sie verlieren 2 Kompetenzpunkte. Weiter bei 556.

610 „Wir müssen dringend den Blutzucker messen!", verkünden Sie in die Runde und betretenes Schweigen ist die Antwort. Niemand rührt sich.

„Ja, was jetzt?!", haken Sie ungeduldig nach.

„Also, äh, es ist so ... wir haben leider keine Teststreifen mehr für unser Gerät", beantwortet einer der beiden RA mit unglücklichem Gesicht Ihre Frage.

„Warte, ich geh' unseres holen!", meint Tom hilfsbereit und entfernt sich in Richtung NEF. Bis er wieder da ist, wird es aber noch eine Weile dauern. Wählen Sie bei 603 noch eine andere Maßnahme.

611 „Jetzt kriegt sie noch Theophyllin, vielleicht bringt das ja was!", rufen Sie mehr zu sich selbst und greifen sich das Präparat aus dem Materialkoffer (200 mg pro Ampulle). Wie viel möchten Sie geben? Sie schätzen die Patientin auf 100 kg. Notieren Sie eine Dosis und lesen Sie bei 617 weiter.

612 Der Bewusstseinszustand macht Ihnen jetzt echt Sorgen. Den GCS schätzen Sie auf 4–5, sodass eine dringliche Indikation zur Intubation gegeben ist.

„Sch….! Ich glaub', die hat ne Blutung oder so was!" rufen Sie laut in den stickigen RTW hinein. „Die muß ich jetzt auch noch intubieren!", fügen Sie unheilvoll hinzu. Hektische Betriebsamkeit bricht aus, als Sie gemeinsam mit dem RA die Intubation zu richten beginnen.

„Halt an, wir brauchen Dich hier! Wir müssen intubieren!", ruft der RA seinem Kollegen in der Fahrerkabine zu, der den Wagen prompt am Straßenrand zum Stehen bringt.

Sie öffnen vorsichtig die Halskrause, um die Bewegungsfreiheit des Kopfes ein wenig zu erhöhen, ohne die Wirbelsäule zu gefährden. Lieber lebend und querschnittsgelähmt als tot und ein intaktes Rückenmark ...

Nachdem Sie die Halskrause komplett geöffnet und seitlich so gut es geht weggeklappt haben, nimmt einer der beiden RA den Kopf der Patientin behutsam in beide Hände und stabilisiert die HWS so manuell.

Der andere RA bereitet die Medikamente inzwischen vor und will wissen: „Ketanest oder Trapanal?" Sie überlegen einen Moment. Ihrer Meinung nach ist diese Entscheidung bei dieser Patientin:

- Von jedem Notarzt individuell zu entscheiden (624)
- Ganz klar für Ketanest zu entscheiden (782)
- Ganz klar für Trapanal zu entscheiden (789)

613 Sie haben bereits einige Erfahrung mit der Maskenbeatmung bei Kleinkindern und Neugeborenen, allerdings liegen hier schwierige Verhältnisse vor. Ob dies nun an dem Kind oder Ihrer Aufregung liegt, können Sie nicht genau sagen.

Sie bekommen die Maske nicht richtig dicht! Entsetzt versuchen Sie, mit Ihren doch viel zu großen Händen die kleine Maske auf das Gesichtchen des Säuglings zu pressen. Bei jeder Kompression des Beatmngsbeutels pfeift die Luft irgendwo hin, anstatt den Thorax des Kindes zu füllen.

„Nimm Du den Beutel!", weisen Sie Tom hektisch an und nutzen beide Hände, um den Kopf des Kindes zu fixieren und die Maske luftdicht zu platzieren. Tom grabscht sich den Beatmungsbeutel und komprimiert ihn vorsichtig.

Sofort stellen Sie fest, dass die Maske nun offensichtlich dicht sitzt und als sich der kleine Thorax entsprechend hebt, fällt Ihnen ein Stein vom Herzen. Weiter bei 628.

614 Sie suchen nach weiteren Zeichen der ursächlichen Störung und untersuchen das Abdomen des Jungen eingehender. Auffallend ist tatsächlich eine merklich gesteigerte Muskelspannung, und als Sie vorsichtig mit einer Hand auf die Bauchdecke drücken, spannen sich die Muskeln bretthart an und der Junge versucht, Ihre Hände wegzuwischen und seinen Bauch vor weiteren Attacken zu schützen. Offensichtlich bereitet ihm Ihre Untersuchung Schmerzen. Eine genaue Lokalisation der Schmerzen ist nicht möglich, der Schmerz scheint überall vorhanden zu sein. Darmgeräusche können Sie problemlos mit dem Stethoskop hören, sie sind lebhaft aber als normal einzustufen.

Tom hat sich inzwischen umgedreht und läuft zum NEF, um das Blutzuckermessgerät zu holen – die Kollegen des RTW haben leider keine Teststreifen mehr für ihres dabei und eine Blutzuckermessung steht jetzt irgendwann schließlich auch mal an. Ziehen Sie sich einen Kompetenzpunkt ab, da Sie selbst noch nicht auf diese Idee gekommen sind. Lesen Sie bei 592 weiter, um eine neue Diagnose zu stellen.

615 Tom wirft einen besorgten Blick auf Patient und EKG.

„Sollen wir nicht mal Amiodaron geben?“, meint er schließlich. Tatsächlich hatten Sie auch schon kurz daran gedacht, es dann aber wieder verworfen. Wenn Sie es nun doch noch geben wollen, geht überlegen Sie sich eine Dosierung dann geht es weiter bei 646. Möchten Sie kein Amiodaron geben, dann geht es weiter bei 23.

616 Und was möchten Sie noch untersuchen, um der Ursache auf die Spur zu kommen?

- Das Abdomen untersuchen (614)
- Den Blutzucker (610)
- Die Körpertemperatur (600)
- Das endtidale CO_2 (571)
- Die Blutdruckdifferenz der Arme (588)
- Nach Petechien suchen (563)
- Nach enoralen Schleimhautblutungen suchen (557)
- Die Atemluft (518)

617 Haben Sie sich für die korrekte Dosierung mit 5 mg/kg entschieden und geben eine Gesamtdosis von 500 mg? Wenn nicht, dann verlieren Sie 2 Kompetenzpunkte. Und leider verlieren Sie noch mal 3 Kompetenzpunkte, denn Theophyllin ist nach den aktuelle Leitlinien zur Reanimation des ERC nicht mehr bei einer Asystolie indiziert. Zurück zur 597.

618 Die Atemwegssicherung ist abgeschlossen und Sie atmen erleichtert auf, als die Halskrause der Patientin wieder geschlossen und die Beatmung eingeschaltet ist. Sie müssen nun die Beatmungsparameter anpassen. Wie sollte die Beatmung sein?

- Leichte Hyperventilation, CO_2 niedrig (636)
- Leichte Hypoventilation, CO_2 hoch (737)
- Normoventilation, CO_2 normal (742)
- Etwas anderes (798)

619 „Isocyanat?? Bist Du besch … ?!“, Tom kann sich grade noch eine wüste Beschimpfung verkneifen. „Willst Du den Mann umbringen, oder was ist jetzt los?! Das ist Blausäure, Mann!“, zischt er stocksauer.

Sie sind wie vor den Kopf gestoßen – und das völlig zu Recht, denn Ihre Idee war nicht nur völlig schwachsinnig, sondern auch nicht umsetzbar. Sie verlieren 5 Kompetenzpunkte und kehren zurück zur 670.

620 „Glukose??“ Der RA scheint von Ihrer Idee absolut nicht begeistert zu sein.

„Der Zucker ist doch schon hoch genug, oder?“

Das müssen Sie natürlich auch zugeben … entsprechend stottern Sie ein paar Worte vor sich hin: „Äh … ja … also … stimmt eigentlich!“, ziehen sich 2 Kompetenzpunkte ab und kehren zurück zu den Optionen von 546.

621 „Könnte eine Malaria oder sonst was sein“, murmeln Sie vor sich hin.

„Hm, meinst Du? Ich habe keine Ahnung von solchen Sachen“, gibt Tom freimütig zu. „Und was machen wir jetzt?“

Sie denken kurz nach.

„Eine richtige Therapie können wir eh nicht machen.“

„Also Transport?“, will Tom wissen.

„Transport!“, entgegnen Sie mit entschlossener Stimme.

Allgemeine Betriebsamkeit macht sich breit und Ihr Plan wird entsprechend umgesetzt. Weiter bei 606.

622 So richtig passt die Symptomatik des Jungen nicht ins Bild einer klassischen Dekompressionskrankheit, das haben Sie inzwischen gemerkt. Aber was hat der Junge bloß? Um Ihre endgültige und hoffentlich korrekte Diagnose zu stellen, können Sie jetzt noch eine weitere Anamnesefrage stellen und anschließend noch einen Untersuchungsschritt durchführen. Wählen Sie:

- Wann hat da die Symptomatik begonnen? (808)
- Hat er vorher bereits über Muskelschmerzen geklagt? (801)
- Ist eine Gerinnungsstörung bekannt? (790)
- Ist eine Schilddrüsenerkrankung bekannt? (779)
- Ist eine Allergie bekannt? (761)
- Nichts von alledem (616)

623 „Haben wir Calzium dabei?!“, wollen Sie wissen. Beide RA schütteln nach kurzem Überlegen den Kopf und auch Tom verneint. Calzium können Sie also jetzt leider nicht geben. Allerdings ist das auch nicht so schlimm, denn es ist nur indiziert, wenn Sie von einem tatsächlichen Calziumbedarf aufgrund einer Hypokalzämie oder von einer Überdosierung von

Kalziumkanalblockern ausgehen. Andernfalls sollten Sie die Finger von einer Calziumgabe lassen, da es schädlich sein kann für das ischämische Myokard. Sie verlieren 2 Kompetenzpunkte. Zurück zur 597.

624 Die Datenlage hat sich in den letzten Jahren gewandelt; Ketanest galt lange als kontraindiziert bei Patienten mit erhöhtem intracraniellen Druck oder Schädel-Hirn-Trauma. Allerdings gibt es dazu keine „harten" Daten bzw. die Daten, die es gibt zeigen, dass Ketamin *keinen* Einfluss auf den intracraniellen Druck hat;

Umgekehrtes gilt für Trapanal: Früher präklinisch empfohlen bei Patienten mit erhöhtem intracraniellen Druck ist diese Empfehlung in den neusten Leitlinien nicht mehr enthalten. Problematisch ist hier eher die negativ inotrope Wirkung und der Blutdruckabfall zu sehen. Daher bleibt es eine individuelle Entscheidung, welches der beiden Medikamente Sie einsetzen wollen. Sie entscheiden sich für Ketamin (Ketanest S). Welche Dosierung ist üblicherweise für eine Vollnarkose nötig?

Wählen Sie frei eine Dosierung in mg/kg Körpergewicht und lesen weiter bei 631.

626 „Habt Ihr Insulin dabei?"

Leider ernten Sie nur Kopfschütteln der beiden RA auf Ihre Frage. Offensichtlich gehört Insulin nicht zur Standardausrüstung eines RTW oder NEF. Allerdings hat dies auch einen guten Grund: Präklinisch sollte Insulin nicht angewandt werden, da die Anwendung insbesondere in höheren Dosen zu Kaliumverschiebungen führen kann, die präklinisch nicht kontrolliert werden können. Sie verlieren für diese also trotzdem 2 Kompetenzpunkte und kehren zurück zur 546.

627 Haben Sie sich 9 Punkte notiert? Jedes Merkmal kann mit 0 bis 2 Punkten bewertet werden. 2 Punkte erhält jedes Merkmal bei unauffälliger Ausbildung. Nur die Hautfarbe erhält hier einen Punkt wegen der bläulichen Extremitäten. Sie verlieren leider (aufgerundet) einen halben Kompetenzpunkt für jeden Score-Punkt, den Sie daneben gelegen haben. Was wollen Sie weiter tun?

- Dem Kind 2 Liter Sauerstoff vorlegen (259)
- Den Mund des Kindes absaugen (236)
- Den Blutdruck des Kindes messen (217)
- Dem Kind einen I.v.-Zugang legen (69)
- Kind und Mutter ins Krankenhaus transportieren (9)
- Etwas anderes (594)

628 Sie applizieren einige vorsichtige Atemzüge mittels Beutel über die Maske. Der kleine Thorax hebt sich synchron, was leider trotzdem nicht beruhigend auf Sie wirkt – die Gesamtsituation ist weiterhin ein Alptraum. Der Beatmungsbeutel ist an einer Sauerstoffflasche angeschlossen, die voll aufgedreht ist. Aber kann zuviel Sauerstoff nicht auch schädlich sein? Sie opfern einige Neurone, um darüber nachzudenken. Wie sollte der Sauerstoff eingestellt sein?

- 100% Sauerstoff (609)
- 50% Sauerstoff (589)
- 21% Sauerstoff (570)
- Egal (556)

629 „War der Junge zwischendurch bewusstlos?“, haken Sie bei dem Tauchlehrer nach.

„Nein, so ganz weg war er nicht. Ich hab gesehen, dass er im Wasser nicht mehr zurecht gekommen ist. So als wäre er nicht ganz bei sich. Ich habe ihn angesprochen, aber er hat mir keine vernünftige Antwort gegeben. Da habe ich ihn raus gebracht und hier hingesetzt. Seither wurde er dann doch eher noch schläfriger.“ Zurück zu den Optionen von 787.

630 „Tom, bevor wir gar nichts tun, sollten wir Bikarbonat geben!“

Tom beantwortet Ihren Vorschlag mit einem Stirnrunzeln.

„Hm, na ja, probieren können wir es ja mal.“ Er läuft in Richtung RTW und ist kurz darauf mit einer Infusionsflasche zurück.

„100 ml Bikarbonat 8,4%“ lesen Sie und geben in der Folge 50 ml über den Gefäßzugang. Leider hat Ihre Therapie keinen positiven Effekt und darüber hinaus verlieren Sie 2 Kompetenzpunkte, denn Bikarbonat wird nach den ERC-Richtlinien von 2010 in der Reanimationssituation nicht empfohlen. Bislang konnte keinerlei positiven Effekt nachgewiesen werden. Ausnahme ist eine Situation in der Sie eine Intoxikation mit tricyclischen Antidepressiva oder eine Hyperkaliämie als Ursache vermuten, dies ist aber aktuell nicht der Fall. Zurück zur 597.

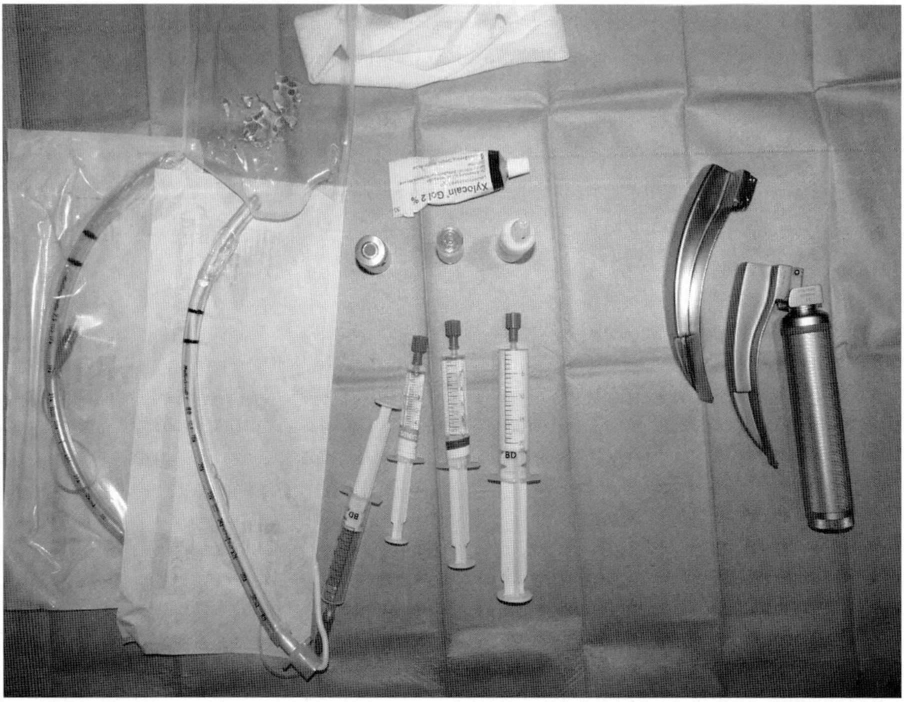

Abbildung 15: Es ist alles für eine erfolgreiche Atemwegssicherung vorbereitet.

631 Haben Sie für Ketanest S eine Dosis von etwa 1 (-2) mg/KG Körpergewicht bzw. für Trapanal eine Dosis von 4-6 mg/kg KG gewählt? Wenn Sie daneben gelegen haben, verlieren Sie 3 Kompetenzpunke und müssen ggf. nachdosieren bzw. haben viel zu hoch dosiert und den Patienten in eine echte Tiefseegraben-Narkose geschossen. Sie geben im Falle von Ketanest S weiterhin 5 mg Dormicum dazu, um die sog. Dissoziative Anästhesie zu verhindern.

Nachdem Ihre Patientin endgültig tiefschlafend ist, setzen Sie die Laryngoskopie an. Ob Sie dabei Erfolg haben, hängt von einer ganzen Reihe von Einzelfaktoren ab – insbesondere müssen Sie die Intubation gut vorbereiten und für gute Intubationsbedingungen sorgen. Ansonsten kann die Atemwegssicherung ganz schnell nach hinten losgehen und dann kommen Sie in Teufels Küche. Im Rahmen Ihrer bislang noch überschaubaren Notarzteinsätze haben Sie allerdings schon eine Reihe von Atemwegssicherungen durchgeführt, und das schon unter massiv erschwerten Bedinungen! Daher gehen Sie schon fast routiniert an diesen Fall heran. Wählen Sie eine Zufallszahl zwischen 0 und 9. Überlegen Sie dann, auf was

Sie alles bei einer Intubation achten müssen bzw. was Sie alles in der Vorbereitung durchführen müssen. Am Besten notieren Sie dies und Ihre Zufallszahl auf einem Stück Papier und lesen dann weiter bei 656.

632 Die einzige Therapie, die im Moment etwas bringt, ist die Gabe von Betablockern, aber das ist aufgrund des Asthmas kontraindiziert. Wenn Sie Amiodaron gegeben haben, dann hat sich die Herzfrequenz inzwischen etwas beruhigt, auch wenn Ihnen jetzt klar wird, dass bei einem solchen Fall auch Amiodaron kontraindiziert ist – hoffentlich kommt da nicht noch eine Verschlechterung der Symptome auf Sie zu.

Volumen würden Sie den Patienten aufgrund des anhaltend starken Schwitzens gerne geben, aber das ist bei der manifesten Linksherzinsuffizienz im Moment auch nicht das Wahre – insgesamt eine sehr unbefriedigende Situation, aber daran können Sie jetzt nichts ändern, sondern sich nur darum bemühen, dass es dem Patienten nicht schlechter geht.

Im EKG sehen Sie weiterhin die Arrythmie, die ziemlich sicher einem Vorhofflimmern entstammt.

Inzwischen greift aber wenigstens die Therapie des Lungenödems zunehmend und die Sauerstoffsättigung klettern auf 95 %. Die Neurologie des Patienten ist weitgehend unverändert, aber da erwarten Sie im Moment auch keine großen Sprünge. Letztendlich bleibt nun vor Ort nichts mehr zu tun und Sie bringen den Transport ins Rollen. Das Rhein-Klinikum ist von hier aus zwar nicht das nächste Krankenhaus, allerdings lassen Sie den Patienten trotzdem dort anmelden – schließlich braucht er jetzt eine differenzierte endokrinologische Betreuung. Weiter bei 864.

633 „Sorry, Boss, aber das haben wir nicht dabei", entschuldigt sich der RA, als Sie nach Kaliumchlorid fragen. Leider verlieren Sie auch noch 3 Kompetenzpunkte, denn dieses Medikament ist hier absolut nicht indiziert … aber dazu später mehr. Zurück zur 546.

634 Tom hat die gewünschte Dosis Amiodaron aufgezogen und klopft die letzten Luftblasen aus der Spritze, bevor er sie auf den Zuspritzkonus des i.v.-Zugangs aufsetzt und beginnt, das Präparat als Bolus zu applizieren. Was tun Sie?

- 30 Sekunden abwarten (464)
- Beta-Blocker geben (447)
- Digitalis geben (420)
- Das Lungenödem behandeln (353)
- Zurück zur Diagnosefindung (335)
- Etwas anderes (314)

635 Haben Sie bereits eine Untersuchung des Jungen durchgeführt?

- Ja (783)
- Nein (794)

636 Tatsächlich kann eine Hyperventilation durch einen erniedrigten arteriellen $PaCO_2$ zu einer relativen zerebralen Vasokonstriktion führen und damit das cerebrale Blutvolumen reduzieren, was weiterhin den intracraniellen Druck vorübergehend mindern kann. Dieser Effekt ist tatsächlich nur transient, für die Überbrückung einer präklinischen ICP-Krise jedoch empfohlen. Sie modifizieren die Einstellung des Medumaten entsprechend. Weiter bei 747.

637 Sie möchten Vasopressin geben, allerdings werden Sie enttäuscht: Dieses Präparat ist auf NEF und RTW nicht vorhanden, da es in der Notfallmedizin nicht indiziert ist. Sie verlieren 2 Kompetenzpunkte und kehren zurück zur 597.

638 Sie sind mit einer wirklich verzwickten medizinischen Situation konfrontiert worden. Die Diagnose des Patienten ist schwer herauszubekommen, da die Anamnese durch viele Begleitfaktoren sehr unübersichtlich wird. Sie müssen schon sehr genau vorgehen und mit ein bisschen Glück auch die richtigen Fragen stellen, um in die richtige Richtung vermuten zu können. Außerdem werden Sie gleich zu Beginn des Einsatzes gezwungen, sich mit der symptomatischen Therapie des Patienten zu beschäftigen. Insbesondere die Therapie der Rhythmusstörung wimmelt nur so von gemeinen Fallen, denn sowohl Gilurytmal als auch Amiodaron sind bei diesem Patienten kontraindiziert. Gilurytmal ist bis 3 Monate nach Myokardinfarkt kontraindiziert und Amiodaron als jodhaltiges Medikament bei diesem Patienten sowieso (auch wenn es schwierig war, dass herauszufinden). Daher verlieren Sie auch keine Kompetenzpunkte, wenn Sie das Präparat initial eingesetzt hatten.

Der schwierigste Teil des Einsatzes ist also die korrekte Diagnose zu finden und den Patienten bei der Rhythmustherapie nicht umzubringen. Haben Sie diese Klippen umschifft, sind Sie dem Ende schon sehr nahe.

Als wesentliche Differentialdiagnosen dieses wahren Blumenstraußes an Symptomen (Hyperthermie, Tachykardie, Herzinsuffizienz, Bewusstseinstrübung, Durchfall und Schwitzen) kommen neben der richtigen Diagnose noch die Intoxikation mit Neuroleptika (Patient hat allerdings keinen Hinweis auf entsprechende Einnahme und wäre eher hypoton), Kokain (auch hier kein Hinweis auf Einnahme, Pat. hätte eher Mydraisis), Serotoin-Reuptake-Hemmern (aber keine entsprechene Einnahme bekannt), die akinetische Krise eines M. Parkinson (kein Parkinson bekannt), die

hypercalcämische Krise (Pat. hätte dann aber kein Fieber und eher keine Hypertension und keine Hyperreflexie) und das anticholinerge Syndrom (keine Einnahme entsprechender Substanzen, Pat. hätte eine Mydriasis, aber kein Schwitzen) in Frage.
Insbesondere die Anamnese hat präklinisch bei diesen unspezifischen Symptomen also eine besondere Bedeutung und die sichere Diagnose gelingt erst in der Klinik laborchemisch. Dies ist insofern nicht weiter schlimm, da es ohnehin keine kausale Therapie außerhalb des Krankenhauses gibt. Sie können als Notarzt lediglich symptomatisch vorgehen und die Betablockade großzügig durchführen sowie das Fieber senken (was übrigens im Wesentlichen auch für die genannten Differentialdiagnosen gilt). Auch die Betablockade ist hier natürlich aufgrund des bestehenden Asthmas problematisch, da Betablocker dann kontraindiziert sind. Da müssen Sie sich in der Praxis durchhangeln. Sollte es aber dann zu einem Manifesten Bronchospasmus kommen, werden Sie gutachterlich ziemliche Probleme bekommen. Alles in Allem also keine schöne Situation! Weiter bei 861.

639 Sie bekommen die Maske nicht richtig dicht! Entsetzt versuchen Sie, mit Ihren doch viel zu großen Händen die kleine Maske auf das Gesichtchen des Säuglings zu pressen. Tom reißt Ihnen den Beutel aus der Hand: „Mach's mit beiden Händen dicht!"

Tatsächlich gelingt es Ihnen mit beiden Händen, die Maske so zu platzieren, dass eine Maskenbeatmung möglich ist. Weiter bei 628.

640 Haben Sie bereits eine Anamnese durchgeführt?

- Ja (783)
- Nein (787)

641 Sie erklären der Mutter, dass Sie das Kind kurz untersuchen müssen und packen es aus seinem Handtuch nur so lange wie nötig aus. Die Hautfarbe ist am Stammrosig, an den Extremitäten jedoch bläulich, das Kind bewegt aktiv alle Extremitäten, es schreit, als Sie es auspacken, atmet demzufolge gut und an der Basis der Nabelschnur können Sie eine Herzfrequenz von 120-130 palpieren. Übrigens ist es ein Mädchen! Der Name soll „Lisa" sein, wie der mittlerweile sehr stolze Vater verkündet. Wie hoch ist der APGAR-Score? Notieren Sie einen Wert und lesen Sie weiter 627.

642 Sie werfen sicherheitshalber einen Blick auf die Arzneiinfo in Ihrem Schlauen Buch und erfahren, dass Ajmalin bei zu schneller Injektion starke Blutdruckabfälle verursachen kann und darüber hinaus auch noch in den ersten 3 Monaten nach Myokardinfarkt kontraindiziert ist. Sie lassen die Spritze mit dem Ajmalin lieber in Ihrer Tasche verschwinden und überlegen sich bei 653 was Besseres. Einen Kompetenzpunkt verlieren Sie aber trotzdem.

643 Sie möchten Magnesium geben. Bitte notieren Sie eine Dosis und lesen weiter bei 650.

644 „Haben wir leider nicht an Bord!“, gibt der RA zurück, als Sie um einen Beutel hypertone Kochsalzlösung bitten.

Wirklich schade, denn die Infusion von hypertoner Kochsalzlösung ist tatsächlich eine etablierte Therapie in Situationen mit erhöhtem Hirndruck. Zurück zur 747.

645 Um wenigstens das Fieber des Patienten ein wenig zu senken, applizieren Sie 2 g Novalgin, indem Sie sich zwei der kleinen Glasampullen greifen, in eine 5-ml Spritze aufziehen und in die laufende Infusion dazugeben. Kehren Sie zurück zu 670.

646 Für welche Dosierung haben Sie sich entschieden?
Adäquat sind 150 bis 300 mg, was 1-2 Ampullen entspricht. Alles andere wäre über- oder unterdosiert und kostet Sie leider 2 Kompetenzpunkte und einen merkwürdigen Blick von Tom, der Ihnen anschließend wohlwollend zur richtigen Dosierung rät. Weiter bei 634.

647 Ihre Kollegen helfen Ihnen, den Neoprenanzug des Jungen noch weiter nach kaudal bis unterhalb des Hinterteils herunter zu ziehen. Als Sie dann allerdings den Zeigefinger zücken, um eine rektale Untersuchung durchzuführen, werden Sie mit ungläubigen Blicken bedacht. Offensichtlich kann sich niemand so richtig vorstellen, was diese Untersuchung jetzt bringen soll. Sie lassen sich jedoch nicht aufhalten und führen die Untersuchung gegen den Widerstand des Jungen durch und wissen anschließend, dass die Ampulle stuhlgefüllt, der Sphinktertonus gut und kein Blut am Handschuh zu finden ist. Wechseln Sie den Handschuh und kehren Sie zurück zur 794.

648 Sie umfassen das Kind vorsichtig mit dem trockenen Handtuch und reiben den kleinen Körper vorsichtig an. Das Kind hat keinerlei Muskeltonus und liegt schlaff in Ihren Händen, das merken Sie sofort. Dies ändert sich auch durch Ihre kurze Stimulation nicht. Zurück zur 740.

649 Die Tachykardie möchten Sie mit der Gabe von Amiodaron in den Griff kriegen. Bitte wählen Sie eine Dosierung zwischen 5 und 5000 Milligramm aus, die Sie dem Patienten geben wollen und lesen weiter bei 646.

650 Haben Sie sich für 2000 mg, also 2 g entschieden? Wenn nicht verlieren Sie 2 Kompetenzpunkte. Einer der beiden RA greift sich zwei Ampullen aus dem Material-Koffer und zieht Ihnen 2 g Magnesium auf, die Sie über den Gefäßzugang applizieren. Ob sich dadurch ein positiver Effekt ergibt, wissen Sie derzeit noch nicht. Allerdings verlieren Sie einen weiteren Kompetenzpunkt, denn Magnesium ist bei einem Kreislaufstillstand nur indiziert, wenn Sie den Verdacht auf eine Hypomagnesiämie haben (etwa aufgrund von bekannter Diuretika-Therapie) oder bei anhaltender ventrikulärer Tachykardie, Torsade-de-Pointes-Tachykardie oder Digitalisintoxikation. In der Reanimationssituation bei Asystolie konnte bislang noch kein Vorteil einer Magnesiumgabe nachgewiesen werden. Zurück zur 597.

651 Haben Sie die Gabe einer HyperHaes veranlasst? Wenn nicht, lesen Sie kurz bei 644 nach und kehren dann hierher zurück. Sie verlieren gottseidank keine Kompetenzpunkte, denn die Gabe ist keine sichere Empfehlung, sondern ein off-label-use.

Sie atmen kurz durch und machen eine erneute Bestandsaufnahme: Ihre Patientin mit SHT und Thoraxtrauma liegt nun beatmet vor Ihnen und hat hoffentlich eine moderate Hypokapnie (das rudimentäre Kapnometer, das Sie angeschlossen haben, lässt leider keine genaue Beurteilung zu). Erneut leuchten Sie in die Pupillen und sehen weiterhin rechts eine weite, lichtstarre Pupille, die Ihnen ein sehr ungutes Gefühl beschert.

Inzwischen befinden Sie sich in voller Fahrt mit allem, was das Auto an Signal und Diskobeleuchtung hergibt auf halbem Weg in den Schockraum des Rhein-Klinikums.

Dort erwartet Sie bereits die versammelte Mannschaft und der diensthabende Neurochirurg nimmt sich gemeinsam mit dem Anästhesist der Patientin an. Sie wird zunächst zügig ins Ganzkörper-CT und dann vermutlich sofort in den OP gehen. Wie Sie später durch einen kurzen Anruf erfahren, hatte die Patientin ein akutes Epiduralhämatom entwickelt das umgehend entlastet wurde. Weiterhin bestand noch eine Rippenfraktur rechts ohne Pneumothorax. Eine Wirbelsäulenverletzung konnte glücklicherweise nicht nachgewiesen werden. Weiterhin stellt sich heraus, dass die Patientin einen Diabetes mellitus Typ 1 hatte, von dem jedoch auf dem Reiterhof niemand etwas wusste. Sie wurde hypoglykämisch, stürzte vom Pferd und war zunächst schläfrig aufgrund des niedrigen Blutzuckers. Dann wurde es jedoch ganz gemein, denn während Sie diesen ausgeglichen haben, kam es zur Ausbildung eines intracraniellen, epiduralen Hämatoms, was dann zur weiteren neurologischen Verschlechterung der Patientin führte.

Wenn Sie auf ein subdurales Hämatom getippt hatten, verlieren Sie einen Kompetenzpunkte, denn dieses ist zwar auch durchaus möglich, entwickelt sich jedoch in der Regel langsamer und verursacht entsprechend auch erst Stunden oder Tage nach dem Trauma eine Symptomatik. Bei Epiduralhämatom kommt es klassischerweise direkt nach dem Trauma zu einem symptomfreien Intervall, bis das Hämatom eine relevante Größe angenommen hat mit anschließender schnell progredienter Verschlechterung des neurologischen Status.

Ihre Patientin kann bereits am nächsten Tag extubiert werden und verlässt die Klinik 10 Tage später ohne neurologische Folgen – na, da haben Sie wohl nicht alles falsch gemacht! Weiter bei 862.

652 „Leon, mach' mal die Augen auf!"

Der Junge lässt sich von Ihnen nicht stören. Sie rütteln ihn kräftig an der Schulter:

„Leon!! Hallo!!", aber sie können ihn nicht dazu bewegen, irgendwelche Schau-mal-auf-meinen-Finger Spielchen mitzuspielen. Die Oculomotorik können Sie so nicht überprüfen. Zurück zur 794.

653 Das Vorhofflimmern, das da mit einer Frequenz von etwa 160 über den Monitor des LifePak zuckt, flößt Ihnen gehörigen Respekt ein. Da würde es Ihnen vermutlich auch nicht gut gehen. Sie sollten sich lieber was einfallen lassen, bevor der gesteigerte myokardiale Sauerstoffverbrauch dem Patienten auch noch einen zünftigen Herzkasper beschert. Was wollen Sie tun?

- Ein 12-Kanal-EKG schreiben (120)
- Amiodaron geben (649)
- Beta-Blocker geben (218)
- Gilurythmal geben (188)
- Digitalis geben (103)
- Akrinor (269)
- Kardioversion (593)
- Sie behandeln das Lungenödem (115)
- Nichts weiter (55)

654 Auf Ihre Bitte hin erhalten Sie von einem der beiden 250 mg Urbason in einer 5-ml-Spritze aufgezogen. Bitte wählen Sie, wie viel Sie davon geben wollen und notieren es im Einsatzprotokoll. Zurück zur 546.

655 Inzwischen reanimieren Sie grob geschätzte 25 Minuten und haben alle therapeutischen Möglichkeiten ausgeschöpft. Die Patientin ist soweit möglich oxygeniert, nachdem Sie den Atemweg gesichert haben, Sie haben einen Zugangsweg für die Medikamentengabe geschaffen und führen die Reanimation leitliniengerecht durch. Leider zeigt sich bisher kein Erfolg Ihrer Maßnahmen! Eine erneute Rhythmuskontrolle zeigt trotz maximaler

Stimulation weiterhin eine Aystolie. Ratlos tauschen Sie mit den anderen Mitgliedern Ihres Teams leere Blicke aus – das sieht nicht gut aus.

Bitte wählen Sie wie es weitergeht anhand der Kompetenzpunkte, die Sie bisher verloren haben:

- 0-1 (835)
- 2-5 (720)
- 6-12 (725)
- Mehr als 12 (730)

656 Nachdem das Narkotikum im i.v.-Zugang der Patientin versenkt sind, reicht hält der RA noch eine weitere Spritze in der Hand. „50 mg Succi?", will er wissen und spritzt die volle Dosis auf Ihr Nicken hin. War das jetzt korrekt? Überlegen Sie, wie hoch die Dosis Succinylcholin bei einer Intubation eines Traumapatienten sein sollte und lesen Sie weiter bei 662.

657 Sie tasten zuerst an beiden Handgelenken die Radialarterien und können dann auch die Fußpulse problemlos an den beiden Arterien auf dem Fußrücken ertasten. Die periphere Pulse sind offenkundig normal, allerdings bestätigt dich die Tachykardie und die Systole des Blutdrucks ist systolisch nach ihrem Gefühl nicht über 100 mmHg. Zurück zur 794.

658 Sie sind sich über die Ursache der Beschwerden noch nicht ganz im Klaren, allerdings sehen Sie, dass der Patient einige relevante Probleme hat, die Sie therapieren sollten, bevor Sie sich zu einer langen Diagnosefindung hinreißen lassen. Welches Symptom wollen Sie angehen?

- Die Tachykardie (653)
- Das Lungenödem (115)
- Die Verwirrtheit (89)
- Nichts weiter, fortfahren mit der Anamnese (55)

659 Weiter bei 639.

660 Die Ehefrau des Patienten wirft der Tochter einen hilfesuchenden Blick zu, denn sie ist offenbar nicht ganz im Bilde. Dafür kann Ihnen die Tochter helfen.

„Ich habe mit meinem Hausarzt gesprochen. Er hat mir vor der Reise versichert, dass in dem Zielgebiet der Reise keine besonderen Impfungen nötig sind." Gehen Sie nun zurück zu Absatz 144 und treffen eine Diagnose oder wählen Sie doch noch eine weitere Option von 770 (allerdings kostet Sie das dann 3 Kompetenzpunkte).

661 „Also, da geben wir jetzt mal Thiamazol!", verkünden Sie stolz, allerdings begegnet man Ihrer Bitte etwas zurückhaltend. „Also, ich glaube nicht, dass wir das dabei haben", mein Tom und sieht sich bestätigt, als der RA nach einigem Herumkramen im Medikamentenkoffer hilflos die Schultern zuckt. Sie müssen sich wohl was anderes einfallen lassen. Zurück zur 670.

662 Sie können jetzt an der gegebenen Dosis nichts mehr ändern, aber ohnehin sind bei dieser Patientin 50 mg nicht so weit weg von der vorgeschriebenen Dosis von 1 mg/kg KG. Haben Sie das gewusst? Wenn nicht, verlieren Sie 2 Kompetenzpunkte.

Sie optimieren Ihre Position am Kopf der Patientin und prüfen mit einem kritischen Blick die Situation. Haben Sie an alles gedacht?

Während Sie den Blick so schweifen lassen, bemerken Sie ein deutliches Zucken im Gesicht der Patientin, das sich nur wenige Augenblicke andauert, dann aber auch die Arme und den Körper mit einbezieht. Die Zuckungen haben keine große Amplitude und sind sofort wieder vorbei. Aber was zum Henker war das?

- Ein hypoxischer Minimalanfall (769)
- Eine typische Beobachtung bei Patienten mit Schädel-Hirn-Trauma (773)
- Eine Medikamentenwirkung (668)
- Ein Zeichen von steigendem Hirndruck (777)
- Etwas anderes (802)

663 Berechtigerweise sind die Angehörigen völlig schockiert. Wie können Sie bloß so eine Vermutung anstellen?! Selbstverständlich hat Ihr Patient so etwas nicht getan! Gehen Sie nun zurück zu Absatz 144 und treffen eine Diagnose oder wählen Sie doch noch eine weitere Option von 770 (allerdings kostet Sie das dann 3 Kompetenzpunkte).

664 Auf Ihre Bitte hin erhalten Sie von einem der beiden RA 5000 I.E. Heparin in einer 2-ml-Spritze aufgezogen. Bitte wählen Sie, wie viel Sie davon geben wollen und notieren es im Einsatzprotokoll. Zurück zur 546.

665 Da Sie sich nicht sicher sind, schauen Sie lieber schnell in Ihrem Schlauen Buch nach und erfahren, dass Herzfrequenz, Atemantrieb, Reflexe, Muskeltonus und Hautfarbe zum Score gehören. Sie verlieren 2 Kompetenzpunkte und lesen weiter bei 641.

666 Soviel Ihre Kumpanen auch suchen: Ein Medikament mit diesem Namen gibt es nicht. Sie verlieren 2 Kompetenzpunkte. Zurück zur 670.

667 Sie fassen den Kopf des Jungen vorsichtig mit beiden Händen und drücken sein Kinn langsam aber bestimmt auf die Brust. Den Jungen scheint das nicht sonderlich zu stören. Zumindest können Sie keine deutliche Schmerzhaftigkeit im Sinne eines Meningismus feststellen. Zurück zur 794.

668 Es ist immer wieder faszinierend, die typischen Muskelfaszikulationen zu beobachten, die von der Gabe eines depolarisierenden Muskelrelaxans ausgelöst werden. Aber bevor Sie lange staunen, erinnern Sie sich daran, dass diese Erscheinung Ihnen auch signalisiert, dass das Muskelrelaxans jetzt seine Wirkung erreicht hat. Sie konzentrieren sich wieder auf die Situation und die Atemwegssicherung.

Sie setzen die Laryngoskopie an … nun addieren Sie nach der unten stehenden Auflistung entsprechend Punkte zu Ihrer Zufallzahl:

- 1 Punkt, wenn Sie bereits mehr als 50 Intubationen durchgeführt haben oder
- 2 Punkte, wenn Sie mehr als 200 Intubationen durchgeführt haben.
- 2 Punkte, wenn Sie geprüft haben, ob die Absaugung bereit ist
- 1 Punkt, wenn Sie vorher die Beleuchtung des Laryngoskopes gecheckt haben

Wie lautet Ihr Ergebnis?

- 10 -16 (676)
- 7-11 (687)
- 0-6 (731)

669 Leider haben Sie nicht an die Tasche mit dem Material für den intraossären Zugang gedacht, aber Sie haben ja Tom dabei. Er scheint Ihre Gedanken gelesen zu haben, denn als Sie zu einem „Tom, kannst Du mir bitte den intraossären Zugang aus dem Auto….." ist der Angesprochene bereits mit langen Sätzen aus dem Zimmer und wenige Augenblicke später wieder zurück. Er reißt den Klettverschluss des kleinen roten Nylonpakets auf und Sie sehen, dass er eine Bone Injection Gun (B.I.G.) aus der Tasche fummelt (siehe Abbildung 16). Bevor Sie das Ding in die Hand nehmen, sollten Sie sich kurz überlegen, wo Sie eigentlich punktieren wollen.

- Distaler Femur (456)
- Sternum (463)
- Claviikula (471)
- Proximale Tibia (480)
- Woanders (799)

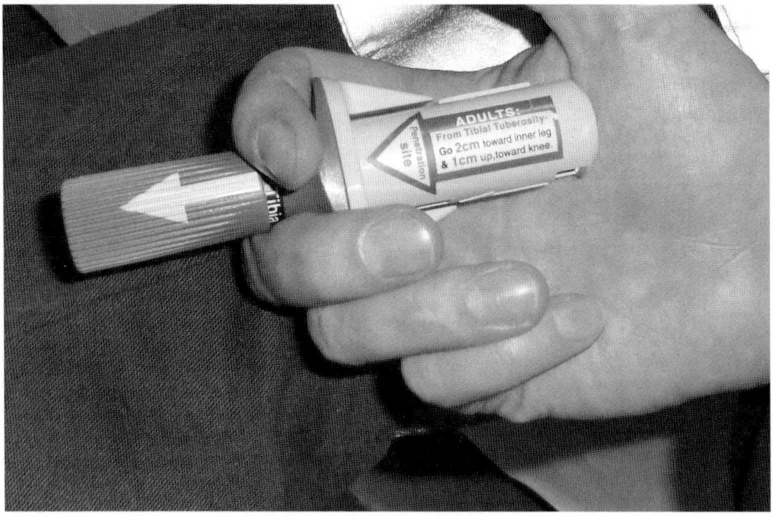

Abbildung 16: Die Bone-injection-Gun (B.I.G)

670 Sie sind sich nicht sicher, aber aus Ihrer Sicht spricht alles für diese Diagnose. Wie wollen Sie die weitere Therapie gestalten?

- Thiamazol i.v. (661)
- Amiodaron i.v. (602)
- Thyreostop i.v. (666)
- Calzium-Glukonat i.v. (608)
- Isocyanat i.v. (619)
- Nichts davon (632)
- Metamizol (645)

671 „He, hallo! Biste noch wach? Wir müssen los!"

Sie hören Toms Stimme und spüren, wie Sie von einem spitzen Finger an der Schulter malträtiert werden. Was soll das? Ist doch alles in Ordnung! Sie ziehen die Stirn kraus, keifen die Augen zusammen und räkeln sich missmutig in Ihrem Sitz.

„Komm schon, die Nacht ist noch lang!" Tom ist eine echte Nervensäge, aber Sie wissen, dass er leider recht hat und heben mühevoll die Augenlider. Die Eingangstür der Kinder-Intensivstation ist direkt vor Ihnen und ruft Ihnen die unangenehmen Ereignisse wieder ins Gedächtnis. Weiter bei 583.

672 Auf Ihre Bitte hin erhalten Sie von einem der beiden RA 500 mg ASS in einer 5-ml-Spritze aufgezogen. Bitte wählen Sie, wie viel Sie davon geben wollen und notieren es im Einsatzprotokoll. Zurück zur 546.

673 Wirklich?

- Ja (613)
- Nein (659)

674 Sie tasten den Jungen in seiner Seitenlagerung so gut es geht von Kopf bis Fuß ab und bewegen vorsichtig die Extremitäten. Sie finden keine Hinweise auf eine Kopfverletzung, auch die Extremitäten machen einen stabilen Eindruck. Ein kräftiger Druck auf die Beckenschaufeln zeigt keine Instabilitäten und der Thorax ist stabil, als Sie diesen kräftig komprimieren. Als Sie vorsichtig das Abdomen untersuchen, bemerken Sie lediglich eine deutliche Muskelspannung. Auf etwas stärkeren Druck zeigt der Junge erneut seine bekannten Abwehrreaktionen und schiebt Ihre Hand weg. Offensichtlich hat ihm Ihre Untersuchung Schmerzen bereitet.

Da Ihnen dieser Befund zunächst auffällig erscheint, legen Sie vorsichtig das Stethoskop auf den Bauch des Jungen, nachdem dieser sich wieder beruhigt hat und können normale Darmgeräusche auskultiern.

Als letztes klopfen Sie die Wirbelsäule vorsichtig von oben nach unten ab und finden dort und auch in den Nierenlagern keine Schmerzhaftigkeit.

Eine ernsthafte Verletzung können Sie ansonsten nicht nachweisen. Zurück zur 794.

675 Ihr Blick fällt auf die vollends aufgedrehte Infusion, die langsam vor sich hin tröpfelt und Ihnen geht die Frage durch den Sinn, wie viel Volumen man eigentlich über einen solchen intraossären Zugang geben kann. Was denken Sie?

- Etwa soviel wie über einen 14-Gage-Zugang (568)
- Etwa soviel wie über einen 16-Gage-Zugang (575)
- Etwa soviel wie über einen 18-Gage-Zugang (597)
- Etwa soviel wie über einen 20-Gage-Zugang (582)
- Etwa soviel wie über einen 22-Gage-Zugang (590)

676 Sie führen das Laryngoskop vorsichtig in den Mund der Patientin ein, ziehen am Griff etwas in Richtung Wagendecke und … atmen auf: Sie haben den Spatel bereits in der richtigen Position eingeführt und sehen bereits die hintere Kommissur der Stimmbänder problemlos! Ein etwas stärkerer Zug am Laryngoskop und die weit geöffneten Stimmbänder lachen Ihnen aus der Tiefe des Larynx entgegen.

„Tubus!", geben Sie laut von sich und bekommen Ihren Wunsch sofort erfüllt und den Tubus in die Rechte gedrückt. Vorsichtig führen Sie ihn in den Mund ein und können ihn problemlos und unter Sicht mit einer leichten Drehbewegung zwischen den Stimmritzen hindurch schieben. Unter Schonung der Zähne ziehen Sie das Laryngoskop zurück, und ein paar

Augenblicke später ist die Tubus mit Klebeband fixiert, die Halskrause wieder geschlossen und das Kapnometer zeigt Ihnen eine adäquate exspiratorische CO_2-Konzentration im Atemgas an. Die Auskultation der beiden Lungen haben Sie selbst vorgenommen und eine gute Ventilation feststellen können. War doch gar nicht so schwer! Weiter bei 681.

677 Die Wehen der Frau sind inzwischen im Abstand von etwa einer Minute und scheinen von mal zu mal noch heftiger zu werden – jedenfalls geht das Ächzen und Stöhnen der Frau fast in Geschrei über, aber der Kindskopf bewegt sich tatsächlich langsam nach unten. Schon nach wenigen Minuten schaut eine einige Zentimeter durchmessende Kuppe des kindlichen Schädels aus dem weit geöffneten Scheideneingang der Frau heraus. Tom assistiert Ihnen und legt die Hand schützen am Damm der Frau an – hier soll ein Dammriss verhindert werden. Sie sind weiterhin eher ratlos und betrachten fasziniert den Hinterkopf, der Ihnen da langsam entgegen kommt.

„Halt mal den Kopf, das kann gleich schnell gehen!", pflaumt Tom Sie an und erweckt Sie aus der Trance, als das etwas blutig verschmierte Köpfchen einige Wehen später schon deutlich tiefer gerutscht ist und fast halbrund zu sehen ist. Eilig legen Sie beide Hände vorsichtig an den Kopf und versuchen, diesen zu führen. In einer wahren Wehenattacke schreit und presst die Frau mittlerweile dem Höhepunkt der Geburt entgegen. Fast meinen Sie, einen „Plopp" zu hören, als plötzlich der ganze Kindskopf herausschaut und die beiden Schultern sich nacheinander entwickeln. Ängstlich suchen Sie nach Nabelschnurstrangulationen am Hals des Kindes, können jedoch nichts Beunruhigendes entdecken. Sie nehmen einhändig den schrumpeligen, blassvioletten Kopf und führen vorsichtig die Schultern nach Außen, als Sie plötzlich erschrecken, denn das Kind rutscht buchstäblich den Rest des Weges aus der Vagina und hängt plötzlich mehr schlecht als Recht in Ihren ungeübten Händen. Tom legt beide Hände an und nimmt das Neugeborene aus Ihren zitternden Händen, denn Sie sind völlig paralysiert und kleben mit dem Blick an der blau-gewundenen Nabelschnur, die aus der Mutter herausschaut. Und plötzlich fällt es Ihnen auf: Es schreit gar niemand mehr! Die Mutter liegt völlig erschöpft und mit zurückgefallenem Kopf in ihrem Kissenlager, aber die Ruhe hält nur wenige Sekunden an, denn mit einem kratzigen Atemzug beginnt das Neugeborene die plötzliche Stille mit einem Quäken zu erfüllen, dass wie Musik in Ihren Ohren klingt.

Tom hat den Kindsvater ein paar trockene Handtücher holen geschickt und hockt neben Ihnen mit dem Neugeborenen in den Händen. „Los, Nabelschnur durchschneiden!", hilft er Ihnen auf die Sprünge und deutet dem Kopf nach hinten, wo er vorhin von Ihnen unbemerkt mehrere Klemmen und eine Schere gerichtet hat. Zögernd greifen Sie nach den Instrumenten und einige Augenblicke später haben Sie die Nabelschnur durchtrennt und mit Klemmen versorgt, sodass ein etwa 20 cm langes Stück am Kind erhalten ist.

Dieses ist inzwischen von Tom abgetrocknet und in ein Handtuch eingepackt und der Mutter auf die Brust gelegt worden, die zwar völlig erschöpft aber doch überglücklich den Nachwuchs in Empfang nimmt … während Sie im Hinterkopf eine undeutliche Stimmer vernehmen … APGAR! Stimmt, das sollten Sie jetzt machen. Welches Kindsmerkmal gehört *nicht* zu dem APGAR-Score?

- Farbe (665)
- Muskeltonus (497)
- Pupillenreflex (411)
- Atmung (473)

678 Die Ehefrau nickt auf Ihre Frage. „Wir haben uns vom Hausarzt diese Spritzen geben lassen, jedenfalls für den Hinflug. Sie wissen schon, die in den Bauch. " Gehen Sie nun zurück zu Absatz 144 und treffen eine Diagnose oder wählen Sie doch noch eine weitere Option von 770 (allerdings kostet Sie das dann 3 Kompetenzpunkte).

679 Der GCS des Patienten liegt aktuell bei 8 Punkten. 5 Punkte bekommt er für seine gezielte Schmerzabwehr, 2 Punkte für die unverständlichen Laute und einen Punkt für das fehlende Augenöffnen. Ziehen Sie sich 2 Kompetenzpunkte für jeden GCS-Punkt ab, den Sie daneben lagen. Zurück zur 794.

680 „ACC, Moment, da muss ich mal nachschauen;" antworten der RA auf Ihre Bitte hin und studiert das Ampullarium seines Materialkoffers.

Es dauert einen Moment, bis er sich wieder zu Ihnen umdreht und mit enttäuschtem Gesichtsausdruck verkündet, dass dieses Medikament leider nicht im Koffer vorhanden ist. Überlegen Sie sich was anderes und kehren Sie zur 492 zurück.

681 Sie wischen sich nach der gelungenen Atemwegssicherung über die feuchte Stirn und sind froh, dass dieser Schritt abgeschlossen ist – eine präklinische Intubation ist immer eine riskante Sache, aber was sein muss, muss sein. Weiter bei 618.

682 „Wieso hat das mit der Intubation nicht geklappt?", wollen Sie von dem Kollegen etwas genauer wissen.

„Ich hab kaum was gesehen und als ich dann den Tubus vorschieben wollte, ging einfach gar nichts. Ich hab keine Ahnung, was da los ist!"

Zurück zur 7.

683 Tochter und Ehefrau verneinen Ihre Verdächtigung. Gehen Sie nun zurück zu Absatz 144 und treffen eine Diagnose oder wählen Sie doch noch eine weitere Option von 770 (allerdings kostet Sie das dann 3 Kompetenzpunkte).

684 Sie versuchen den GCS zu erheben. Sie sprechen den Jungen erneut laut an, allerdings gelingt es Ihnen kaum, seine Aufmerksamkeit zu erreigen. Jedenfalls lässt er sich nicht anmerken, dass er Sie gehört hat. Sie eskalieren Ihre Untersuchungsmethode und drücken mit den Fingerknöcheln unangenehm fest auf dem Brustbein des Jungen herum, was dieser sofort mit einer erneuten Grimasse, einem missmutigen Grunzen und einer gezielten Abwehrbewegung der beiden Arme beantwortet. Rechnen Sie den Glasgow-Coma-Scale aus, notieren Sie den Wert und lesen Sie weiter bei 679.

685 Tochter und Ehefrau verneinen Ihre Verdächtigung. Gehen Sie nun zurück zu Absatz 144 und treffen eine Diagnose oder wählen Sie doch noch eine weitere Option von 770 (allerdings kostet Sie das dann 3 Kompetenzpunkte).

686 Die Wohnungstür wird aufgestoßen und zwei Rettungsdienstler stürzen herein. Den einen erkennen Sie als Pädiater aus dem Rhein-Klinikum. Der Baby-Notarzt ist da! Offensichtlich hatte die Leitstelle diesen kurz nach Ihnen verständigt. Mit wenigen großen Schritten ist er bei Ihnen und weißt mit einem lauten „Ich übernehme!" auf seinen Führungsanspruch in dieser Situation hin. Sie geben den Platz am Kind mit großer Erleichterung auf. Der Kollege wendet sich entschlossen dem Kind zu, erkennt aber dann mit dem ersten Blick und seiner klinischen Erfahrung, dass es dem Kind doch nicht so schlecht gehen kann – schließlich nimmt das Hautkolorit zunehmend gesunde Töne an. Schnell hat er sein Stethoskop gezückt und das Kind orientierend untersucht. Vorsichtige Bewegungen der kleinen Ärmchen und Beinchen lassen in Ihnen wahre Freudenstürme losbrechen und als der Kollege sich aufrichtet und Ihnen einen Blick zuwirft, sehen Sie sich bestätigt. „Haben Sie reanimiert?"

„Ja, das Kind kam hypoxisch und bradykard zur Welt …" Sie erzählen in kurzen Sätzen den Hergang der Versorgung, während der Kollege des Kind in ein Handtuch einwickelt und Ihnen mit bestätigendem Nicken seine Anerkennung ausdrückt.

„Na, da hätte ich ja gar nicht kommen müssen, was?", meint abschließend er witzelnd, aber Sie sind trotz allem heilfroh, dass die Verantwortung für dieses kleine Würmchen jetzt nicht mehr unmittelbar in Ihren Händen liegt.

Gemeinsam mit dem Kollegen organisieren Sie den Transport ins Rhein-Klinikum, wo das Neugeborene für eine Überwachungsphase auf die pädiatrische Intensivstation aufgenommen wird, auch wenn es sogar nach kurzer Zeit einen APGAR-Score von 10 Punkten erreicht.

Nach Ihrer Ankunft an der Intensivstation (Sie fahren aus Interesse ebenfalls dort hin, um die weitere Versorgung zu beobachten) fallen Sie erstmal in einen sehr einladend aussehenden Sessel im Wartebereich der Station und schließen nur für einen Moment die Augen. Weiter bei 671.

687 Sie führen das Laryngoskop vorsichtig in den Mund der Patientin ein, ziehen am Griff etwas in Richtung Wagendecke und … sehen erstmal gar nichts – jedenfalls nichts, was Sie beruhigen würde, denn noch ist keine Spur der Epiglottis zu sehen. Eigentlich ist diese Patientin sehr leicht zu intubieren, aber irgendetwas hat Ihnen da den Strich durch die Rechnung gemacht – mangelnde Erfahrung, schlechte Vorbereitung oder einfach nur Pech?!

Mit dem Gefühl der aufsteigenden Angst erhöhen Sie den Zug am Laryngoskop.

„Ich muss mal vorsichtig etwas überstrecken“, pressen Sie zwischen den Zähnen hervor, der RA am Kopf intensiviert sofort seine Haltungsuntersützung, um jede plötzliche Bewegung der Halswirbelsäule zu verhindern. Ganz vorsichtig ziehen Sie den Kopf etwas nach hinten und starren weiter in den Larynx. Sind Sie zu tief drin mit dem Laryngoskop? Sie zweifeln und ziehen sich wenige Millimeter zurück, da klappt plötzlich die Epiglottis von vorne in Ihre Sichtachse. Sie hatten die Epiglottis mit dem Laryngoskop aufgeladen und konnten sich so keiner bekannten Struktur orientieren.

Aber jetzt ist alles gut und Sie erhöhen erleichtert den Zug am Larnygoskop und können dadurch einen guten Einblick auf die Simmbänder erlangen.

„Tubus!“, geben Sie laut von sich und bekommen Ihren Wunsch sofort erfüllt und den Tubus in die Rechte gedrückt. Vorsichtig führen Sie ihn in den Mund ein und können ihn problemlos und unter Sicht mit einer leichten Drehbewegung zwischen den Stimmritzen hindurch schieben. Unter Schonung der Zähne ziehen Sie das Laryngoskop zurück und ein paar Augenblicke später ist der Tubus mit Klebeband fixiert, die Halskrause wieder geschlossen und das Kapnometer zeigt Ihnen eine adäquate exspiratorische CO_2-Konzentration im Atemgas an. Die Auskultation der beiden Lungen haben Sie selbst vorgenommen und eine gute Ventilation feststellen können. War doch gar nicht so schwer! Weiter bei 681.

688 „Ich habe noch gar nichts gegeben. Wir haben ja noch keinen Zugang!“, antwortet der Kollege und deutet hilflos auf die Patientin. Zurück zur 7.

689 Auf Ansprache reagiert der Junge nur ungenügend, zumindest hat er gerade keine große Lust, Ihren Anweisungen zu folgen. Nachdem Sie keine Antwort auf Ihre Fragen nach der Sensibilität bekommen haben, während Sie dem Jungen über verschiedene Hautpartien der Extremitäten gestrichen haben, greifen Sie zu rabiateren Methoden; Sie zwicken den Jungen gemein in Arme und Beine und erreichen, dass der Junge erneut die Stirn in Falten legt und grunzen die jeweils betroffene Extremität dem Schmerz entzieht, indem er eine gezielte Abwehrbewegung ausführt. Sensibilität und Motorik scheint erhalten zu sein, zumindest haben Sie keinen Hinweis auf eine Parese oder eine Hypästhesie. Zurück zur 794.

690 „Hypertone Kochsalzlösung?“, fragt der RA etwas ungläubig, als Sie darum bitten, reicht Ihnen dann aber eine Infusionstüte mit der Aufschrift „HyperHaes“. Sie lesen, dass es sich dabei tatsächlich um hypertone Kochsalzlösung mit einer Haes-Lösung handelt. Sie zögern … sollen Sie das wirklich geben? Was soll's! Sie stoßen den Dorn der Infusionsleitung in die Tüte und lassen die Infusion schnell einlaufen.

Nach der Infusion ändert sich die Lage zunächst wenig. Der Junge ist weiterhin sehr schläfrig, missmutig aber ansonsten scheinbar stabil. Sie halten den Jungen aktuell nicht für intubationspflichtig und leiten den Transport des Patienten in das Rhein-Klinikum ein. Dort erwartet man Sie bereits gespannt, denn Ihre Diagnose ist sehr exotisch.

Allerdings löst sich die allgemeine Anspannung nach kurzer Zeit in Luft aus und eine gewisse Belustigung macht sich breit, als sich herausstellt, dass Ihre Diagnose völlig falsch war.

„Was haben Sie gegeben??“, der internistische Oberarzt fragt ungläubig nach, als Sie von Ihrer Infusionstherapie berichten. „Also, das ist hier absolut nicht indiziert, ich weiß nicht, was Sie damit bezwecken wollten!“ Er dreht sich um und ignoriert Sie, während er schnell eine Elektrolytkontrolle bei dem Patienten anordnet, um die Folgen Ihrer Taten abschätzen zu können.

Sie sollten einem Patienten mit einer unklaren neurologischen Situation nicht einfach so eine hypertone Lösung verabreichen, außer wenn Sie ernsthafte Verdachtsmomente für einen Hirndruckanstieg haben. HyperHaes ist im Notarztdienst nur für die small volume resuscitation zugelassen, also der Therapie von schweren Schockzuständen. Das wußten Sie offensichtlich nicht und dürfen sich 3 Kompetenzpunkte abziehen.

Im Falle von erhöhtem Hirndruck können Sie ein off-label Gebrauch versuchen, allerdings gibt es bei Ihrem Patienten dafür nicht genügend Anhaltspunkte. Zurück zur Einsatzbeginn.

691 „Tom, das Kind liegt falsch, so wird das nix!“, rufen Sie ängstlich aus. Während sich die Augen des Kindsvaters weiten, schiebt Tom Sie ruppig auf die Seite: „Lass mich mal schauen!“

Er führt ebenfalls zwei Fingerspitzen in die Vagina ein und Blick abwesend nach oben, während er tastet.

„Ist doch alles bestens! Vordere Hinterhauptslage. So wie es sein muss, Du Greenhorn!“ Da hatten Sie wohl mal wieder unrecht mit Ihrer Einschätzung. Sie verlieren 3 Kompetenzpunkte. Weiter bei 711.

692 Sie untersuchen mit einem kurzen Blick den Hals des Jungen mit der Frage nach dem Status der Halsvenen und können auf den ersten Blick keine auffällig stark gefüllten Gefäße feststellen. Auch als Sie den Finger tastend über die Haut fahren lassen, bemerken Sie keine entsprechende Prominenz. Somit ergeben sich keine Hinweise auf eine besondere Füllung der beidseitigen Vena jugularis externa. Zurück zur 794.

693 Sie sind der Ansicht, dass der Blutdruck der Patientin erhöht werden sollte und lassen sich vom RA eine Ampulle Akrinor aufziehen, die Sie fraktioniert spritzen. Bitte notieren Sie den systolischen Zielwert, den Sie anstreben. Lesen Sie dann weiter bei 719.

694 „Leon, ich leuchte Dir mal mit einer Taschenlampe in die Augen, nicht erschrecken!“, machen Sie sich und allen Umstehenden Mut. So wie der Junge sich bislang präsentiert hat, wird er nicht begeistert sein, wenn Sie ihm die Lider spreizen und seinen Schädel ausleuchten.

Mit der Linken versuchen Sie mit Daumen und Zeigefinger ein Auge zu öffnen, während Sie mit der anderen die Lampe darauf richten. Der Junge versucht sich mit einer schüttelnden Bewegung und einem unwilligen Grunzen zu befreien, es gelingt Ihnen aber, einen Blick in die Pupille zu werfen und die Prozedur dann auf der anderen Seite zu wiederholen. Soweit Sie erkennen konnten, sind beide Pupillen eng bis mittelweit und zeigen eine normale Lichtreaktion. Zurück zur 794.

695 „Als wir ankamen, hatte Sie noch einen Kreislauf, aber sie wurde ziemlich bald reanimationspflichtig. Durch die Hypoxie, denke ich. Das war vor ungefähr acht oder neun Minuten“, antwortet der Kollege mit einem Blick auf seine Armbanduhr, die jedem Jetpiloten zur Ehre gereicht hätte. Zurück zur 7.

696 In der Regel liegt bei Kindern im Rahmen einer Kreislaufinsuffizienz ursächlich eine Hypoxie vor, die es dementsprechend primär zu therapieren gilt, deswegen steht bei der Neugeborenen Reanimation die

Maskenbeatmung an erster Stelle der Maßnahmen. Sie pressen die winzige Maske vorsichtig auf Mund und Nase und applizieren vorsichtig einen Hub mit dem Beatmungsbeutel des Kinder-Koffers. Die Maske sitzt nicht dicht! Wählen Sie:

- Sie haben bereits Erfahrung mit der Maskenbeatmung bei Kindern (673)
- Sie haben keine Erfahrung mit der Maskenbeatmung bei Kindern (639)

697 Sie glauben, dass die Gefahr weiterer Gasbildung im Körper durch eine Atemwegssicherung und maschinelle Beatmung verhindert werden kann und leiten dafür die Intubation des Jungen ein. Nach wenigen Vorbereitungsmaßnahmen haben Sie zügig einen intravenösen Zugang gelegt und Ihre Mitstreiter bereiten Material und Medikamente vor, um die Narkose und Intubation einzuleiten. Sie haben am Kopf des Jungen Platz genommen und halten dem Jungen Beatmungsbeutel und Maske vor Mund und Nase. Weiter bei 838.

698 „HyperHaes?", fragt der RA etwas ungläubig, reicht Ihnen dann aber die entsprechende Infusionstüte mit 250 ml Inhalt und Sie stoßen den Dorn der Infusionsleitung hinein. Dabei fällt Ihr Blick auf die Aufschrift des Beutels und Sie lesen, dass es sich bei dem Inhalt keineswegs um freies Wasser, sondern um eine hyperosmolare Lösung handelt. Mit freiem Wasser hat das gar nichts zu tun, eher das Gegenteil! Etwas peinlich streichen Sie sich 2 Kompetenzpunkte weg und wählen doch eine andere Option von 815.

699 Sie fischen ein kleines silbernes Hämmerchen aus einer Ihrer vielen Jackentaschen und knien sich neben die Beine des Patienten. Sie greifen eines der Knie behutsam und stellen das Bein vorsichtig mit gebeugtem Knie auf. Aus dem Handgelenk lassen Sie den Gummikopf des Hämmerchens auf die Stelle kurz unterhalb des Knies sausen, wo Sie die Patellarsehne vermuten. Eine heftige Zuckung des Unterschenkels beantwortet Ihre Provokation. Der Reflex ist normal ausgebildet. Zurück zur 794.

700 Sie möchten den Blutdruck und Puls etwas erhöhen und lassen sich von RA eine Ampulle Akrinor aufziehen, die Sie fraktioniert spritzen. Bitte notieren Sie den systolischen Zielwert und die Herzfrequenz, die Sie anstreben. Lesen Sie dann weiter bei 719.

701 „So richtig viel habe ich auch noch nicht herausbekommen. Mit dem Blutdruck habe was nicht gestimmt und sie habe wohl eine Skoliose", meint er Schulter zuckend. Zurück zur 7.

702 Nachdem Sie das Oberteil etwas nach oben geschoben haben, ist eine Palpation des Abdomens problemlos möglich. Der Patient lässt die Prozedur ohne Reaktion über sich ergehen. Sie können keine Druckdolenzen oder Organvergrösserungen tasten. Zurück zur 847.

703 „Sicher?" Er wirft Ihnen mit zerknautschter Stirn einen zweifelnden Blick zu, aber immerhin sind Sie ja der Notarzt. Er blättert eifrig in seinem Büchlein und wird schnell fündig:

„Hab's! Hier steht, dass die Insulingabe das Serumkalium senkt, da das Kalium gemeinsam mit Glukose in die Zellen transportiert wird." Ist da nicht ein triumphierende Ausdruck in seinen Augen, als er von seinem Buch aufblickt?

Sie fühlen sich unwohl, raffen Ihren Papierkram zusammen und orientieren sich Richtung Ausgang. Von einem Studenten belehrt zu werden ist keine so großartige Erfahrung, die sie sich gerne erspart hätten. Sie verlieren 2 Kompetenzpunkte. Weiter bei 72.

704 Als das pulssynchrone Geräusch des LifePak tiefer in Ihre Hirnzentren eindringt, merken Sie, wie die Anspannung zumindest ein wenig von Ihnen abfällt. Sie haften mit Ihrem starren Blick immer noch am kleinen Thorax des Neugeborenen und können es noch nicht fassen: Die kleine Atemexkursionen bleiben bestehen und es sieht tatsächlich so aus, als wäre das Kind jetzt mit einer stabilen Herzkreislauftätigkeit ausgestattet!

Der Blick auf das EKG zeigt, dass die Herzfrequenz jetzt sogar knapp über 100 pro Minute beträgt, Sie sind überglücklich!

Ihre Aufmerksamkeit wird jedoch in diesem Moment von Kind abgelenkt, denn aus dem Flur der Wohnung hallen laute Schritte und Rufe. Kommt da noch ein RTW-Team? Weiter bei 686.

705 Sie setzen Ihr Stethoskop vorsichtig abwechselnd auf beide Lungen und hoffen, dass Sie von dem Kleinen keine Ohrfeige verpasst bekommen, denn Sie sind auf guter Schlagdistanz, während Sie sich auf das Atemgeräusch konzentrieren. Sie hören ein gleichmäßiges, tiefes Atemgeräusch. Die Atemfrequenz dürfte bei 15-20 liegen. Die Atemzüge des Jungen scheinen sehr tief zu sein, aber das scheint nach einem Tauchgang oder Tauchunfall aus Ihrer Sicht nicht unbedingt ein Grund zu Sorge zu sein. Zurück zur 794.

706 Aus einem Tropfen Blut des Patienten wird der BZ bestimmt. Wenige Augenblicke später wissen Sie, dass er bei langweiligen 126 mg/dl liegt.

Gehen Sie nun zurück zu Absatz 144 und treffen eine Diagnose oder wählen Sie doch noch eine weitere Option von 770 (allerdings kostet Sie das dann 3 Kompetenzpunkte).

707 Sie möchten den Blutdruck senken und lassen sich von RA eine Ampulle Ebrantil aufziehen, die Sie fraktioniert spritzen. Bitte notieren Sie den systolischen Zielwert, den Sie anstreben. Lesen Sie dann weiter bei 719.

708 „Ist leider nicht rauszukriegen. Die nimmt sie wohl immer selber und einen Plan gibt's nicht!", lautet die enttäuschende Antwort. Inzwischen hat jedoch die Angehörige der Dame eine kleine Apothekentüte aus einem der anderen Zimmer herausgekramt.

„Das hier müssten die Medikamente meiner Mutter sein!"

Ein halbes Dutzend zerknautschter Medikamentenschachteln fallen ins Waschbecken, als Sie die Tüte umdrehen und einen schnellen Blick auf die aufgedruckten Bezeichnungen werfen. Ramipril … Pantozol … Simvastatin, alles nichts Aufregendes. Zurück zur 7.

709 „Kann es sein, dass er in letzter Zeit irgendwann mal gestürzt ist?"

Der Tauchlehrer schüttelt den Kopf.

„Also, das müsste ich eigentlich wissen. Die Eltern kümmern sich normalerweise gut um ihn, und das hätten sie mir bestimmt gesagt."

Zurück zur 787.

710 „Okay, kein Problem", meint der RA am Patienten und dreht sich zu seinem Kollegen am Materialkoffer um: „Hey, gib' mir doch mal eine Standardinfusion rüber!"

Standardinfusion? Sie wollten doch freies Wasser geben, oder? Da liegen Sie mit Ringer-Lactat falsch, denn dies ist in vielen Rettungsdienstbereichen die Standardinfusion und hat auch mit freiem Wasser wenig zu tun. Sie verlieren 2 Kompetenzpunkte und wählen eine andere Option von 815.

711 Sie sind gottfroh, dass das Kind in der normalen Position liegt. Zumindest bislang sind also noch keine Katastrophen aufgetreten, auch wenn Sie noch nicht viel mehr tun konnten, als hilflos zuzusehen. Inzwischen sind übrigens unbemerkt die beiden Kollegen des RTW ebenfalls angekommen und nähern sich vorsichtig der Szenerie ohne großen Tatendrang auszustrahlen. Sie wenden kurz den Blick nach hinten, konzentrieren sich aber gleich wieder auf die Situation direkt vor Ihnen. Die beiden RA sind ziemlich froh, dass Sie nurmehr als Zaungäste anwesend sein und nicht eingreifen zu müssen. Wie die Geburt weiter verläuft, erfahren Sie bei 677.

712 Sie umfassen das Baby und wollen direkt mit den Thoraxkompressionen beginnen, als Tom Ihnen den AmbuBeutel aus dem Kinderkoffer in die Hand drückt, den er hervorgezerrt hat. „Erstmal beatmen!“, zischt er. Perplex nehmen Sie Maske und Beutel. Sie verlieren 5 Kompetenzpunkte. Weiter bei 696.

713 „Sind bei Leon irgendwelche Sehstörungen oder Augenoperationen bekannt?“

„Nein, davon habe ich noch nichts gehört.“

Der Tauchlehrer kann Ihnen nicht weiterhelfen. Zurück zur 787.

714 Sie möchten den Blutdruck und Puls senken und lassen sich von RA eine Ampulle Beloc aufziehen, die Sie fraktioniert spritzen. Bitte notieren Sie den systolischen Zielwert und den Puls pro Minute, den Sie anstreben. Lesen Sie dann weiter bei 719.

715 Da Sie im Moment nur Artefakte auf dem Monitor des LifePak erkennen können, fragen Sie den Kollegen nach dem EKG der Patientin.

„Am Anfang war sie noch kreislaufstabil, dann wurde sie durch die Hypoxie zuerst bradykard und schließlich asystol – da haben wir dann mit der Reanimation begonnen. Zwischendurch haben wir noch ein paar Mal gecheckt, aber es hat sich nichts geändert – leider!“ Der Kollege blickt Sie unglücklich an. Zurück zur 7.

716 Tom zählt die Kompressionen laut ab und Sie applizieren in einer kurzen Pause die Beatmung mit vorsichtigem Druck auf den Beutel. Inzwischen können Sie die Maske dicht auf dem Gesicht des Kindes platzieren und so eine problemlose Beatmung durchführen. Tom beginnt sofort wieder mit den Kompressionen. Wie viele davon sollte er pro Minute etwa machen?

- 70 (229)
- 90 (241)
- 110 (174)
- 130 (148)

717 Die Ehefrau des Patienten schüttelt den Kopf. „Also, das kann ich mir nicht vorstellen! Ich war die ganze Zeit bei ihm und das hätte ich doch merken müssen!“ Sie erscheint ein wenig entrüstet, dass Sie so etwas vermuten. Ein kurzer Blick im Raum zeigt Ihnen auch keine leeren Tablettenpackungen oder ähnliches. Gehen Sie nun zurück zu Absatz 144 und treffen eine Diagnose oder wählen Sie doch noch eine weitere Option von 770 (allerdings kostet Sie das dann 3 Kompetenzpunkte).

718 „Sind bei Leon irgendwelche Probleme mit den Ohren bekannt? Hört er schlecht“

Der Tauchlehrer zuckt die Schultern.

„Nicht dass ich wüsste! Und hören tut er eigentlich ganz normal, würde ich sagen. Da ist mir wirklich nichts aufgefallen."

Zurück zur 787.

719 Sie therapieren fraktioniert so lange, bis die Kreislaufparameter in dem von Ihnen gewünschten Bereich sind. Allerdings müssen Sie auf der Fahrt immer wieder nachspritzen, um die Werte so zu halten. Als Sie dann das Krankenhaus erreicht und die Patientin übergeben haben, schaut Sie der aufnehmende Kollege ziemlich entgeistert an.

„Was haben Sie sich denn dabei gedacht??"

Bevor Sie eine (ohnehin nicht sehr sinnvolle) Antwort geben können, ist er allerdings auch schon abgeschwirrt und leitet entsprechende Maßnahmen ein, um die ursprünglichen Kreislaufparameter (Blutdruck systolisch 130, Herzfrequenz um 80 /min wieder herzustellen). Tatsächlich gibt es bei Patienten mit einem SHT keinen Grund unnötig am Blutdruck oder dem Puls herumzuspielen. Durch eine Erhöhung des Blutdruckes fördern Sie nur die Gefahr einer Blutung, während Sie durch das Senken des Blutdrucks möglicherweise die cerebrale Perfusion beeinträchtigen. Sie sollten daher Puls und Blutdruck nur antasten, wenn der Patient von sich aus Werte deutlich unter oder über den Normalwerten bietet. Ziehen Sie sich 3 Kompetenzpunkte ab.

720 Ihnen bleibt nichts anderes übrig, als die Reanimation weiter fortzusetzen. Während die Kollegen fleißig die Thoraxkompressionen durchführen und der Medumat die Beatmung ausführt, spritzen Sie hin und wieder ein Milligramm Suprarenin und machen einen Check des EKGs. Doch es tut sich nichts und etwas mehr als 35 Minuten nach ihrer Ankunft brechen Sie enttäuscht und bedrückt alle Maßnahmen ab. Sie betrachten die leblose Frau nachdenklich einen Augenblick und lassen den Blick über die Spuren Ihrer Arbeit schweifen: Der intraossäre Zugang, die herumliegenden, aufgerissenen Verpackungen, ein noch locker um den Arm der Patientin hängender Stauschlauch. Um den Kopf der Patientin herum liegen Zeitzeugen Ihrer panischen Atemwegssicherung verstreut … dicker Tubus … dünner Tubus … Larynxtubus. „Alles sinnlos", denken Sie und drehen sich langsam weg. Ihr Blick klebt bis zuletzt an der leblosen Person und obwohl Sie alles in Ihrer Macht stehende getan haben, gab es keine Möglichkeit, der Patientin zu helfen. Hätten Sie nicht doch irgendwas besser machen können? Sie schieben den Gedanken schnell beiseite. Nein! Es ist von Anfang an alles nicht gut gelaufen, aber das lang vornehmlich außerhalb Ihres Einflussbereiches. Und so lernen Sie eine weitere wichtige Lektion: Man kann nicht jeden retten! Weiter bei 736.

721 „40%ige Glukose?", fragt der RA noch einmal nach, als Sie die entsprechende Bitte äußern.

„Das haben wir aber nur in diesen kleinen Ampullen hier", er hält eine kleine Plastikampulle mit einigen Millilitern Inhalt hoch. Damit können Sie tatsächlich keine sinnvolle Infusiontherapie machen. Sie verlieren einen Kompetenzpunkt und wählen eine andere Option bei 815.

722 Einer der beiden anwesenden RA des eingetroffenen RTW hat mitgedacht und drückt Ihnen einen Sauger in die Hand, mit dem Sie dem Neugeborenen eilig den Nasen-Rachen-Raum absaugen. Bis auf wenige Milliliter Fruchtwasser können Sie jedoch nichts fördern und ein kurzer Blick in den schlaff halboffenen Mund zeigt keine weiteren Hindernisse. Das Neugeborene zeigt auch auf diese Stimulation keine eigenen Lebenszeichen. Zurück zur 740.

723 „Wissen Sie, ob der Junge regelmäßig irgendwelche Medikamente einnimmt?"

„Moment!" Der Tauchlehrer läuft ein paar Schritte zu einer Sporttasche, die neben ein paar Taucherflossen und auf dem Boden liegt und kommt wenige Sekunden mit einem roten Heftchen winkend zurück. „Hier steht eigentlich alles drin von den Einführungsuntersuchungen, die wir nachweisen müssen." Er drückt Ihnen das Heft in die Hand und nach kurzem Blättern haben Sie die Seite gefunden, die zu einem gewissen „Leon Mulder" gehört. Es wird ein unauffälliger Untersuchungsbefund ohne wesentliche Vorerkrankungen bescheinigt. Enttäuscht drücken Sie dem Tauchlehrer den Kram in die Hand. Zurück zur 787.

724 Sie wissen nicht so richtig, wie was Sie tun sollen, aber glücklicherweise hat der RA im Wagen schneller geschaltet als Sie, seine Stiftlampe gezogen und der Patientin beidseitig in die Augen.

„Ach Du Sch …!", entfährt es ihm und Sie beugen sich eilig über das Gesicht der Patientin, während er das Austesten der Lichtreaktion wiederholt.

Sie haben zwar zu Beginn des Einsatzes bereits in die Pupillen geschaut, aber bei einem Schädel-Hirn-Trauma können Sie das nicht oft genug tun, besonders bei einer Verschlechterung der Bewusstseinslage! Der RA leuchtet: Rechts – Links – Sie erstarren kurz. Erstes lässt sich die Patientin diesmal ohne große Gegenwehr das Großhirn ausleuchten und zweitens: Die rechte Pupille ist deutlich weiter, als die Linke. Und eine befriedigende Lichtreaktion sehen Sie auch nicht mehr!!

Was kommt als Ursache am ehesten in Frage?

- Eine traumatische Schädigung des N. opticus (591)
- Eine traumatische Schädigung des N. abducens (586)
- Ein traumatisches Subduralhämatom (596)
- Ein traumatisches Epiduralhämatom (605)
- Eine therapierefraktäre Hypoglykämie (579)
- Etwas anderes (574)

725 Ihnen bleibt nichts anderes übrig, als die Reanimation weiter fortzusetzen. Während die Kollegen fleißig die Thoraxkompressionen durchführen und der Medumat die Beatmung ausführt, spritzen Sie hin und wieder ein Milligramm Suprarenin und machen einen Check des EKGs. Doch es tut sich nichts und etwas mehr als 35 Minuten nach ihrer Ankunft brechen Sie enttäuscht und bedrückt alle Maßnahmen ab. Sie betrachten die leblose Frau nachdenklich einen Augenblick und lassen den Blick über die Spuren Ihrer Arbeit schweifen: Der intraossäre Zugang, die herumliegenden, aufgerissenen Verpackungen, ein noch locker um den Arm der Patientin hängender Stauschlauch. Um den Kopf der Patientin herum liegen Zeitzeugen Ihrer panischen Atemwegssicherung verstreut … dicker Tubus … dünner Tubus … Larynxtubus. „Alles sinnlos“, denken Sie und drehen sich langsam weg. Ihr Blick klebt bis zuletzt an der leblosen Person und obwohl Sie alles in Ihrer Macht stehende getan haben, gab es keine Möglichkeit, der Patientin zu helfen. Hätten Sie nicht doch irgendwas besser machen können? Sie haben sicherlich nicht alles richtig gemacht, aber hätte es der Patient genützt, wenn alles perfekt gelaufen wäre? Sie können diese Frage nicht abschließend beantworten, ein etwas ungutes Gefühl bleibt allerdings zurück. Sie sollten Sie die Atemwegssicherung und die Problematik des intraossären Zugangs lieber noch etwas genauer zu Gemüte führen. Weiter bei 736.

726 Sie schieben das Oberteil des Patienten ein wenig nach oben und setzen Ihr Stethoskop auf die Bauchdecke auf. In allen Quadranten können sie lebhafte Darmgeräusche auskultieren. Zurück zur 847.

727 Natürlich müssen Sie die Patientin noch vaginal untersuchen, um festzustellen, wie weit die Geburt tatsächlich fortgeschritten ist. Im Moment ist kurz Ruhe, und so informieren Sie die ziemlich erschöpfte Patientin über Ihr Vorhaben. Diese nickt nur abwesend und klammert sich weiterhin an den Couchkissen fest, während Sie sich mental die Ärmel hochkrempeln und die Beine der Patientin mit sanftem Druck auseinander schieben. Die letzte gynäkologische Untersuchung, das war … äh … ja genau: Irgendwann vor Urzeiten im Studium. Sie inspizieren die Scheidenöffnung und tasten vorsichtig mit zwei Fingern hinein. Weit kommen Sie allerdings nicht, denn ein Babykopf versperrt Ihnen den Weg! Das Kind ist gerade dabei zu schlüpfen! Liegt es so richtig?? Sie tasten vorsichtig nach oben und unten und glauben zu erkennen, dass das Gesicht des Kindes nach hinten zum Steißbein hin gelegen ist. Zumindest meinen Sie, nach ventral das Hinterköpfchen tasten zu können. Während Sie noch überlegen, ob das Kind so korrekt liegt, beginnt die Patientin wieder mit Stöhnen – die nächste Wehe geht in die Vollen!

- Die Lage ist die normale Geburtslage (711)
- Die Lage ist nicht korrekt (691)

728 „Gibt es irgendwelche Krebserkrankungen in der Familie des Jungen? Oder ist bei ihm selber irgendwas in der Richtung bekannt?"

Der Tauchlehrer schaut Sie etwas verunsichert an und fragt sich wohl, warum Sie solche merkwürdigen Fragen stellen. Er zuckt die Schultern.

„Nein, also das wüsste ich nicht."

Zurück zur 787.

729 „Oh, das weiß ich nicht. Aber so was müsste ich doch wissen!", meint die Ehefrau. „Mutter, vielleicht ist gestern beim Arzt doch irgendwas gemacht worden. Was hat er denn erzählt? Du musst doch mit ihm darüber gesprochen haben!", redet die Tochter auf sie ein.

„Ach, Du weißt doch, wie er ist. Der erzählt so was ja nie. Er meinte nur, es wäre noch eine Untersuchung gemacht worden und dabei hat der Arzt festgestellt, dass der Tumor nicht gestreut hat."

Mehr bekommen Sie nicht aus den beiden heraus. Gehen Sie nun zurück zu Absatz 144 und treffen eine Diagnose oder wählen Sie doch noch eine weitere Option von 770 (allerdings kostet Sie das dann 3 Kompetenzpunkte).

730 Ihnen bleibt nichts anderes übrig, als die Reanimation weiter fortzusetzen. Während die Kollegen fleißig die Thoraxkompressionen durchführen und der Medumat die Beatmung ausführt, spritzen Sie hin und wieder ein Milligramm Suprarenin und machen einen Check des EKGs. Doch es tut sich nichts und etwas mehr als 35 Minuten nach ihrer Ankunft brechen Sie enttäuscht und bedrückt alle Maßnahmen ab. Sie betrachten die leblose Frau nachdenklich einen Augenblick und lassen den Blick über die Spuren Ihrer Arbeit schweifen: Der intraossäre Zugang, die herumliegenden, aufgerissenen Verpackungen, ein noch locker um den Arm der Patientin hängender Stauschlauch. Um den Kopf der Patientin herum liegen Zeitzeugen Ihrer panischen Atemwegssicherung verstreut … dicker Tubus … dünner Tubus … Larynxtubus.

„Alles sinnlos", denken Sie und drehen sich langsam weg. Ihr Blick klebt bis zuletzt an der leblosen Person und obwohl Sie alles in Ihrer Macht stehende getan haben, gab es keine Möglichkeit, der Patientin zu helfen. Hätten Sie nicht doch irgendwas besser machen können? Tom unterbricht Sie in Ihrer Grübelei und zischt Sie im Vorbeigehen an, sodass es niemand außer Ihnen hören kann:

„Das nächste Mal wäre es vielleicht ganz gut, wenn wir der Patientin helfen würden, anstatt sie umzubringen!“

Diese Bemerkung hätte er sich sparen können, aber er ist ziemlich frustriert und Sie können seinen kleinen Ausbruch sogar verstehen. Immerhin haben Sie in einigen Situationen wie der letzte Amateur gearbeitet. Sie werfen einen prüfenden Blick in die Gesichter der anderen im Raum, den niemand erwidert; Alle sind bemüht, sich mit kleinen Aufräumarbeiten zu beschäftigen und sind sehr darauf bedachte Ihnen auszuweichen. Offensichtlich sehen auch die anderen Ihre Leistung sehr kritisch. Sie hoffen bloß, dass das nicht bis zu den Angehörigen durchdringt. Ein kritisches Gespräch mit Ihrem Oberarzt wird Ihnen aber dennoch nicht verspart bleiben. Weiter bei 736.

731 Sie führen das Laryngoskop vorsichtig in den Mund der Patientin ein, ziehen am Griff etwas in Richtung Wagendecke und … sehen erstmal gar nichts – jedenfalls nichts, was Sie beruhigen würde, denn noch ist keine Spur der Epiglottis zu sehen. Eigentlich ist diese Patientin sehr leicht zu intubieren, aber irgendetwas hat Ihnen da den Strich durch die Rechnung gemacht – mangelnde Erfahrung, schlechte Vorbereitung oder einfach nur Pech?!

Mit dem Gefühl der aufsteigenden Angst erhöhen Sie den Zug am Laryngoskop.

„Ich muss mal vorsichtig etwas überstrecken“, pressen Sie zwischen den Zähnen hervor, der RA am Kopf intensiviert sofort seine Haltungsuntersützung, um jede plötzliche Bewegung der Halswirbelsäule zu verhindern. Ganz vorsichtig ziehen Sie den Kopf etwas nach hinten und starren weiter in den Larynx. Sind Sie zu tief drin mit dem Laryngoskop? Sie zweifeln und setzen die Laryngoskopie erneut an – aber auch diesmal erlangen Sie keine bessere Einsicht und vor allem wollen Sie nicht mit unnötiger Kraft zu Werke gehen und einen Querschnittslähmung der Patientin zu riskieren.

„Ich seh’ nix! Ich brauch einen Larynxtubus!“

Heftiges Geraschel und Getrampel bricht im RTW aus, während Sie das Laryngoskop vorsichtig zurückziehen. Ein Blick auf die Sauerstoffsättigung zeigt immer noch beruhigende 96 % an, während Sie bereits von rechts einen Larynxtubus der Größe 4 in die Hand gedrückt bekommen. Das ist ja hier jetzt alles noch Kinderkram gegenüber dem Horrorszenario, dass Sie heute morgen erlebt haben, denken Sie sich, während Sie den LT vorsichtig im Hals der Patientin versenken.

Die Platzierung gelingt völlig problemlos, ganz so wie es sein soll. Ein paar Augenblicke später ist der Larynxtubus mit Klebeband fixiert, die Halskrause wieder geschlossen und das Kapnometer zeigt Ihnen eine adäquate exspiratorische CO_2-Konzentration im Atemgas an. Die Auskultation der beiden Lungen haben Sie selbst vorgenommen und eine gute Ventilation feststellen können. War doch gar nicht so schwer! Weiter bei 681.

732 „Wie ging es ihm denn vorher? Also, bevor Sie überhaupt mit dem Tauchen angefangen haben?"

Der Tauchlehrer kratzt sich nervös grübelnd am Kopf. „Mir ist nichts Besonderes aufgefallen. Eigentlich war alles wie immer – sonst wären wir ja gar nicht ins Wasser gegangen!"

Das hilft Ihnen also jetzt auch nicht weiter. Zurück zur 787.

733 Sie setzen die Reanimation weiter fort, während einer der beiden anwesenden RA sich um die Eltern des Kindes bemüht, die den Ernst der Lage inzwischen begriffen haben und völlig vom Schock überrollt worden sind. Der andere RA klebt soweit möglich EKG-Elektroden und schließt den LifePak an. Täuschen Sie sich, oder ändert sich die Hautfarbe des Kindes ein wenig zum Besseren?

„Hör' mal kurz auf!" Sie stoppen Tom in seinen Bemühungen und unterlassen auch die Maskenbeatmung für einen Moment, um auf den Monitor des Lifepak zu starren. Gleichzeitig zerren Sie das Stethoskop erneut herbei und fummeln sich die beiden Gummistöpsel ins Ohr. Der LifePak zeigt einen regelmäßigen Rhythmus mit einer Frequenz von 57 pro Minute! Sie müssen die Reanimation fortsetzen, stellen Sie enttäuscht fest, als plötzlich aus dem Flur der Wohnung laute Schritte und Rufe hallen. Kommt da noch ein RTW-Team? Lesen Sie weiter bei 482.

734 Nach der Infusion ändert sich die Lage zunächst wenig. Der Junge ist weiterhin sehr schläfrig, missmutig aber ansonsten scheinbar stabil. Sie halten den Jungen aktuell nicht für intubationspflichtig und leiten den Transport des Patienten in das Rhein-Klinikum ein. Dort erwartet man Sie bereits gespannt, denn Ihre Diagnose ist sehr exotisch.

Allerdings löst sich die allgemeine Anspannung nach kurzer Zeit in Luft aus und eine gewisse Belustigung macht sich breit, als sich herausstellt, dass Ihre Diagnose völlig falsch war.

„Was haben Sie gegeben??", der internistische Oberarzt fragt ungläubig nach, als Sie von Ihrer Infusionstherapie berichten.

„Also, das ist hier absolut nicht indiziert, dadurch bringen Sie den Patienten nur in höchste Gefahr!" Er dreht sich um und ignoriert Sie, während er schnell eine Elektrolytkontrolle bei dem Patienten anordnet, um die Folgen Ihrer Taten abschätzen zu können.

Sie sollten einem Patienten mit einer unklaren neurologischen Situation niemals freies Wasser geben, denn dies kann zu bedenklichen Hirnödemen führen. Sie verlieren leider 7 Kompetenzpunkte für diese Schnapsidee.

735 Die peripheren Pulse sind radial beidseits gut tastbar, entsprechende Befunde ergeben sich bei der Palpation der A. dorsalis pedis beidseits.

Nebenbefundlich fallen Ihnen einige verschorfte Läsionen an den Unterarmen auf, die am ehesten aufgekratzten Insektenstichen entsprechen könnten. Zurück zur 847.

736 Der Notarztkollege ist ebenso enttäuscht wie Sie, bietet sich jedoch an, die weiteren Formalitäten zu erledigen und mit der Familie der Patientin zu sprechen. Dankbar nehmen Sie sein Angebot an und können sich zügig aus der Wohnung verabschieden und langsam deprimiert zum Auto wandern. Tom scheint es nicht besser zu gehen und auf der Rückfahrt zum Rhein-Klinikum bleibt jeder mit seinen Gedanken allein. Hoffentlich wird der nächste Einsatz erfreulicher!

Einige Tage später werden Sie noch mal an den Einsatz erinnert, denn einer Ihrer Oberärzte spricht Sie nach der Frühbesprechung an: „Hey, Du warst doch letztens bei der Patientin im Notarztdienst, die nicht zu intubieren war und dann verstorben ist, oder?"

In Erwartung einer unangenehmen Ansprache nicken Sie und antworten zögernd: „Ja, war ich. Was ist denn mit der Patientin?"

„Ein Kollege aus der Pathologie hat mich vorhin angerufen. Die haben eine Sektion gemacht und die Patientin hatte als Ursache des ganzen wohl eine massive Lungenembolie und dazu noch eine sehr ausgeprägte Skoliose. Der Kollege meint, da wäre am Hals die gesamte Anatomie völlig verschoben. Kein Wunder, dass da kein Tubus reinging!"

Sie sind sofort erleichtert und dankbar für diese Info: „Okay, danke! Hatte mich auch schon gewundert. Dann lag es ja wenigstens nicht an mir!"

„Nein, keine Sorge, das wollte ich damit auch gar nicht sagen!", erwidert der Kollege und verschwindet Richtung Intensivstation. Weiter bei 741.

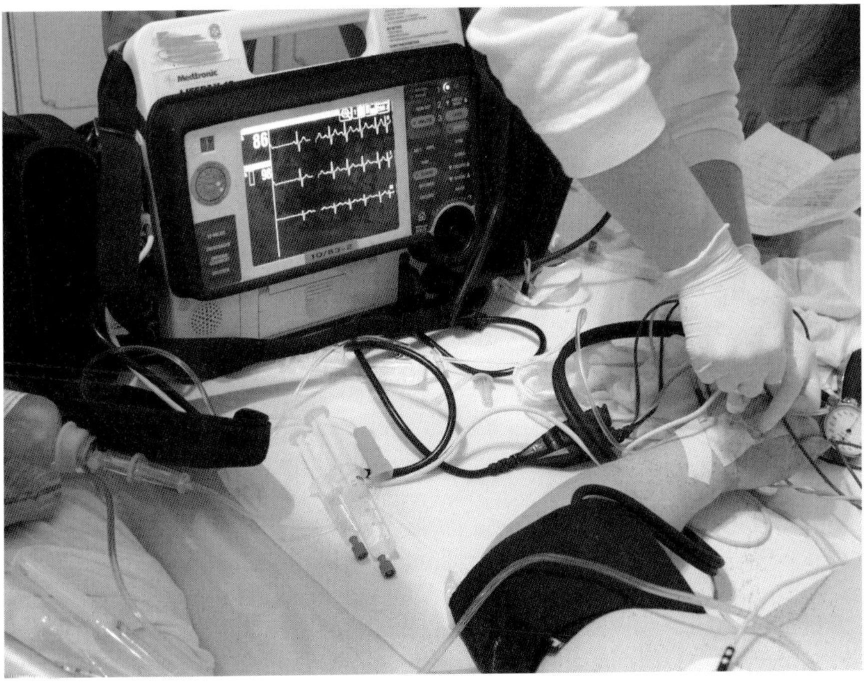

Abbildung 17: Da herrscht ganz schöne Unordnung!

737 Sie halten eine leichte Hypoventilation aktuell für angemessen. Sie stellen die Beatmung des Medumaten entsprechend ein, allerdings tun Sie der Patientin damit absolut nichts gutes – ganz im Gegenteil. Eine Hyperkapnie erhöhte den cerebralen Blutfluss und kann dadurch zu einer Steigerung des Hirndrucks beitragen! Sie hätten diese Patientin also hyperventilieren müssen, um über eine Hypokapnie eine Senkung des cerebralen Blutflusses zu erreichen. Diese Chance haben Sie leider verpasst und verlieren 4 Kompetenzpunkte. Weiter bei 747.

738 „Hat der Leon sich gekratzt? Oder so ein Kribbeln auf der Haut?“, wollen Sie von dem Jungen wissen.

„Nö!“ Der Junge schüttelt eilig den Kopf und beobachtet fasziniert, wie die Linie des EKGs über den Monitor des LifePak zuckt. Sanft dreht Ihn der Erwachsene langsam an der Schulter weg

„So, wir lassen die Leute jetzt wieder in Ruhe arbeiten. Die kümmern sich jetzt um Leon!“

Während er den kleinen Jungen wieder zurück zu den anderen führt, überlegen Sie, was diese Aussagen des Kleinen bedeutet. Hautsymptome wie Taubheit, Juckreiz oder Ameisenlaufen ist ein typisches Zeichen bei einem Tauchunfall, liegen hier aber wohl nicht vor, sofern Sie den Worten des Jungen glauben schenken können. Weiter bei 763.

739 Weiter bei 703.

740 Das Baby bekommt in den Kategorien Atemantrieb, Reflexe, Muskeltonus und Hautfarbe jeweils null Punkte, bei der Herzfrequenz könnte es maximal noch 2 Punkte bekommen, d.h. es hat maximal zwei Punkte. Sie verlieren für jeden Punkt, den Sie daneben gelegen haben, zwei Kompetenzpunkte. Aber eigentlich ist das jetzt auch völlig egal, denn … das Horrorszenario eines jeden Notarztes schlägt über Ihnen zusammen! Neugeborenen-Notfall!

Tom trocknet das Neugeborene reibend, während Sie Ihr Stethoskop zücken und einen Moment auf den kleinen Thorax hören. Sie hören kein Atemgeräusch, aber irgendwo in dem kleinen Thorax hören Sie ein winziges Herz puckern! Gott sei Dank! Die Frequenz dürfte zwischen 50 und 70 /min liegen. Wie soll es weitergehen?

- Weiteres Abreiben und manuelles Stimulieren des Kindes (648)
- Beginn der Thoraxkompressionen (712)
- Absaugen des Mund-Rachenraumes (722)
- Maskenbeatmung (696)
- Etablierung eines i.v.-Zugangs (868)

741 Sie sind mit einer Situation konfrontiert worden, die durchaus vorkommen kann: Ein anderer Notarztkollege fordert Sie nach, da er mit den Gegebenheiten vor Ort nicht zurecht kommt. Hauptgegenstand dieses Szenarios ist jedoch nicht die Reanimationssituation, sondern das Management des schwierigen Atemwegs. Die Patientin hat es tatsächlich so gegeben und aufgrund einer massiven Skoliose der Brustwirbelsäule war eine konventionelle Intubation und unmöglich und die Beatmung mittels Larynxtubus ebenfalls keine Option. Wichtig ist in diesem Zusammenhang jedoch, dass Sie eine geordnete Vorgehensweise beherrschen und die Mittel in einer der Situation angepassten, eskalierenden Strategie anwenden können. Die Intubation steht als Goldstandard natürlich als erstes an, und dafür sollten Sie sich die Bedingungen mit Führungsstab, Jackson-Position und ggf. Kehlkopfdruck optimieren. Da der Tubus nicht einzuführen ist, obwohl eine Sicht auf die Stimmbänder gelingt, wählen Sie zuerst einen kleineren Tubus, bevor Sie zu einem supraglottischen Atemweg (Larynxtubus) greifen. Da die Intubation nicht gelingt, platzieren Sie einen

Larynxtubus als nicht-invasive Alternative und greifen erst dann auf die Koniotomie zurück. Diese müssen Sie dann mittig auf Höhe der Ringknorpelmembran durchführen, sonst geht das ganz bitterlich in die Hose und Sie helfen ordentlich beim Versterben der Patientin nach.

Wenn Sie den Luftweg etabliert haben, gibt es allerdings keinen Grund zu jubilieren – denn schließlich haben Sie immer noch keine vernünftige Möglichkeit, Medikamente zu geben.

In der gegebenen Situation wurden von dem Kollegen und den RA vor Ort bereits einige Punktionen unternommen, sie sollten deshalb zügig zum intraossären Zugang greifen. Wäre die Patientin wach und kardiopulmonal stabil, könnten Sie sich weitere periphervenöse Punktionsversuche erlauben, aber unter Reanimation ist das Zeitverschwendung. Als Punktionsstellen kommen grundsätzlich proximale und distale Tibia, sowie der proximale Femur in Betracht. Bei dieser Patientin ist jedoch die proximale Tibia die erste Wahl.

Anschließend müssen Sie die Reanimation strukturiert weiter fortführen, es wird Ihnen aber nur sehr schwer gelingen, die Patientin zu retten. So ist das leider manchmal. Aber vielleicht haben Sie beim nächsten Mal etwas mehr Erfolg?! Weiter bei Absatz 3.

742 Sie machen sich aktuell keine großen Gedanken über eine Hyper- oder Hypoventilation und stellen den Medumaten entsprechend nicht besonders ein. Allerdings verpassen Sie dadurch die Chance, über eine Hyperventilation und einer daraus resultierenden Hyperkapnie zumindest vorübergehend zu einer Hirndrucksenkung beizutragen. Denn eine Hypokapnie senkt den cerebralen Blutfluss und damit auch transient den Hirndruck. Sie verlieren 2 Kompetenzpunkte. Weiter bei 747.

743 Sie ziehen eine Ampulle Morphin aus der BTM-Box und lesen weiter bei 749.

744 Sie inspizieren das Hautkolorit durch kritische Blicke auf Arme, Beine, Thorax und das Gesicht des Patienten. Die Farbe erscheint rosig, was auf eine recht gute Durchblutungssituation schließen lässt. Weiterhin schwitzt der Patient ganz ordentlich. Nebenbefundlich fallen Ihnen 10-15 verschorfte Läsionen am ganzen Körper auf, die am ehesten aufgekratzten Insektenstichen entsprechen könnten. Zurück zur 847.

745 „Hat der Leon erzählt, ob er einen komischen Geschmack im Mund hat?“, wollen Sie von dem Jungen wissen.

„Nö!“ Der Junge schüttelt eilig den Kopf und beobachtet fasziniert, wie die Linie des EKGs über den Monitor des LifePak zuckt. Sanft dreht Ihn der Erwachsene langsam an der Schulter weg

„So, wir lassen die Leute jetzt wieder in Ruhe arbeiten. Die kümmern sich jetzt um Leon!“

Während er den kleinen Jungen wieder zurück zu den anderen führt, überlegen Sie, was diese Aussagen des Kleinen bedeutet. Leider gehören Geschmacksänderung nicht zu den typischen Symptomen eines Tauchunfalls, Ihre Frage war also etwas überflüssig. Weiter bei 763.

746 Das hat er offensichtlich nicht im Sinn gehabt, denn er übt keinerlei Druck aus, meint aber etwas irritiert: „Nee, das meinte ich nicht! Zur Sichtverbesserung!“ Tatsächlich ist der Kehlkopfdruck zur Aspirationsprophylaxe, wie man ihn lange als Sellick-Manöver ausgeführt hat, mittlerweile nicht mehr üblich. Ziehen Sie sich aber mal ein Kompetenzpünktchen ab. Wählen Sie eine neue Alternative bei Absatz 185.

747 Nachdem die Atemwegssicherung nun abgeschlossen ist, hat einer der beiden RA inzwischen wieder auf dem Fahrersitz Platz genommen und Sie brausen mit Blaulicht dem Schockraum entgegen.

Was können Sie ansonsten tun, um den intracraniellen Druck zu mindern?

- HyperHaes (760)
- Hypertone Kochsalzlösung (644)
- Eine G5 (500 ml 5-%ige Glukoselösung) infundieren (756)
- 250 mg Urbason geben (765)
- Eine Ampulle Cimetidin geben (752)
- Nichts weiter (651)

748 Auf Ihren Wunsch hin wird dem Jungen eine Infusion mit 500 Millilitern 5%ige Glukoselösung verabreicht. Ob sich dadurch die Vigilanz des Jungen etwas bessern lässt? Weiter bei 734.

749 Sie greifen sich eine Spritze aus dem Materialkoffer und Köpfen eine Ampulle.

„Was willst Du denn damit??“, will Tom verdutzt wissen. „Das geht doch nur über die Plazenta direkt zum Baby und das hat dann gleich eine Narkose!“

Er schüttelt den Kopf über Ihrer Idee. Hm, und wahrscheinlich hat er Recht: Auch wenn der Mutter etwas Beruhigung gut tun würde, das Kind braucht gleich all seine Vigilanz, um gut auf der Welt anzukommen. Daher Finger weg von Sedativa! Sie verlieren 4 Kompetenzpunkte. Zurück zur 791.

750 „Hat der Leon erzählt, ob mit seinen Augen alles in Ordnung war? Oder ob er einfach so weinen muss?", wollen Sie von dem Jungen wissen.

„Nö!" Der Junge schüttelt eilig den Kopf und beobachtet fasziniert, wie die Linie des EKGs über den Monitor des LifePak zuckt. Sanft dreht Ihn der Erwachsene langsam an der Schulter weg

„So, wir lassen die Leute jetzt wieder in Ruhe arbeiten. Die kümmern sich jetzt um Leon!"

Während er den kleinen Jungen wieder zurück zu den anderen führt, überlegen Sie, was diese Aussagen des Kleinen bedeutet. Leider gehört ein Tränenfluss nicht zu den typischen Symptomen eines Tauchunfalls, Ihre Frage war also etwas überflüssig. Weiter bei 763.

751 Sie sind wenigstens ehrlich und Tom hilft Ihnen weiter und drückt den Kehlkopf etwas nach hinten, oben und rechts. Sie verlieren einen Kompetenzpunkt und lesen dann weiter bei 757.

752 „Was?!"

Der RA schaut sie irritiert an.

„Das ist doch ein Histamin-Bocker!"

Sie zögern, denn tatsächlich hat der Mann Recht. Als er nachfragt, ob Sie das wirklich geben wollen, schütteln Sie schnell den Kopf und murmeln was von einer Verwechslung, um nicht wie ein Idiot dazustehen. Ein Histaminblocker ist tatsächlich jetzt nicht indiziert. Sie verlieren 2 Kompetenzpunkte und kehren zurück zu den Optionen von 747.

753 „He, hallo! Biste noch wach? Wir müssen los!"

Sie hören Toms Stimme und spüren, wie Sie von einem spitzen Finger an der Schulter malträtiert werden. Was soll das? Ist doch alles in Ordnung! Sie ziehen die Stirn kraus, kelfen die Augen zusammen und räkeln sich missmutig in Ihrem Sitz. Das Rumpeln des RTW ist inzwischen verstummt. Sind Sie etwa schon in der Klinik? Sie sind wohl auf der Fahrt eingenickt. Seufzend sehen Sie ein, dass Ihr Nickerchen jetzt beendet ist und öffnen die Augen … und erkennen, dass Sie im Aufenthaltsraum der pädiatrischen Intensivstation des Rhein-Klinikums ziemlich schief in einem Sitz hängen. Tom steht tatsächlich vor Ihnen und sagt irgendwas, das Sie im Moment nicht wahrnehmen – Sie sind zu verwundert über den plötzlichen Ortswechsel. Sie waren doch eben noch im RTW auf der Rückfahrt von der Geburt … oder doch nicht? Bilder und Erinnerungen drängen sich in Ihre Gedanken. War etwa doch nicht alles in Ordnung? Ein hypoxisches Neugeborenes taucht vor Ihrem inneren Auge auf und mit einem Schlag trifft Sie die Erinnerung an das Vergangene! Nichts war in Ordnung, die Geburt eine Katastrophe, Sie mussten das Neugeborene reanimieren!

Sind wohl für einen Moment eingenickt und haben von einer problemlosen Geburt geträumt, die Sie gern erlebt hätten … aber das war nur ein frommer Wunsch. In Wirklichkeit war alles ganz anders. Sie erinnern sich, es schien alles bestens: Der Vater, der Sie in die Wohnung ließ, die Schwangere im Wohnzimmer auf dem Sofa pressend, das Köpfchen des Neugeborenen, dass sich langsam seinen Weg suchte … (jetzt geht es noch mal für Sie los).

Die Wehen der Frau sind inzwischen im Abstand von etwa einer Minute und scheinen von mal zu mal noch heftiger zu werden – jedenfalls geht das Ächzen und Stöhnen der Frau fast in Geschrei über, aber der Kindskopf bewegt sich tatsächlich langsam nach unten. Schon nach wenigen Minuten schaut eine wenige Zentimeter durchmessend Kuppe des kindlichen Schädels aus dem weit geöffneten Scheideneingang der Frau heraus. Tom assistiert Ihnen und legt die Hand schützen am Damm der Frau an – hier soll ein Dammriss verhindert werden. Sie sind weiterhin eher ratlos und betrachten fasziniert den Hinterkopf, der Ihnen da langsam entgegen kommt. Allzu rosig sieht die Hautfarbe aber nicht aus, denken Sie mit einem mulmigen Gefühl.

„Halt mal den Kopf, das kann gleich schnell gehen!“, pflaumt Tom Sie an, als das Köpfchen sich mit den nächsten Wehen weiter nach unten bewegt und jetzt schon fast halbrund, ein wenig blutverschmiert und blassviolett zu sehen ist. Eilig legen Sie beide Hände vorsichtig an den Kopf und versuchen, diesen zu führen. In einer wahren Wehenattacke schreit und presst die Frau mittlerweile dem Höhepunkt der Geburt entgegen. Sie können den Blick nicht mehr von dem kleinen, blau-violetten Köpfchen losreißen, dass Ihnen langsam entgegen kommt und der schreckliche Verdacht wird langsam zu Gewissheit: mit dem Baby stimmt irgendwas ganz und gar nicht! Sie spüren, wie Ihnen der Scheiß ausbricht und das mit einem angstvollen Unterton von Tom geflüsterte „Ach Du Scheiße!“ hilft Ihnen auch nicht weiter. Sobald der Hals des Babys sichtbar wird, erkennen Sie auch das Problem: Die Nabelschnur hat sich mit einer zyanotischen Schlinge um den Hals des Neugeborenen gelegt und dieses stranguliert. Solange das Kind noch halb im Leib der Mutter steckt, können Sie wenig tun, hilflos legen Sie Ihre Hände schützend um das Kind, dass Ihnen mit einer letzten heftigen Wehe leblos in die Arme fällt. Nicht nur der Kopf ist hypoxisch blau verfärbt, der ganze kleine Körper hat die gleiche Farbe. Panisch zerren Sie die Nabelschnur vom Hals des Babys und legen den kleinen Körper in das von Tom Ihnen entgegen gestreckte Handtuch. Das Kind zeigt keine Eigenaktivitäten. Welchen APGAR-Score hat das Kind maximal (den Herzschlag wissen Sie nicht)? Rechnen Sie den Wert aus und lesen Sie weiter bei 740.

754 Sie haben keine Ahnung, raffen Ihren Papierkram zusammen und entfernen sich Richtung Ausgang. Im Weggehen hören Sie noch die triumphierende Stimme des Studenten:

„Hab's! Hier steht, dass die Insulingabe das Serumkalium senkt, da das Kalium gemeinsam mit Glukose in die Zellen transportiert wird."

Da Sie das offensichtlich nicht wussten, verlieren Sie 2 Kompetenzpunkte und lesen weiter bei 72.

755 „Hat der Leon erzählt, ob dringend auf's Klo muss? Ganz dringend Pipi machen?", wollen Sie von dem Jungen wissen.

„Nö!" Der Junge schüttelt eilig den Kopf und beobachtet fasziniert, wie die Linie des EKGs über den Monitor des LifePak zuckt. Sanft dreht Ihn der Erwachsene langsam an der Schulter weg

„So, wir lassen die Leute jetzt wieder in Ruhe arbeiten. Die kümmern sich jetzt um Leon!"

Während er den kleinen Jungen wieder zurück zu den anderen führt, überlegen Sie, was diese Aussagen des Kleinen bedeutet. Leider gehört ein Miktionsdrang nicht zu den typischen Symptomen eines Tauchunfalls, Ihre Frage war also etwas überflüssig. Weiter bei 763.

756 Sie hängen eine Flasche G5 an den Infusionszugang der Patientin und sind froh, als Sie bald das Kliniksgelände erreichen und die Patientin im Schockraum übergeben können. Die versammelte Mannschaft aus Anästhesist, Allgemeinchirurg, Unfallchirurg, Neurochirurg und Internist erwarten Sie bereits und hören Ihrer Übergabe gespannt zu bis einem von Ihnen auffällt, dass am Infusionszugang eine Glukose-Lösung vor sich hin tropft. In diesem Fall ist es der internistische Kollege, der die Infusion mit einem schnellen Griff ans Plasträdchen stoppt und wieder gegen eine Elektrolytlösung tauscht.

„Was haben Sie denn damit vor?!", fährt er Sie an und die bösen Blicke der anderen ärztlichen Kollegen unterstützen Ihren Verdacht, dass Sie Mist gebaut haben.

„Ich glaube, wir haben alles gehört, wir kümmern uns jetzt …", komplimentiert Sie der internistische Kollege unsanft nach draußen, während einige andere Kollegen verständnislos die Köpfe schütteln.

Sie diskutieren lieber nicht herum, sondern verdrücken sich. Allerdings bittet Sie Ihr Oberarzt am nächsten Tag zu einem Gespräch, denn es hat schnell die Runde gemacht, welchen Mist Sie gebaut haben. Das Mädchen hat keinen Schaden erlitten, aber die Gabe von großen Mengen von Glukose-Lösungen ist bei Patienten mit Schädel-Verletzungen absolut tabu!

Wenn die Glukose aus dem Wasser in Zellen aufgenommen wird, bleibt freies Wasser zurück, welches dann osmotisch (aufgrund der Verdünnung im

Gefäßsystem) in Hirnzellen aufgenommen wird und dort zum Ödem führt oder ein bestehendes Ödem aggravieren kann! Sie verlieren 10 Kompetenzpunkte.

757 Der nach hinten, oben und rechts gerichtete Druck am Kehlkopf (BURP – backward, upward and rightward pressure, 1993 vom Kanadier Knell publiziert) kann die Intubationsbedingungen verbessern und entsprechend übt Tom vorsichtig Kraft am Kehlkopf der Patientin aus. Leider ohne den gewünschten Erfolg. Sie stieren angespannt in den Larynx der Patientin, aber es tut sich nichts! Sie sehen die Stimmbänder einfach nicht!

Verzweifelt überlegen Sie, wie es jetzt weitergehen soll:

- Tubus unter der Epiglottis durchschieben (197)
- Etwas anderes (266)
- Larynxtubus geben lassen (762)
- Koniotomie avisieren (203)
- Intubation abbrechen und einen erneuten Versuch nach einem Zyklus Thoraxkompression und Beatmung (191)

758 „Ein 12-Kanal?“, Tom glotzt unverständig.

„Was willst Du denn jetzt damit? Das EKG hier“, er deutet auf den inzwischen angeschlossenen LifePak: „Das ist doch völlig ausreichend!“

Sie zögern, aber vermutlich hat er Recht. Denn ein 12-Kanal-EKG bringt Ihnen nur etwas, wenn tatsächlich eine relevante kardiale Erregungsausbreitungs- oder Rückbildungsstörung oder Ischämie vorliegt. Und das ist im Moment nicht der Fall. Auf unnötige Dinge sollten Sie soweit wie möglich verzichten. Sie verlieren 3 Kompetenzpunkte und gehen zurück zur 791.

759 „Hat der Leon erzählt, ob er irgendwas komisches hört? Ein lautes Piepsen, oder so etwas?“, wollen Sie von dem Jungen wissen.

„Nö!“ Der Junge schüttelt eilig den Kopf und beobachtet fasziniert, wie die Linie des EKGs über den Monitor des LifePak zuckt. Sanft dreht Ihn der Erwachsene langsam an der Schulter weg

„So, wir lassen die Leute jetzt wieder in Ruhe arbeiten. Die kümmern sich jetzt um Leon!“

Während er den kleinen Jungen wieder zurück zu den anderen führt, überlegen Sie, was diese Aussagen des Kleinen bedeutet. Leider gehört der Tinnitus nicht zu den typischen Symptomen eines Tauchunfalls, Ihre Frage war also etwas überflüssig. Weiter bei 763.

760 Zur Senkung des intracraniellen Drucks können Sie Mannitol geben – das haben Sie allerdings nicht dabei. Eine mögliche Alternativ ist die Gabe von HyperHaes. Denn HyperHaes besteht ja bekanntlich ebenfalls aus großen Stärkemolekülen in einer hyperonkotischen Konzentration aufgelöst in einer hyperosmolaren Kochsalzlösung, die so Wasser des umliegenden Gewebes in das Gefäßbett ziehen. Dadurch kann es zu einer Abschwellung von (Hirn)Gewebe kommen. Allerdings handelt es sich dabei um ein Off-Label-Use (d.h. das Präparat ist für diese Anwendung nicht zugelassen). Sie greifen dennoch zu dieser Möglichkeit – die Patientin ist jung und sie wollen alles für ihre Prognose tun. Bei Kindern gibt es ja ohnehin kaum zugelassene Medikamente, oder?? Kehren Sie zur 747 zurück und überlegen Sie, ob Sie weitere Mittel einsetzen wollen.

761 „Nein, da ist mir nichts bekannt," antwortet der Tauchlehrer auf Ihre Frage und verneint auch, dass er wisse, ob der Junge irgendwelche antiallergischen Medikamente nehmen müsse. Weiter bei 616.

762 Hektisch werfen Sie den Tubus und das Larygoskop in die Ecke: „Das geht so nicht! Ich brauche einen Larynxtubus!" Sie winken hilflos zu Tom herüber, der Ihnen diese supraglottische Atemwegshilfe rüberwerfen soll,. Der ist von der Idee allerdings nicht so angetan.

„Willst Du nicht die Lagerung noch mal ein bisschen verbessern? In der Klinik macht Ihr doch immer was unter den Kopf, oder?"

Sie schauen verdutzt nach unten auf den Kopf der Patientin. Natürlich! Da können Sie noch einiges verbessern. Sie verlieren 2 Kompetenzpunkte und lesen weiter bei 266.

763 Sie versuchen sich jetzt einen Reim auf die Beschwerden des Jungen zu machen, während dieser weiterhin schläfrig und tachykard vor Ihnen liegt. So ganz schlau werden Sie aus den Symptomen nicht.

Das inzwischen angeschlossene EKG des LifePak zeigt einen schnellen Sinusrhythmus. Wählen Sie nun die Verdachtsdiagnose, die aus Ihrer Sicht am ehesten zutriftt:

- Cerebral-Arterielle Gasembolie (421)
- Kutane Manifestation der Taucherkrankheit (461)
- Cerebrales Barotrauma (438)
- Intestinal-murale Gasbildung (453)
- Dekompressionskrankheit Typ II (468)
- Dekompressionskrankheit Typ I (504)

764 Etwas unangenehm berührt erklärt Ihnen der mögliche Kindsvater, dass man unbedingt eine Hausgeburt habe erleben wollen und deswegen das Krankenhaus nach wenigen Stunden verlassen habe, nachdem die dortige Therapie die Lage wieder einigermaßen rekompensiert hat. Natürlich war sich das Paar bewusst, dass es möglicherweise nicht die allerklügste Entscheidung ist, auf eigene Verantwortung nach Hause zu gehen – aber der Wunsch nach einer Hausgeburt war einfach zu groß! Und wer konnte schon ahnen, dass das ganze so nach hinten losgehen würde?? Zurück zur 861.

765 Der RA zieht das Präparat wie gewünscht auf und Sie applizieren es. Mit Kortison kann man schließlich nichts falsch machen! Stimmt meistens, allerdings gibt's auch keine Indikation für die Gabe beim Patienten mit Schädel-Hirn-Trauma. Daher verlieren Sie trotz allem 2 Kompetenzpunkte. Zurück zur 747.

766 Sie ernten zweifelhafte Blicke von den Umstehenden, als Sie die Schlafanzughose des Patienten etwas nach unten schieben und mit der Rechten die Hoden palpieren. Sie erscheinen Ihnen normal konfiguriert zu sein. Sie tasten keine tumorverdächtigen Strukturen und keine entzündlichen Vergrösserungen. Makroskopisch ergeben sich ebenfalls keine Besonderheiten. Zurück zur 847.

767 „Dem war schlecht und schwindelig, hat er aber nicht gesagt. Der wollte ja tauchen!", verkündet der Junge schüchtern und mit großen Augen. Sie werden hellhörig: „Und, hat er sonst noch was gesagt?"

Der Junge schüttelt eilig den Kopf und beobachtet fasziniert, wie die Linie des EKGs über den Monitor des LifePak zuckt. Sanft dreht Ihn der Erwachsene langsam an der Schulter weg „So, wir lassen die Leute jetzt wieder in Ruhe arbeiten. Die kümmern sich jetzt um Leon!" Während er den kleinen Jungen wieder zurück zu den anderen führt, überlegen Sie, was diese Aussagen des Kleinen bedeutet. Weiter bei 763.

768 „Out??", Tom glotzt verdutzt. „Das wäre mir aber neu! Lass mich mal machen!" Er drückt mit vorsichtiger Kraft am Kehlkopf der Patientin. Sie verlieren 2 Kompetenzpunkte, denn tatsächlich kann ein Druck am Kehlkopf die Intubationsbedingungen verbessern. Es geht dabei nicht um einen Aspirationsschutz, wie er mit dem Sellick-Handgriff am Ringknorpel erreicht werden soll (was tatsächlich out ist), sondern um eine Sichtverbesserung. Weiter bei 757.

769 Während Sie irgendwelche von Ihnen eben erfundenen Diagnosen und medizin-phantastische Komplexerscheinungen für das Zucken der Patientin verantwortlich machen, meint einer der beiden RA ganz trocken:

„Sieht immer wieder krass aus, wenn das Succi ankommt."

Sie müssen zugeben, dass Ihnen im Moment einfällt, dass Sie auch schon mal von den typischen Zuckungen bei der Gabe von depolarisierenden

Muskelrelaxantien gehört haben. Sie verlieren 2 Kompetenzpunkte und lesen weiter bei 668.

770 Sie ordnen die Fülle von Informationen und Befunden, die Sie inzwischen erheben konnten und versuchen, sich einen Reim darauf zu machen. Aktuell haben Sie eine Idee, was vorliegt, aber sicher sind Sie sich auf keinen Fall. Was könnte bloß dahinter stecken? Stellen Sie den beiden Angehörigen des Patienten eine weitere Frage bzw. erheben Sie einen weiteren Untersuchungsbefund, um der Sache auf den Grund zu gehen. Sie dürfen von den folgenden Optionen nur eine wahrnehmen:

- „Könnte es sein, dass er möglicherweise versehentlich eine größere Menge an Tabletten zu sich genommen hat?" (717)
- „Welche Impfungen haben Sie denn vor Ihrer Reise durchführen lassen?" (660)
- Sie messen den Blutzucker des Patienten (706)
- „Ist bei ihm ein Morbus Parkinson bekannt?" (685)
- „Haben Sie eine Anti-Thrombose-Prophylaxe durchgeführt?" (678)
- „Wissen Sie, ob er möglicherweise Jod oder Röntgen-Kontrastmittel zu sich genommen oder bekommen haben könnte?" (729)
- „Könnte es sein, dass er – vielleicht auch versehentlich – Kokain zu sich genommen hat?" (663)
- „Streuen Sie Rattengift oder etwas Ähnliches aus?" (584)
- „Nimmt er Medikamente für die Psyche ein?" (683)

771 Der Puls der Patientin liegt bei etwa 110-120 /min, den Blutdruck schätzen Sie palpatorisch auf etwa 160 mmHg systolisch, als Sie den Druck der Blutdruckmanschette am linken Arm der Patientin langsam ablassen. Zurück zur 861.

772 Tom ist irritiert, tut aber wie geheißen. Leider erreichen Sie damit allerdings keinerlei Verbesserung der Sicht im Larynx der Patientin. Sie verlieren 2 Kompetenzpunkte, denn der Druck nach unten links ist nicht geeignet, um die Bedingungen zu verbessern.

„Vielleicht geht's so besser?", will Tom wissen und drückt vorsichtig nach hinten, oben und auf die rechte Seite. Weiter bei 757.

773 Sie halten das Zucken für eine Erscheinung des Schädel-Traumas, allerdings werden Sie aus Ihren Träumen gerissen, als einer der beiden RA ganz trocken meint:

„Sieht immer wieder krass aus, wenn das Succi ankommt."

Sie müssen zugeben, dass Ihnen im Moment einfällt, dass Sie auch schon mal von den typischen Zuckungen bei der Gabe von depolarisierenden

Muskelrelaxantien gehört haben. Sie verlieren 2 Kompetenzpunktc und lesen wciter bei 668.

774 Eine Schwangerschaft ist keine Krankheit, aber aufgrund der Notfallsituation heute Morgen verpassen Sie der Patientin in einer etwas ruhigeren Sekunde lieber mal eine i.v.-Kanüle am rechten Handrücken. Den Punktionsschmerz scheint die leicht abwesende Patientin kaum mitzubekommen. Zurück zur 791.

775 Sie sehen in der vollständigen Oxygenierung des Blutes jetzt eine absolute notwendigkeit und leiten dafür die Intubation des Jungen ein. Nach wenigen Vorbereitungsmaßnahmen haben Sie zügig einen intravenösen Zugang gelegt und Ihre Mitstreiter bereiten Material und Medikamente vor, um die Narkose und Intubation einzuleiten. Sie haben am Kopf des Jungen Platz genommen und halten dem Jungen Beatmungsbeutel und Maske vor Mund und Nase. Weiter bei 838.

776 Tom ist irritiert, tut aber wie geheißen. Leider erreichen Sie damit allerdings keinerlei Verbesserung der Sicht im Larynx der Patientin. Sie verlieren 2 Kompetenzpunkte, denn der Druck nach unten rechts ist nicht geeignet, um die Bedingungen zu verbessern.

„Vielleicht geht's so besser?", will Tom wissen und drückt vorsichtig nach hinten, oben und auf die rechte Seite. Weiter bei 757.

777 Sie halten das Zucken für eine Erscheinung von erhöhtem Hirndruck allerdings werden Sie aus Ihren Träumen gerissen, als einer der beiden RA ganz trocken meint:

„Sieht immer wieder krass aus, wenn das Succi ankommt."

Sie müssen zugeben, dass Ihnen im Moment einfällt, dass Sie auch schon mal von den typischen Zuckungen bei der Gabe von depolarsierenden Muskelrelaxantien gehört haben. Sie verlieren 2 Kompetenzpunkte und lesen weiter bei 668.

778 „Der hat Bauchweh gehabt, hat er aber nicht gesagt. Der wollte ja tauchen!", verkündet der Junge schüchtern und mit großen Augen. Sie werden hellhörig. Nach welchen spezifischen Symptomen wollen Sie weiter fragen?

- Juckreiz (738)
- Tinnitus (759)
- Miktionsdrang (755)
- Augentränen (750)
- Geschmacksveränderungen (745)

779 „Nein, da ist mir nichts bekannt,“ antwortet der Tauchlehrer auf Ihre Frage und verneint auch, dass er wisse, ob der Junge irgendwelche Tabletten für die Schilddrüse nehme. Weiter bei 616.

780 Sie erfahren, dass Ihr Patient gegen verschiedene Gräserpollen und Katzenhaare allergisch sei. Gesundheitlich stellte dies jedoch in den letzten Jahren kein Problem dar, auch wenn seine Frau sich immer wieder ärgert, sich keine von ihr so geliebte Hauskatze anschaffen zu können. Zurück zur 833.

781 „Gib’ mir mal einen dünneren Tubus!“, rufen Sie blind in die Runde und sehen aus den Augenwinkeln, wie ein RA wild im Koffer herumkramt, verschiedene eingeschweißte Tuben nach Größenmarkierungen auf der Packung absucht und Ihnen dann nach einen etwas dünneren Tubus in die ausgestreckte Hand drückt. „Hier, ein Sechsnuller!“.

Sie nehmen das gute Stück – diesmal auch ohne Führungsstab – und versuchen es endotracheal zu platzieren. Nichts! Auch diesen Tubus bekommen Sie nicht vorgeschoben. Da muss irgendein mechanisches Hindernis im Weg sein. Bemerkenswert, dass die Patientin überhaupt noch Luft bekommen hat.

Jetzt hilft Ihnen nur noch der Larynxtubus!

„Welche Grösse willste denn für den Larynxtubus?“, will Tom wissen, als Sie den 6.0er Tubus zur Seite feuern.

- „Drei!“ (287)
- „Vier!“ (301)
- „Fünf!“(292)
- „Sechs!“ (788)

782 Sie entscheiden sich für Ketanest und halten dies für eine völlig eindeutige Entscheidung. Allerdings verlieren Sie einen Kompetenzpunkt, denn es gibt aktuell keine (offiziellen) Argumente für das eine oder der andere Medikament. Lesen Sie weiter bei 624.

783 Aus der Gruppe der anderen Kinder bringt einer der anderen Erwachsenen einen Jungen im Grundschulalter zu Ihnen herüber, legt einen Arm ermutigend um seine Schulter und wendet sich Ihnen zu: „Leon (er deutet mit dem Kopf auf Ihren Patienten) hat sich vorhin im Wasser schon nicht so gut gefühlt, oder?“

Er nickt dem Jungen neben sich aufmunternd zu und dieser erzählt aufgeregt (suchen Sie sich eine Variante frei aus):

- (778)
- (767)

784 Die Patientin stöhnt aufgrund Ihrer Wehentätigkeit im Moment fast durchgehend, daher können sie kaum aussagekräftig auskultieren. Immerhin hören Sie jedoch allenfalls nur geringe pulmonale Rasselgräusche. Kein Vergleich zu dem schweren Lungenödem von heute morgen. Scheinbar haben die Kollegen innerklinisch eine gute Therapie durchgeführt. Zurück zur 861.

785 „Denken Sie mal an das, was Sie in der Geburtsvorbereitung gelernt haben!" Sie versuchen die Patientin insgesamt etwas zu beruhigen. Da gab's doch diese Atemtechnik, oder??

„Sie müssen mit den Wehen atmen!", rufen Sie unbeholfen und hoffen, dass die Patientin das dann auch richtig machen wird und die Situation dadurch etwas ruhiger wird. Tom springt zu Hilfe.

„Kopf anheben, Kinn auf die Brust, kräftig drücken!"

Als er Ihren erstaunten Blick bemerkt, meint er nur zwinkernd: „Dreifacher Vater!"

Zurück zur 791.

786 Sie inspizieren den Hals des Patienten und können eine gute Füllung der Jugularvenen erkennen.

„Das passt zu dem Auskultationsbefund", denken Sie sich und sehen die Diagnose einer kardialen Insuffizienz bestätigt. Zurück zur 847.

787 Sie ahnen schon, dass der Jungen Ihnen in seinem jetzigen Zustand wohl keine Antwort geben kann, aber trotzdem schütteln Sie ihn sanft an der Schulter und versuchen, seine Aufmerksamkeit auf sich zu ziehen.

„Leon, hallo! Mach' mal die Augen auf, ich will Dich was fragen!"

Der Junge kneift jedoch nur die Augen fest zusammen, zieht eine missmutige Grimasse und versucht mit einer ungelenken Bewegung seiner Schulter Ihre Hand abzuschütteln. Der ist Ihnen im Moment keine große Hilfe. Sie können sich aber an den Tauchlehrer wenden und ihn befragen (wählen Sie allerdings höchstens 3 aus und lesen dann weiter bei 635):

- Wie es dem Jungen vorher ging (732)
- Nach onkologischen Vorerkrankungen fragen (728)
- Nach Medikamenteneinnahme fragen (723)
- Nach Vorbeschwerden des Mittelohres fragen (718)
- Nach Augenoperationen fragen (713)
- Nach Stürzen in der letzten Zeit fragen (709)
- Nach Bewusstlosigkeit fragen (629)

788 Tom zögert kurz, wirft einen Blick in die Packtasche, kramt kurz darin herum und dreht sich mit leeren Händen um: „Also, einen 6er haben wir nicht. Gibt's den überhaupt?" Die beiden RA schauen sich mit zuckenden Schultern an, sie wissen es auch nicht. Da haben Sie noch Glück, denn es gibt keine 6er und wenn das die anderen wüssten, hätten Sie sich wohl grade lächerlich gemacht. Kehren Sie zu den Optionen von 781 zurück und wählen Sie neu. Sie verlieren allerdings 3 Kompetenzpunkte.

789 Sie entscheiden sich ganz klar für Trapanal und halten dies für eine völlig eindeutige Entscheidung.

Allerdings hat die Datenlage sich in den letzten Jahren gewandelt; Ketanest galt lange als problematisch bei Patienten mit erhöhtem intracraniellen Druck oder Schädel-Hirn-Trauma. Allerdings gibt es dazu keine „harten" Daten bzw. die Daten, die es gibt zeigen, dass Ketamin *keinen* Einfluss auf den intracraniellen Druck hat;

Umgekehrtes gilt für Trapanal: Früher präklinisch empfohlen bei Patienten mit erhöhtem intracraniellen Druck ist diese Empfehlung in den neusten Leitlinien nicht mehr enthalten. Problematisch ist hier eher die negativ inotrope Wirkung und der Blutdruckabfall zu sehen. Daher bleibt es eine individuelle Entscheidung, welches der beiden Medikamente Sie einsetzen wollen. Sie entscheiden sich für Trapanal. Welche Dosierung ist üblicherweise für eine Vollnarkose nötig? Wählen Sie eine Dosierung frei aus in Milligramm pro Kilogramm Körpergewicht und lesen Sie weiter bei 631.

790 „Nein, da ist mir nichts bekannt," antwortet der Tauchlehrer auf Ihre Frage und verneint auch, dass er irgendwelche Blutungszeichen wie blaue Flecke oder Nasenbluten bei dem Jungen beobachtet habe. Weiter bei 616.

791 Tatsächlich könnten Sie ein beta-Mimethikum zur Wehenhemmung einsetzen, sofern die Geburt noch nicht zu weit fortgeschritten wäre. Zwei bis fünf Hübe Berodual (Fenoterol) können da für etwas Zeitgewinn und Entlastung sorgen. Aber egal, denn das kommt hier nicht in Frage. Während die Patientin mit verschwitztem Gesicht gerade eine kleine Verschnaufpause einlegt, da die letzte Wehe gerade abflacht, überlegen Sie, wie es weitergehen sollte. Das Pulsoxymeter zeigt eine Herzfrequenz von 110 /min an, Tom klebt gerade ein paar Elektroden zur Ableitung eines Extremitäten-EKGs. Er hat außerdem den Partner der Patientin auf das Sofa neben ihr beordert, damit er sein möglichstes zu ihrer mentalen Unterstützung tun kann. Was tun Sie:

- Die Patienten an den Hechel-Kurs erinnern (785)
- Einen i.v.-Zugang legen (774)
- Ein 12-Kanal-EKG schreiben (758)
- Dormicum i.v. geben (749)

- Metoprolol i.v. geben (872)
- Morphin i.v. geben (743)
- Etwas anderes (727)
- Nichts weiter (370)

792 „Ich zieh's auf!", meldet sich Tom, als Sie nach Suprarenin verlangen und greift sich Spritze, Nadel und Ampulle aus dem Materialkoffer. Zurück zur 493.

793 Die korrekte Lösung ist bei den Optionen vorhanden. Sie verlieren 3 Kompetenzpunkte. Zurück zur 219.

794 Sie möchten den Jungen jetzt genauer untersuchen. „Blutdruck 90 systolisch!", meldet einer der beiden RA und lässt zischen die Luft aus der Blutdruckmanschette entweichen. „Ziemlich tachykard … so um die 140," fügt er wenige Sekunden später hinzu, nachdem der den Radialispuls des Jungen prüfend getastet hat. Der andere RA hat es inzwischen geschafft, dem Jungen den Sättigungsclip an den Finger zu stecken. „98 %!"

Sie betrachten das ausdruckslose Gesicht des Jungen und die nass am Kopf klebenden braunen Haare. Er scheint kardiopulmonal aktuell einigermaßen stabil zu sein – zumindest müssen Sie ausnahmsweise nicht reanimieren, denken Sie etwas erleichtert. Sie sollten jetzt zielorientiert nach Zeichen für einen Tauchunfall suchen. Seien Sie also wählerisch mit Ihren Maßnahmen – schließlich gibt es auch jetzt keine Zeit zu verschwenden. Was möchten Sie tun? Wählen Sie 3 Optionen und lesen dann weiter bei 640.

- Die Lungen auskultieren (705)
- Patellarsehnenreflex auslösen (699)
- Pupillenreflexe testen (694)
- Sensibilität und Motorik prüfen (689)
- Einen GCS erheben (684)
- Einen Bodycheck machen (674)
- Nackensteifigkeit prüfen (667)
- Periphere Pulse tasten (657)
- Die Oculomotorik prüfen (652)
- Die Halsvenen prüfen (692)
- Rektal untersuchen (647)

795 Der Patient zeigt keinerlei Abwehrreaktion oder Schmerzempfindlichkeit, als Sie seinen Kopf in beide Hände nehmen und vorsichtig nach vorne beugen. Zurück zur 847.

796 Nach der Narkoseeinleitung und der Gabe des Muskelrelaxans warten Sie ein bis zwei Minuten, um eine volle Wirkung zu bekommen und laryngoskopieren den Patienten vorsichtig. Dass er tatsächlich nicht nüchtern ist, erfahren Sie unangenehmer weise dadurch, dass der Junge massiv erbricht und der gesamte Mund-Rachen-Raum sich mit gelbem, bröckeligem Brei füllt! Panisch greifen Sie zum Sauger und machen Ihrer Angst Luft:

„Sch …, der aspiriert!“ Sie versuchen, den Brei abzusaugen, aber nach kurzer Zeit ist der Absauger verstopft und Sie haben keine Chance, vernünftige Sichtverhältnisse herzustellen. Weiter bei 819.

797 Tom ist Ihnen etwas zu langsam mit seinen Thoraxkompressionen. „Du musst 90 pro Minute machen! Konzentrier' Dich!“ Sie versuchen, ihn zu animieren, auch wenn Ihnen selbst das Herz gerade ziemlich tief in der Hose sitzt. Sie setzen die Reanimation weiter fort, während einer der beiden anwesenden RA sich um die Eltern des Kindes bemüht, die den Ernst der Lage inzwischen begriffen haben und völlig vom Schock überrollt worden sind. Der andere RA klebt soweit möglich EKG-Elektroden und schließt den LifePak an. Täuschen Sie sich, oder ändert sich die Hautfarbe des Kindes ein wenig zum Besseren?

„Hör' mal kurz auf!“ Sie stoppen Tom in seinen Bemühungen und unterlassen auch die Maskenbeatmung für einen Moment, um auf den Monitor des LifePak zu starren. Gleichzeitig zerren Sie das Stethoskop erneut herbei und fummeln sich die beiden Gummistöpsel ins Ohr. Der LifePak zeigt einen regelmäßigen Rhythmus mit einer Frequenz von 87 pro Minute! Das ist auf jeden Fall besser als noch vor einigen Augenblicken oder Minuten Sie haben das Zeitgefühl völlig verloren. Tom hat den EKG-Rhythmus auch bemerkt und beobachtet hoffnungsvoll, wie Sie das überdimensionierte Stethoskop auf den kleinen Thorax aufsetzen. Sie lauschen einige Augenblicke rechts und links und können dann das bestätigen, was Sie aufgrund der Bewegungen des winzigen Thorax schon vermutet haben: Das Kind atmet selbstständig! „Atmung und Kreislauf vorhanden!“, entfährt es Ihnen gepresst, während Sie erneut abhören und sich diesmal auf die Herztöne konzentrieren. Sie hören tatsächlich auch einen Herzschlag synchron zu den Frequenzen auf dem Monitor und sind grenzenlos erleichtert. Weiter bei 704.

798 Es sind alle sinnvollen Möglichkeiten bei den Optionen genannt. Sie verlieren 3 Kompetenzpunkte und kehren zurück zu 618.

799 Es sind alle sinnvollen Optionen vorhanden. Sie verlieren 2 Kompetenzpunkte. Zurück zur 669.

800 „Also, wenn ich mich richtig erinnere, können diese Patienten sogar eine arterielle Gasembolie bekommen", setzen Sie die Diskussion über die Problematik fort.

„Arterielle Gasembolie?", fragt Tom.

„Ja, entweder indem durch die Gasbildung eine Gewebsschädigung der Lunge entsteht und dann Luft durch Gewebsrisse aus der Lunge in die Gefäße übertritt, oder indem venös entstandene Gasblasen zum Beispiel durch ein offenes Foramen ovale in die arterielle Strombahn gelangen."

Tom wirft Ihnen einen anerkennenden Blick zu: „Da kennt sich aber jemand gut aus! Dann kann uns ja jetzt gar nichts mehr passieren." Mit einem breiten Grinsen nickt er zufrieden und konzentriert sich wieder auf die Strasse. Weiter bei 823.

801 „Also, wie gesagt, der Junge kam mir schon zu Beginn des Tauchens etwas merkwürdig vor. Er wirkte so, als ob er sich nicht wohl fühlen würde. Aber er hat selbst keine Beschwerden geäußert, auch keine Muskelschmerzen oder so was. Auch auf meine Frage hin meinte er, dass alles in Ordnung wäre!" Der Tauchlehrer hebt rechtfertigend die Hände. Vermutlich macht er sich als Leiter des Kurses auch schon so seine Gedanken. Allerdings kann er Ihnen im Moment keine weitere Hilfe bei der Diagnosefindung geben. Weiter bei 616.

802 Es sind alle sinnvollen Optionen vorhanden, Sie verlieren 3 Kompetenzpunkte. Zurück zur 662.

803 Glück gehabt, dass Sie bei der Patientin keine Wehenhemmung durchführen wollen! Zwar hätten Sie ihr mit Kortison vermutlich nicht geschadet – genützt hätte es aber auch nichts. Sie verlieren 3 Kompetenzpunkte und versuchen Ihr Glück erneut bei 837.

804 Sie sind mutig und wollen gleich den APGAR-Score bestimmen. Leider werden Sie dafür von Tom kurz ausgelacht, denn den kann man erst bestimmen, wenn das Kind schon auf der Welt ist! Ziehen Sie sich 2 Kompetenzpunkte ab. Zurück zur 861.

805 Der RA nickt, scheint jedoch kurz irritiert. Dieser Eindruck wird unterstützt von der Tatsache, dass Tom korrigieren eingreift: „Nach den aktuellen Empfehlungen ist es doch dreißig zu zwo!" Stimmt, Sie erinnern sich dunkel! Leider verlieren Sie 3 Kompetenzpunkte. Weiter bei 826.

806 „Also, wenn ich mich richtig erinnere, können diese Patienten sogar ein intestinales Gasexpansionstrauma bekommen“, setzen Sie die Diskussion über die Problematik fort.

„Gasexpansionstrauma? Meinst Du, der Darm explodiert oder wie??“ Tom ist offensichtlich nicht Ihrer Meinung und gibt seine Ansicht zum Besten: „Wenn sich das Gasblasen im Körper bilden, dann gibt’s doch eher mal eine arterielle Gasembolie, oder nicht?“

Was Tom da von sich gibt, hört sich eigentlich ganz logisch an, müssen Sie leider zugeben. Ihre Idee war abwegig und so verlieren Sie leider 3 Kompetenzpunkte. Tatsächlich kann es im Rahmen eines Tauchunfalls zu einer arteriellen Gasembolie mit den entsprechenden Folgen kommen. Weiter bei 823.

807 Weiter bei 821.

808 „Also, wie gesagt, der Junge kam mir schon zu Beginn des Tauchens etwas merkwürdig vor. Er wirkte so, als ob er sich nicht wohl fühlen würde. Aber er hat selbst keine Beschwerden geäußert. Auch auf meine Frage hin meinte er, dass alles in Ordnung wäre!“ Der Tauchlehrer hebt rechtfertigend die Hände. Vermutlich macht er sich als Leiter des Kurses auch schon so seine Gedanken. Allerdings kann er Ihnen im Moment keine weitere Hilfe bei der Diagnosefindung geben. Weiter bei 616.

809 Mutter und Tochter schauen sich einen Moment unsicher an und überlegen.

„Unser Sohn ist als Kind an Blutkrebs gestorben, aber sonst…eigentlich nichts besonderes“, die Ehefrau schüttelt den Kopf. Zurück zur 833.

810 Nach der Narkoseeinleitung und der Gabe des Muskelrelaxans warten Sie ein bis zwei Minuten, um eine volle Wirkung zu bekommen und laryngoskopieren den Patienten vorsichtig. Und leider müssen Sie feststellen, dass ausgerechnet dieser Patient offensichtlich äußerst schwer zu intubieren ist! Es gelingt Ihnen nicht, die Stimmbandebene vernünftig einzusehen, egal wie sehr sie sich bemühen. Hektik bricht aus und angesichts der steil abfallenden Sättigungswerte lassen sie sich panisch eine Larynxtubus reichen und versuchen ihn zu platzieren. Dass der Junge tatsächlich nicht nüchtern ist, erfahren Sie unangenehmer weise aber genau in diesem Moment dadurch, dass er massiv erbricht und der gesamte Mund-Rachen-Raum sich mit gelbem, bröckeligem Brei füllt! Sie greifen zum Sauger und machen Ihrer Angst Luft:

„Sch …, der aspiriert!“ Sie versuchen, den Brei abzusaugen, aber nach kurzer Zeit ist der Absauger verstopft und Sie haben keine Chance, vernünftige Sichtverhältnisse herzustellen. Weiter bei 819.

811 Der Patient wehrt sich mit einer ausweichenden Kopfbewegung, es gelingt Ihnen aber mit festem Griff die Pupillomotorik zu überprüfen. Sie erkennen beidseits mittelweite Pupillen mit einer normalen Lichtreaktion. Zurück zur 847.

812 Der RA nickt, scheint jedoch kurz irritiert. Dieser Eindruck wird unterstützt von der Tatsache, dass Tom korrigieren eingreift: „Nach den aktuellen Empfehlungen ist es doch dreißig zu zwo!“ Stimmt, Sie erinnern sich dunkel! Leider verlieren Sie 3 Kompetenzpunkte. Weiter bei 826.

813 „Also, wenn ich mich richtig erinnere, können diese Patienten sogar ein Aerobilie, also Luft in den Gallenwegen, bekommen“, setzen Sie die Diskussion über die Problematik fort.

„Aerobilie?“ Tom ist offensichtlich nicht Ihrer Meinung und gibt seine Ansicht zum Besten: „Wenn sich das Gasblasen im Körper bilden, dann gibt's doch eher mal eine arterielle Gasembolie, oder nicht?“

Was Tom da von sich gibt, hört sich eigentlich ganz logisch an, müssen Sie leider zugeben. Ihre Idee war abwegig und so verlieren Sie leider 3 Kompetenzpunkte. Tatsächlich kann es im Rahmen eines Tauchunfalls zu einer arteriellen Gasembolie mit den entsprechenden Folgen kommen. Weiter bei 823.

814 Weiter bei 821.

815 Sie entscheiden sich, dem Jungen aufgrund seiner Diagnose und der Symptomatik freies Wasser zukommen zu lassen. Eine Flasche mit der Aufschrift „Freies Wasser“ gibt es leider nicht, was möchten Sie also infundieren?

- 5%ige Glukoselösung (748)
- 40%ige Gluskoselösung (721)
- Ringer-Lactat (710)
- HyperHaes (698)

816 Sie legen Ihr Stethoskop auf den mütterlichen Bauch auf, können jedoch nicht viel hören. Die kindlichen Herztöne sind mit diesen Mitteln praktisch nicht wahrzunehmen, dafür braucht man schon sehr, sehr viel Übung und ein besseres Gehört, als Sie es haben. Sie verlieren einen Kompetenzpunkt und gehen zurück zur 861.

817 Der RA nickt, scheint jedoch kurz irritiert. Dieser Eindruck wird unterstützt von der Tatsache, dass Tom korrigieren eingreift: „Nach den aktuellen Empfehlungen ist es doch dreißig zu zwo!“ Stimmt, Sie erinnern sich dunkel! Leider verlieren Sie 3 Kompetenzpunkte. Weiter bei 826.

818 „Also, wenn ich mich richtig erinnere, können diese Patienten sogar ein Pneumenzephalon bekommen“, setzen Sie die Diskussion über die Problematik fort.

„Pneumenzephalon??“ Tom ist offensichtlich nicht Ihrer Meinung und gibt seine Ansicht zum Besten: „Wenn sich das Gasblasen im Körper bilden, dann gibt’s doch eher mal eine arterielle Gasembolie, oder nicht?“

Was Tom da von sich gibt, hört sich eigentlich ganz logisch an, müssen Sie leider zugeben. Ihre Idee war abwegig und so verlieren Sie leider 3 Kompetenzpunkte. Tatsächlich kann es im Rahmen eines Tauchunfalls zu einer arteriellen Gasembolie mit den entsprechenden Folgen kommen. Weiter bei 823.

819 Trotz aller Bemühungen gelingt es Ihnen nicht, den Atemweg des Jungen zu sichern. Panisch können Sie nur mitansehen, wie die Sauerstoffsättigung immer weiter abfällt und der Junge schließlich reanimationspflichtig wird. Aber auch damit haben Sie kein Glück: Die Reanimation misslingt. Zwar bringen Sie den Jungen unter Reanimationsmaßnahmen in die nächste Notaufnahme in der Hoffnung, dass dort jemand Ihre Fehler ausbügeln kann, aber der Patient wird kurze Zeit später für tot erklärt. Sie haben einfach Pech gehabt!

Leider müssen Sie jedoch auch mit rechtlichen Konsequenzen rechnen, denn Ihre Indikation zur Intubation war nicht notwendig. Die Sauerstoffversorgung war gewährleistet, der Junge war stets problemlos erweckbar und hatte vorhandene Schutzreflexe. Außerdem ist eine Beatmung nicht geeignet, die Gasbildung im Körper nach einem Tauchunfall zu verhindern.

Bevor Sie präklinisch eine Atemwegssicherung machen, sollten Sie sich die Indikation sehr, sehr genau überlegen. Denn wenn es irgendwelche Probleme gibt, kann Ihnen niemand helfen! Und wenn dann die Indikation nicht ordentlich gestellt war, müssen Sie mit dem schlimmsten für sich rechnen – abgesehen davon, dass Sie einen unschuldigen Menschen umgebracht haben. Sie verlieren 20 Kompetenzpunkte.

820 „Ziehst Du mir bitte mal Amiodaron auf?“, wenden Sie sich an einen der beiden RA und drehen sich wieder zu Patienten um.

„Hä? Wieso willst Du denn das geben?“, mischt Tom sich in Ihre Planungen ein.

„Nur wegen der Tachykardie? Die ist doch nicht so wild", bekräftigt er seine Zweifel an Ihren Entscheidungen. Sie sind in Erklärungsnot, denn schließlich handelt es sich bei Amiodaron um eine Antiarrhythmikum, dass bei Patienten mit einem mutmaßlichen Tauchunfall nur wenig zu suchen hat. Eigentlich nur dann, wenn tatsächlich eine relevante Herzrhythmusstörung vorliegt – was hier nicht der Fall ist.

„Ja, stimmt, das habe ich grade verwechselt", geben Sie kleinlaut zu, ziehen sich zwei Kompetenzpunkte ab und kehren zurück zu den Optionen von 492.

821 Glück gehabt, dass Sie bei der Patientin keine Wehenhemmung durchführen wollen! Denn mit Ihrer Wahl hätten Sie bestenfalls eine Kreislaufdekompensation erreicht. Sie verlieren 3 Kompetenzpunkte und versuchen Ihr Glück erneut bei 837.

822 Der RA nickt, scheinbar ist es ihm selbst etwas peinlich, dass er im Eifer nicht gleich auf den richtigen Rhythmus gekommen ist. Sicherlich liegt das an der allgemeinen Aufregung. Aber jetzt sind Sie ja da! Weiter bei 826.

823 Schließlich und endlich erreichen Sie den Einsatzort, der am Fuß eines kleinen Hügels liegt. Einige rostige Stahlkonstruktionen und von Sträuchern fast überwucherte Bahngleise erinnern eine frühere, aktive Zeit des Geländes, auf dem inzwischen nur noch ein kleines Bretterhäuschen steht, das von einem örtlichen Tauchverein genutzt wird. Der Weg endet etwa 30 Meter vor dem Häuschen, ein abgestellter Kleinbus des Tauchvereins und ein RTW markieren das Ende der Strasse. Noch können Sie keine Personen sehen, aber als Tom den Wagen neben den beiden anderen Fahrzeugen zum Stehen bringt, erkennen Sie die beiden RA mit ihren roten Einsatzjacken aus der Entfernung neben der Hütte. Einer von beiden ist in die Hocke gegangen und scheint sich um eine liegende Person zu kümmern, während der andere mit dem Materialkoffer hantiert. In sicherer Entfernung steht eine kleine Gruppe aus etwa einem halben Dutzend Kindern und 2 Erwachsenen. Ein weiterer Erwachsener in schwarzem, kurzärmeligem Neopren ist bei den beiden Kollegen des RA neben den mutmaßlichen Patienten ebenfalls in der Hocke. Sie legen die letzten 30 Meter durch Gestrüpp und vertrockneten Matschboden zu Fuß zurück.

Der Mann im Neoprenanzug scheint der Leiter der Gruppe zu sein, zumindest begrüßt er Sie und stellt sich als Tauchlehrer vor. Noch bevor einer der beiden RA irgendwas sagen kann, erzählt er Ihnen die Vorgeschichte, während Sie einen etwa zehn bis zwölfjährigen Jungen vor sich sehen. Er trägt ebenfalls einen Neoprenanzug, der bis zur Hüfte geöffnet ist und liegt mit angezogenen Beinen auf der Seite auf einer bunten Filzdecke.

Einer der beiden RA hat dem Jungen den Clip der Pulsoxymetrie an den Finger gesteckt, und während Sie dem Tauchlehrer noch lauschen, sehen Sie wie der junge Patient sich ohne die Augen zu öffnen den Clip mit einer groben Bewegung des anderen Armes vom Finger wischt und das Gesicht verzieht, weil der andere RA ihm gerade mit etwas Mühe die Blutdruckmanschette anlegt. Ihr Patient scheint nicht allzu begeistert von den Maßnahmen zu sein und möchte wohl lieber in Ruhe gelassen werden.

„Leon hat mit der Gruppe hier im Schacht einen Übrungstauchgang unternommen. Wir waren mit kurzen Pausen seit etwa 20 Minuten unter Wasser, eigentlich nie tiefer als 12 Meter. Er macht es eigentlich normal ganz gut und war schon öfter dabei, aber heute hat es irgendwie nicht so geklappt. Im Wasser wurde er unruhig, das habe ich gleich gesehen. Als ich ihn gefragt habe, hat er gesagt, es wäre alles in Ordnung. Hatte wohl Angst, dass ich ihn rausschicke“, fügt der Tauchlehrer hinzu.

„Im Wasser selbst kam er mir dann so vor, als wäre er leicht weggetreten und das Atemmuster war nicht normal, das ist mir aufgefallen. Ich hab ihn dann nach draußen gebracht.“

Er scheint etwas ratlos zu sein, was falsch gelaufen ist und beugt sich wieder zu dem Jungen herunter, um ihm beruhigend über den Kopf zu streichen.

„Leon, Du brauchst keine Angst zu haben. Die Sanitäter kümmern sich um Dich, und Deine Eltern haben wir auch schon angerufen. Deine Mutter ist schon auf dem Weg hierher.“ Er scheint ernsthaft beunruhigt zu sein, schließlich steht der Junge unter seiner Obhut.

Was wollen Sie nun tun?

- Die Jungen untersuchen (794)
- Noch weitere Infos einholen (787)

824 Eine Frage, bevor Sie eine Diagnose stellen: Haben Sie Ajamlin eingesetzt?

- Ja (134)
- Nein (581)

825 Tom ist Ihnen etwas zu langsam mit seinen Thoraxkompressionen. „Du musst 130 pro Minute machen! konzentrier' Dich!“ Sie versuchen, ihn zu animieren, auch wenn Ihnen selbst das Herz gerade ziemlich tief in der Hose sitzt. Weiter bei 733.

826 Jetzt müssen Sie erstmal die Maskenbeatmung durchführen. Wie versuchen Sie mit Links die Maske optimal auf das Gesicht der Patientin zu positionieren, während Sie mit Rechts den Beatmungsbeutel zusammendrücken?

- Mit dem A-Griff (65)
- Mit dem B-Griff (60)
- Mit dem C-Griff (57)

827 „Also, wenn ich mich richtig erinnere, können diese Patienten sogar eine Nierenbeckenruptur bekommen“, setzen Sie die Diskussion über die Problematik fort.

„Nierenbecken?“ Tom ist offensichtlich nicht Ihrer Meinung und gibt seine Meinung zum Besten: „Wenn sich das Gasblasen im Körper bilden, dann gibt’s doch eher mal eine arterielle Gasembolie, oder nicht?“

Was Tom da von sich gibt, hört sich eigentlich ganz logisch an, müssen Sie leider zugeben. Ihre Idee war abwegig und so verlieren Sie leider 3 Kompetenzpunkte. Tatsächlich kann es im Rahmen eines Tauchunfalles zu einer arteriellen Gasembolie mit den entsprechenden Folgen kommen. Weiter bei 823.

828 Die Ehefrau des Patienten schüttelt heftig den Kopf:

„Also, nein, so was hat er noch nie gehabt.“ Nach einigem Überlegen fügt sie jedoch hinzu:

„Also, vor ein paar Jahren hat er mal Wasser in den Beinen gehabt. Aber dann hat er vom Doktor die Wassertablette bekommen und seitdem gab es damit eigentlich keine Probleme mehr.“ Zurück zur 833.

829 „Ziehst Du mir bitte mal Amiodaron auf?“, wenden Sie sich an einen der beiden RA und drehen sich wieder zu Patienten um.

„Hä? Wieso willst Du denn das geben?“, mischt Tom sich in Ihre Planungen ein.

„Nur wegen der Tachykardie? Die ist doch nicht so wild“, bekräftigt er seine Zweifel an Ihren Entscheidungen. Sie sind in Erklärungsnot, denn schließlich handelt es sich bei Amiodaron um eine Antiarrhythmikum, dass bei Patienten mit einem mutmaßlichen Tauchunfall nur wenig zu suchen hat.

„Ja, stimmt, das habe ich grade verwechselt“, geben Sie kleinlaut zu, ziehen sich zwei Kompetenzpunkte ab und kehren zurück zu den Optionen von 438.

830 „Hey, Tom, hoffentlich kommt der RTW bald, wir müssen dringend ins Krankenhaus!“, rufen Sie gestresst – es wäre eine Horrorvorstellung für Sie, jetzt und hier eine Geburt durchzuführen.

„Das werden wir kaum schaffen! Da fällt ja gleich das Kind unten raus!“, entgegnet Tom mit ernstem Blick und nicht minder gestresst. Auch er würde gerne die Verantwortung abgeben, sieht jedoch ein, dass es dazu jetzt zu spät ist. Sie verlieren 3 Kompetenzpunkte. Weiter bei 837.

831 „Ich hab den Tubus einfach nicht reingekriegt!“, gibt Ihr Kollege nochmals verzweifelt von sich, als er Ihnen den Weg frei macht und zur Seite rückt. Sie knien nun am Kopf der Patientin und können einen weiteren Blick auf die Situation werfen. Der RA am Thorax zählt gerade wieder gegen 30 und so droht die nächste Maskenbeatmung, die Sie ausführen müssen.

Wie versuchen Sie mit Links die Maske optimal auf das Gesicht der Patientin zu positionieren, während Sie mit Rechts den Beatmungsbeutel zusammendrücken?

- Mit dem A-Griff (65)
- Mit dem B-Griff (60)
- Mit dem C-Griff (57)

832 Sie sind sich nicht mehr so ganz sicher, erinnern sich aber, dass es im Rahmen eines Tauchunfalls auch zu schwereren Komplikationen kommen kann, die akut lebensbedrohlich sein können. Welche Option halten Sie für korrekt?

- Arterielle Gasembolie (800)
- Pneumenzephalon (818)
- Intestinales Gasexpanionstrauma (806)
- Aerobilie (813)
- Nierenbeckenruptur (827)

833 Wählen Sie insgesamt höchstens zwei Optionen, denn im Moment sollten Sie nicht zuviel Zeit verschwenden. Weiter geht es dann mit der Untersuchung bei 847.

- „Wo waren Sie in Urlaub? Gab es Beschwerden?“ (865)
- „Wie ging es ihm denn seit gestern?“ (850)
- „Hat er etwas Besonderes gegessen?“ (845)
- „Welche Medikamente nimmt er denn normalerweise?“ (842)
- „Ist eine Herzerkrankung bekannt?“ (377)
- „Hatte er solche Beschwerden schon mal früher?“ (828)
- „Gibt es besondere Erkrankungen in der Familie?“ (809)
- „Sind bei ihm Allergien bekannt?“ (780)

834 Die Wehen sind im Moment schon noch von Ruhephasen unterbrochen – allerdings kommt Ihnen die Geburt doch schon ziemlich weit fortgeschritten vor. Wenn jetzt keine Austreibungsphase vorliegt, wann dann?? Sie werfen einen schnellen Blick in Ihr Schlaues Buch und erfahren, dass die Austreibungsphase vorliegt, wenn die Wehen alle 2 Minuten mit 30-

60 Sekunden Dauer kommen. Sie verlieren 2 Kompetenzpunkte. Weiter bei 848.

835 Ihnen bleibt nichts anderes übrig, als die Reanimation weiter fortzusetzen. Während die Kollegen fleißig die Thoraxkompressionen durchführen und der Medumat die Beatmung ausführt, spritzen Sie hin und wieder ein Milligramm Suprarenin und machen einen Check des EKGs.

Sie werfen einen Blick auf die Uhr des EKGs und stellen fest, dass Sie die Reanimation jetzt schon etwas mehr als 30 Minuten durchführen. Zeit dem Schicksal seinen Lauf zu lassen, denken Sie deprimiert und informieren Ihre Mitstreiter: „Wir machen noch zwei Minuten weiter", und spritzen das letzte Milligramm Supra in Ihrer Spritze. Tom und die anderen nicken stumm, denn auch sie haben keine große Hoffnung mehr.

Nach den angekündigten zwei Minuten nicken Sie dem RA am Thorax zu: „Kannst jetzt aufhören!" Er lehnt sich noch auf den Knien zurück und streckt das verspannte Kreuz … „Ein Rhythmus!", werden Sie von dem anderen RA in ihren Gedanken unterbrochen und schleudern die Kopf zum EKG hinüber. Tatsächlich! Auf dem Monitor flimmern geregelte Komplexe durch's Bild! Die schwere Niedergeschlagenheit ist sofort verflogen, als sich 4 Hände an Carotiden und Leisten auf die Suche nach einem tastbaren Puls machen.

„Kräftiger Puls vorhanden!", melden Sie Ihren Tastbefund der rechten Arteria Carotis. Was keiner mehr geglaubt hat, ist eingetreten: Ihre Patientin hat einen spontan Kreislauf entwickelt. Der Blutdruck liegt aktuell bei 170 mmHg, fällt jedoch immer wieder ab, sodass Sie immer wieder Suprarenin in kleinen Dosierungen nachgeben müssen, während die Patientin transportfertig gemacht wird.

Letztendlich gelingt es Ihnen, die Patientin mit einem einigermaßen stabilen Kreislauf im Rhein-Klinikum abzugeben und sich völlig fertig, verschwitzt aber auch stolz und dankbar zurückzuziehen. Diese Patientin haben Sie wirklich gerettet und die ewige Dankbarkeit des nachfordernden Kollegen ist Ihnen sicher.

Aufgrund des üblichen Stresses gelingt es Ihnen nicht, den weiteren Verlauf der Patientin zu verfolgen, allerdings übernehmen Sie einige Wochen später eine Intensivverlegung in eine Weaning-Klinik. Und siehe da: Ihre Patientin hat sich sehr gut erholt und begegnet Ihnen ohne neurologisches Defizit! Sie sind überglücklich! Die Patientin hat lediglich eine anhaltende Respiratorische Insuffizienz, da sich als Ursache der Reanimation eine ausgedehnte Lungenembolie herausgestellt und die Patientin im Verlauf auch noch eine schwere Pneumonie erlitten hat. Sie übernehmen die Patientin inzwischen tracheotomiert und erfahren im Arztbrief, dass eine massive Skoliose mit völlig veränderter Anatomie für die Intubationsprobleme verantwortlich war. Es lag also weder an Ihnen noch an dem

Kollegen. Das ist auf jeden Fall beruhigend zu wissen. Lesen Sie weiter bei 741.

836 „Ah, ja richtig, so habe ich das auch in Erinnerung“, nickt er zufrieden, während Sie die Thematik weiter gedanklich bearbeiten. Lesen Sie weiter bei 832.

837 Tatsache: ist die Austreibungsphase einmal erreicht, sollten Sie die Geburt lieber vor Ort zu Ende führen. Vor der Austreibungsphase (während der Eröffnungsphase können Sie jedoch noch eine medikamentöse Wehenhemmung durchführen). Auch wenn Sie es jetzt nicht brauchen, überlegen Sie, was Sie zur Wehenhemmung einsetzen könnten:

- Akrinor (821)
- Berodual (791)
- Urbason (803)
- Amiodaron (814)
- Metoprolol (807)

838 Beim Tauchlehrer macht sich Unruhe breit, weil er offensichtlich mitbekommt, dass der Junge in Gefahr ist und nun invasive Methoden angewandt werden müssen, um weiteren Schaden abzuwenden. Sie klären ihn über die Maßnahmen auf, was ihn jedoch wenig beruhigt.

Inzwischen sind die Materialien bereit und auf Ihren Wunsch hin werden die entsprechenden Dosen an Sedativa, Opiat und Muskelrelaxans gespritzt.

Sie wissen nicht genau, wann der Junge zuletzt gegessen hat, gehen jedoch von einem nicht-nüchternen Patienten aus. Bitte wählen Sie zufällig aus, wie es weitergehen soll:

- 796
- 810

839 Tom ist Ihnen etwas zu langsam mit seinen Thoraxkompressionen. „Du musst 110 pro Minute machen! Konzentrier' Dich!“ Sie versuchen, ihn zu animieren, auch wenn Ihnen selbst das Herz gerade ziemlich tief in der Hose sitzt. Weiter bei 733.

840 Sie haben als alternativen Zugang die rektale Applikation im Kopf, schließlich gibt es etliche Medikamente, die man rektal verabreichen kann. Sicher wissen Sie, dass Benzodiazepine oder auch Ketanest rektal verabreicht werden kann. Warum also nicht auch andere Präparate?

Am dringendsten braucht die Patientin jetzt wohl Katecholamine, zumindest wenn Sie sich weiter Leitlinienkonform verhalten wollen. Moment, Katecholamin rektal? Gibt's das nicht auch? Es klickt und Ihnen wird klar:

Wenn Sie Katecholamine rektal geben, dann erreichen Sie eine lokale Vasokonstriktion der Schleimhaut und dann wird davon systemisch wohl kaum noch was ankommen! Sie lassen das lieber und überlegen sich etwas anderes. Sie verlieren allerdings 2 Kompetenzpunkte und kehren zurück zu den Optionen von 424.

841 Tom wendet den Blick kurz von der Strasse und schaut Sie mit gerunzelter Stirn an. „Sicher? Nicht eher durch das schnelle Auftauchen?“ Sie sind sich auch nicht so ganz sicher, sagen aber jetzt vorsichtshalber nichts mehr.

Tom scheint für den Moment auch mit der Fahrerei ausreichend beschäftigt zu sein und bohrt nicht weiter. Sie verlieren jedoch 3 Kompetenzpunkte. Es verlangt niemand, dass Sie Profi-Tauchmediziner sind, aber mit der Thematik eines Tauchunfalls sollten Sie sich schon rudimentär auskennen. Weiter bei 832.

842 Die Tochter des Patienten händigt Ihnen die Medikamentenliste des Patienten aus, die bereits griffbereit auf dem Nachttisch gelegen hatte. Sie lesen: „Pantozol 40 0-0-1, ASS 100 1-0-0, Norvasc 5 1-0-0, Alna 0,4 0-0-1, Zyloric 300 1-0-0, Furorese 40 1-0-0, Metformin 850 1-0-0“. „Er hatte vor 4 Wochen einen kleinen Herzinfarkt und Zucker seit ein paar Jahren, aber seither waren alle Kontrollen unauffällig“, fügt sie hinzu und die Ehefrau entrüstet sich:

„Und in zwei Wochen soll er an der Prostata operiert werden. Gestern Morgen war er extra noch mal zur Kontrolle beim Arzt, da war noch alles in Ordnung!“

Auf weiteres Nachfragen bekommen Sie heraus, dass der Patient wohl ein Prostata-Karzinom habe, das in zwei Wochen operiert werden solle. Gestern hatte ein letzter prä-operativer Kontrolltermin beim Arzt angestanden. Allem Anschein nach sei alles bestens gewesen, sodass der OP somit nichts im Wege stehe. Zurück zur 833.

843 Die Wehen kommen deutlich öfter, als nur alle 5 Minuten, daher gehen Sie davon aus, dass die Austreibungsphase bereits begonnen hat. Sie haben mit Ihrer Einschätzung zwar Recht, aber die Wehenfrequenz falsch in Erinnerung. Die Austreibungsphase liegt vor, wenn die Wehen alle 2 Minuten mit 30-60 Sekunden Dauer kommen. Sie verlieren 2 Kompetenzpunkte. Weiter bei 848.

844 Solange es geht, möchten Sie die Geburt direkt vor Ort lieber verhindern und die Patienten in ein Krankenhaus bringen – denn dort kennt sich sicherlich jemand besser mit so was aus, als Sie! Sie überlegen, wie Sie eine Wehenhemmung durchführen könnten, als Tom meint:

„Naja, ins Krankenhaus werden wir's kaum noch schaffen, was?", offensichtlich teilt er Ihre Einschätzung nicht ganz – und damit hat er auch Recht. Wenn Sie jetzt hektisch den Transport einleiten, vergeben Sie die Chance, die Geburt unter einigermaßen geordneten Bedingungen vor Ort durchzuführen. Da die Austreibungsphase im Normalfall maximal 60 Minuten dauert, müssen Sie von einer unmittelbar bevorstehenden Niederkunft ausgehen. Sie verlieren 3 Kompetenzpunkte und lesen weiter bei 837.

845 Die ältere Dame runzelt einen Augenblick nachdenklich die Stirn.

„Eigentlich nicht. Auf dem Flug gab es nicht so gutes Essen, da haben wir beide fast nichts zu uns genommen. Aber seitdem haben wir dann eigentlich ganz normal so wie immer gegessen." Zurück zur 833.

846 Sie lassen sich eine Spritze mit Suprarenin geben und ballern der Patientin ein Milligramm in den rechten Oberschenkel. Tom wirft seine Stirn in tiefe Falten: „Was soll das denn bringen? Muskelnekrosen? Ich glaub' ja nicht, dass davon was systemisch ankommt!"

Sie zögern. Muskelnekrosen? Tatsächlich kommt Ihnen der Gedanke auch nicht so dumm vor. Schließlich führt Suprarenin zu einer Vasokonstriktion. Und selbst wenn es keine Nekrosen gibt, dann wird wohl die systemische Resorption auch nicht gerade gut funktionieren. Ohnehin werden ja intramuskulär verabreiche Präparate nur sehr langsam resorbiert – und das wird bei einer Patientin ohne eigenen Kreislauf auch nicht besser sein. Bis Ihr Präparat irgendwo ankommt, ist die Patientin vermutlich schon gesalbt und in einer Holzkiste! Sie verlieren 4 Kompetenzpunkte und suchen sich eine andere Option von 424.

847 Inzwischen sind auch zwei RA von einem dazugerufenen RTW zu Ihnen gestoßen und unterstützen Sie bei der weiteren Behandlung des Patienten. Was möchten Sie untersuchen? Wählen Sie aufgrund der gegebenen Eile höchsten 3 Optionen aus. Dann geht es weiter bei 658.

- Die Pupillomotorik (811)
- Meningismus (795)
- Ein 12-Kanal-EKG schreiben (573)
- Untersuchung auf eine obere Einfluss-Stauung (786)
- Untersuchung der Hoden (766)
- Untersuchung des Hautkolorits (744)
- Periphere Pulse (735)
- Auskultation des Abdomens (726)

- Palpation des Abdomens (702)
- Perkussion des Thorax (599)

848 Wenn Sie sich die Patientin so ansehen, dann beginnt nach einer nur ganz kurzen Ruhepause gerade die nächste Wehe! Auf Ihre Nachfrage gibt der Mann an, dass die Wehen jetzt seit etwa 30 bis 40 Minuten so stark und häufig sind. Die Geburt befindet sich offensichtlich in der Austreibungsphase.
Welche Therapieoptionen sind in der jetzigen Situation geeignet?

- Medikamentöse Wehenhemmung und Transport (844)
- Transport ohne Wehenhemmung (830)
- Geburt vor Ort (837)

849 Tom ist Ihnen etwas zu langsam mit seinen Thoraxkompressionen. „Du musst 70 pro Minute machen! Konzentrier' Dich!" Sie versuchen, ihn zu animieren, auch wenn Ihnen selbst das Herz gerade ziemlich tief in der Hose sitzt. Weiter bei 733.

850 Die Ehefrau des Patienten beantwortet Ihre Frage:

„Bis gestern Abend war eigentlich alles in Ordnung. Aber dann ist mir aufgefallen, dass er so ganz unruhig war. Er wollte erst gar nicht ins Bett kommen. Ich dachte, das kommt vielleicht von der Zeitverschiebung nach dem Urlaub!" Zurück zur 833.

851 Tom wendet den Blick kurz von der Strasse und schaut Sie mit gerunzelter Stirn an. „Sicher? Nicht eher durch das schnelle Auftauchen?" Sie sind sich auch nicht so ganz sicher, sagen aber jetzt vorsichtshalber nichts mehr.

Tom scheint für den Moment auch mit der Fahrerei ausreichend beschäftigt zu sein und bohrt nicht weiter. Sie verlieren jedoch 3 Kompetenzpunkte. Es verlangt niemand, dass Sie Profi-Tauchmediziner sind, aber mit der Thematik eines Tauchunfalls sollten Sie sich schon rudimentär auskennen. Weiter bei 832.

852 Alle sinnvollen Optionen sind unter 493 vorhanden. Ziehen Sie sich 2 Kompetenzpunkte ab und kehren Sie dorthin zurück.

853 „Sch … , die ist schon in der Austreibungsphase, oder?!", presst Tom mit besorgter Stirn hervor und begibt sich eilig zur Patientin. Der Fingerclip des Pulsoxymeters ist schnell angebracht und das Display zeigt 95 % an – nicht schlecht.

Für Ihre weitere Strategie spielt es nun eine Rolle, in welche Geburtsphase die Patientin gerade ist.

„Wie oft hat sie denn die Wehen inzwischen?", wollen Sie von dem jungen Mann wissen, der aufgelöst neben Ihnen herumstapft.

„Keine Ahnung! Hab ja nicht mitgestoppt"

Er ist keine große Hilfe.

Hm, Austreibungsphase ja oder nein? Ab wann kann man von einer Austreibungsphase sprechen?

- Wehen alle 3-4 Minuten mit 30-60 Sekunden Dauer (854)
- Wehen alle 5 Minuten mit 60-90 Sekunden Dauer (843)
- Wehen alle 2 Minuten mit 30-60 Sekunden Dauer (848)
- Wehen ohne zwischenzeitliche Ruhephasen (834)

854 Die Wehen kommen deutlich öfter, als nur alle 3-4 Minuten, daher gehen Sie davon aus, dass die Austreibungsphase bereits begonnen hat. Sie haben mit Ihrer Einschätzung zwar Recht, aber die Wehenfrequenz falsch in Erinnerung. Die Austreibungsphase liegt vor, wenn die Wehen alle 2 Minuten mit 30–60 Sekunden Dauer kommen. Sie verlieren 2 Kompetenzpunkte. Weiter bei 848.

855 Tom zählt die Kompressionen laut ab und Sie applizieren in einer kurzen Pause die Beatmung mit vorsichtigem Druck auf den Beutel. Inzwischen können Sie die Maske dicht auf dem Gesicht des Kindes platzieren und so eine problemlose Beatmung durchführen. Tom beginnt sofort wieder mit den Kompressionen. Wie viele davon sollte er pro Minute etwa machen?

- 70 (849)
- 90 (797)
- 110 (839)
- 130 (825)

856 Tom wendet den Blick kurz von der Strasse und schaut Sie mit gerunzelter Stirn an. „Sicher? Nicht eher durch das schnelle Auftauchen?" Sie sind sich auch nicht so ganz sicher, sagen aber jetzt vorsichtshalber nichts mehr.

Tom scheint für den Moment auch mit der Fahrerei ausreichend beschäftigt zu sein und bohrt nicht weiter. Sie verlieren jedoch 3 Kompetenzpunkte. Es verlangt niemand, dass Sie Profi-Tauchmediziner sind, aber mit der Thematik eines Tauchunfalls sollten Sie sich schon rudimentär auskennen. Weiter bei 832.

857 Weiter bei 655.

858 Sie bleiben ehrlich, was Ihnen allerdings einen etwas verwunderten Blick von Tom einbringt und weiterhin dürfen Sie sich 2 Kompetenzpunkte abziehen. Es verlangt niemand, dass Sie Profi-Tauchmediziner sind, aber mit der Thematik eines Tauchunfalls sollten Sie sich schon rudimentär auskennen. Weiter bei 832.

859 Sosehr Sie auch im Medikamentenkoffer suchen und in Ihrem Schlauen Buch nachschlagen – ein Präparat mit diesem Namen finden Sie nicht. Sie verlieren 2 Kompetenzpunkte. Zurück zur 540.

860 Sie sind der Ansicht, dass der Junge nicht über ausreichende Schutzreflexe verfügt. Er ist zwar leicht erweckbar, aber Sie möchten dennoch den Atemweg sichern und leiten die Intubation des Jungen ein. Nach wenigen Vorbereitungsmaßnahmen haben Sie zügig einen intravenösen Zugang gelegt und Ihre Mitstreiter bereiten Material und Medikamente vor, um die Narkose und Intubation einzuleiten. Sie haben am Kopf des Jungen Platz genommen und halten dem Jungen Beatmungsbeutel und Maske vor Mund und Nase. Weiter bei 838.

861 Sie hatten gehofft, dass Sie sich jetzt endlich mal hinlegen können. Immerhin ist es bereits nach zwölf und der Klinikbetrieb um Sie herum ist längst in die nächtliche Ruhe übergangen. Aber Sie haben keine lange Verschnaufpause, denn es geht gleich weiter – der Piepser lässt Sie heute wirklich nicht in Ruhe. Eigentlich wollten Sie morgen an Ihrem freien Tag endlich mal ein paar Dinge erledigen, aber wenn das so weitergeht, dann bleiben Sie wohl morgen einfach im Bett.

„Notarzteinsatz168381/2. Juli/23:47/nefso/Schmidt/Geburt/Kammstr. 12“

Hm, irgendwie kommt Ihnen die Meldung auf dem Piepser merkwürdig vor. Der Name, die Adresse … verdammt, Sie waren doch heute schon mal dort! Nach einigen Sekunden erinnern Sie sich wieder: John Lennon und seine Freundin!! Die hatten Sie doch ins Krankenhaus gebracht – was ist denn jetzt los? Wieso zum Henker sind die schon wieder zu Hause??

Nervös klammern Sie sich an den Sitz, während Tom verschiedene Verkehrsteilnehmer aus der Bahn scheucht. Kommt das Kind jetzt etwa? Und wieso müssen ausgerechnet Sie da hin fahren? Das mit der Frau war ja vorhin schon kryptisch genug, und jetzt müssen Sie noch bei der Geburt helfen?? Wenig später halten Sie mit quietschenden Reifen vor dem bekannten Wohnhaus, der RTW ist noch nicht vor Ort, daher machen Sie sich gemeinsam mit dem fluchenden Tom voll beladen auf den Weg in die Patientenwohnung. An der Wohnungstür erwartet Sie bereits ein ziemlich zerknirschter und Ihnen bekannter junger Mann.

„Sorry, tut mir echt leid, aber meiner Frau geht es nicht so gut. Das Kind kommt, glaub' ich!"

Er dreht sich um und schreitet voran ins Wohnzimmer. Mit klopfendem Herzen folgen Sie, auch wenn ein schwer unterdrückbarer Reflex Ihren Beinen zu gerne den Weg ganz schnell wieder aus der Wohnung weisen würde.

Im Wohnzimmer finden Sie die Patientin, die rücklings mit angewinkelten Beinen und nacktem Unterkörper zwischen dicken Kissen auf dem Sofa liegt und mit jedem Atemzug laut stöhnt und ächzt – da sind wohl Wehen am Start!

„Warum sind Sie denn nicht mehr im Krankenhaus!", ist das erste, was Ihnen einfällt und es gelingt Ihnen nicht ganz, Ihren Ärger zu verbergen.

„Mann, wir wollten halt unbedingt die Hausgeburt! Hatte auch keine Ahnung, dass das jetzt so abläuft!", versucht sich der Partner der Patientin zu rechtfertigen, während Tom ebenfalls einen Augenblick unentschlossen im Raum steht. Sie erlangen als erster Ihre Fassung wieder, begeben sich zur Patienten, die in diesem Moment mit hochrotem Kopf und gigantisch prominenten Jugularvenen zu pressen scheint und versuchen, einen klaren Gedanken zu fassen. Ein Handtuch zwischen den Schenkeln der Patientin ist verdächtig nass – das sieht nicht so aus, als wäre da nur Schweiß, sondern vielleicht auch Fruchtwasser reingelaufen.

Was wollen Sie tun?

- Die Vorgeschichte seit heute Mittag erfragen (764)
- Blutdruck und Puls erfassen (771)
- Auskultation der Lunge (784)
- Die kindlichen Herztöne auskultieren (816)
- Den APGAR-Score erheben (804)

Wenn Sie nichts mehr tun wollen, geht es weiter bei 853.

862 Verdutzt gucken Sie einige Zeit später auf den Piepser. Nachdem Sie die Patientin mit dem Reitunfall abgegeben haben, hat es eine Weile nicht geklingelt, aber was Sie da jetzt lesen, kommt Ihnen sehr merkwürdig vor:

„Notarzteinsatz168187/2. Juli/16:23/nefso/kein Name/Tauchunfall/Alte Grube Auhof"

Tauchunfall? Wie soll das denn passieren? Soweit Sie wissen, gibt es im Umkreis von 100 Kilometern kein Gewässer, dass tiefer als 10 Meter ist. Tom, der neben Ihnen auf dem Fahrersitz des NEF hockt, schaut ebenso ungläubig: „Hä? Was soll das denn??"

Sie zucken die Schultern: „Keine Ahnung – ist da jemand ins Klo gefallen?" Tom grinst und greift zum Funkgerät, während er den Motor startet und das NEF in Bewegung setzt. Wenige Sekunden später erfahren Sie, dass es wohl bei einem Tauchgang in einem alten, inzwischen gefluteten

Bergwerksschacht zu einem Unfall gekommen sein soll. Mehr kann Ihnen im Moment auch die Leitstelle nicht verraten, aber Tom erinnert sich.

„Mensch, das ist ein Übungsschacht von einem Tauchverein von hier. Ich kenn den!“ Seine Stimme ist ziemlich aufgeregt und Sie erfahren auch gleich den Grund, denn er wirft einen schnellen Blick auf seine Armbanduhr und fügt hinzu:

„Die haben Mittwochs immer Kinder- und Jugendtauchen! Mein Großer war da letztes Jahr mal. Das müsste jetzt so um die Zeit sein!“

Ihnen gefriert das Blut in den Adern: Kinder- und Jugendtauchen? Verdammt, was ist das denn für ein Dienst heute? Tauchunfall bei einem Kind, oder was? Wenn das stimmt, dann sind Sie vermutlich der einzige Notarzt Deutschlands, der sich im ganzen Jahr mit so einem Fall herumschlagen muss! Ihre Gedanken spielen verrückt und Sie haben überhaupt keine Ahnung, auf was Sie sich jetzt mental einstellen sollen. Die Anfahrt dauert etwa 15 Minuten, da der Schacht etwas außerhalb gelegen ist, und irgendwann geben Sie es einfach auf, irgendeine Maßnahme vorauszuplanen. Das Vorgehen hängt völlig von dem Umständen vor Ort ab, und Sie hoffen, dass es vielleicht doch alles nicht so schlimm ist.

Ein paar Minuten später haben Sie den Innenstadtbereich hinter sich gelassen und fahren durch ein Industriegebiet. Tom schaltet die Sirene während der Fahrt routiniert immer wieder an und aus, um auf gut einsehbaren Straßenabschnitten die Ohren von Ihnen und den wenigen Passanten zu schonen.

„Ehrlich gesagt hatte ich noch nie mit einem Tauchunfall zu tun“, meint er und knipst die Sirene für eine nahende Kreuzung kurz an.

„Kommt ja auch nicht so oft vor!“, antworten Sie, ohne selbst je irgendeine tauchmedizinische Erfahrung gemacht zu haben. Tom belässt es leider nicht dabei: „Was passiert denn da eigentlich?“

Was antworten Sie?

- „Da habe ich ehrlich gesagt auch keine Ahnung.“ (858)
- „Da entstehen Gasblasen im Körper bei zu schnellem Abtauchen.“ (856)
- „Da entstehen Gasblasen im Körper bei zu schnellem Auftauchen.“ (836)
- „Da entstehen Gasblasen bei zu langem Aufenthalt unter Wasser.“ (851)
- „Da entstehen Gasblasen durch falsche Einstellung der Sauerstoffzufuhr.“ (841)

863 Es sind alle sinnvollen Optionen vorhanden. Ziehen Sie sich zwei Kompetenzpunkte ab und kehren Sie zur 452 zurück.

864 Letztendlich bringen Sie den Patienten im Tragetuch die wenigen Treppen nach unten. Das ist zwar nicht ideal aufgrund der bestehenden

Atemprobleme, aber die Neurologie des Patienten lässt einen Transport im Sitzen nicht zu – die Sturzgefahr wäre zu groß.

Nachdem Patient, Arbeitsgerät und Personal im Auto verstaut ist und die Ehefrau des Patienten, die dringend um eine Mitfahrgelegenheit gebeten hat, auf dem Beifahrersitz Platz genommen hat, bitten Sie um einen zügigen Transport mit Signal. Kurz darauf setzt sich der Wagen in Bewegung und nur wenig später rumpeln Sie mal wieder über die vertraute Schwelle des Rhein-Klinikums und übergeben Ihren Patienten schließlich an den diensthabenden Internisten. „Also, das habe ich ehrlich gesagt auch noch nie so gesehen", meint er erstaunt, leitet wegweisende Laboruntersuchungen in die Wege und organisiert ein Bett auf der Intensivstation.

Sie bleiben noch einen Moment vor Ort, nachdem jetzt akut nichts spannendes mehr passiert, trollen Sie sich etwas enttäuscht wieder zum NEF und machen sich eine geistige Notiz, später nachzufragen, wie es dem Patienten geht.

Als Sie dies einige Stunden später tun, erfahren Sie, dass Ihre Verdachtsdiagnose tatsächlich korrekt war und vermutlich bei einer latenten Überfunktion der Schilddrüse oder einem neu aufgetretenen Adenom durch eine vorherige Kontrastmittelgabe im Rahmen einer CT-Untersuchung aufgetreten ist. Die symptomatische Therapie wird mit Betablockern und fiebersenkenden Mittel fortgesetzt, und eine thyreostatische Therapie wird eingeleitet, nachdem sich der Verdacht auch laborchemisch bestätigt hat. Der zuständige Intensivmediziner teilt Ihnen für Sie doch etwas überraschen mit, dass eine solche Episode durchaus mit einer Sterblichkeit von 30 % zu rechnen ist. Sie hoffen, dass es Ihrem Patienten bald wieder besser geht und lesen weiter bei 638.

865 „Sie waren 14 Tage auf Bali in einem Hotel", beantwortet die Tochter des Patienten Ihre Frage, die Ehefrau nickt bestätigend und fügt hinzu:

„Es war richtig schön dort, nur die Mücken waren grässlich! In der ersten Woche war es ganz schlimm, aber dann sind wir in ein anderes Zimmer umgezogen. Dort war es dann etwas besser. Ja, und auf dem Rückflug konnten wir kaum schlafen, weil es so laut war!"

Bevor Sie noch die Urlaubsbilder gezeigt bekommen, gehen Sie lieber zurück zur 833.

866 Nach dem Tauchunfall geht die Fahrt beim nächsten Einsatz in ein durchschnittliches Wohnviertel mit heruntergekommenen Einzelhandelsgeschäften, die sich lange und letztendlich erfolglos gegen eine metastatische Absiedlung eines großen Billig-Dicounters gewehrt haben.

„Notarzteinsatz168244/2. Juli/19:23/nefso/Landmann/Dyspnoe/Grabenstr. 11"

Tom findet zielsicher die Einsatzadresse und bringt das NEF in einer Hauseinfahrt zum Stehen. Ein RTW ist weit und breit nicht zu sehen. Innerlich fluchend ziehen Sie die Gummi-Handschuhe über und springen zum Kofferraum, um das notwendige Equipement aufzuladen.

Eine junge Frau etwa um die 30 öffnet Ihnen aufgeregt die Haustür des schmalen Einfamilienhauses und bittet Sie mit einer fahrigen Handbewegung in die Wohnung.

„Meinem Vater geht es nicht gut!“ Sie folgen Ihr in das Schlafzimmer der Wohnung, wo Sie eine alte Dame – wohl die Ehefrau des Patienten – und den Patienten selbst antreffen. Er sitzt mit geschlossenen Augen im Bett und hat den Rücken gegen einen Stapel Kissen am Kopfteil des Bettes gelehnt. Bereits von der Tür aus können Sie sein schweres Atemgeräusch hören – es brodelt feucht bei jedem Atemzug.

„Meine Eltern sind vor zwei Tagen aus dem Urlaub zurück gekommen, und seit gestern Abend geht es meinem Vater jetzt immer schlechter!“, klärt Sie die Tochter über die Situation auf. „Vor vier Wochen war er grade erst in der Klinik wegen einem schweren Herzinfarkt und mit seinem schlimmen Asthma hat er sowieso schon soviel zu tun!“

Dass es ihm offensichtlich jetzt nicht gut geht, haben Sie auch schon erfasst, und treten mit zwei schnellen Schritten ans Bett.

„Guten Tag!!“, rufen Sie laut, aber der Patient zeigt keine Reaktion auf Ihre Ansprache, was sich auch nicht ändert, als Sie ihn kräftig an der Schulter rütteln.

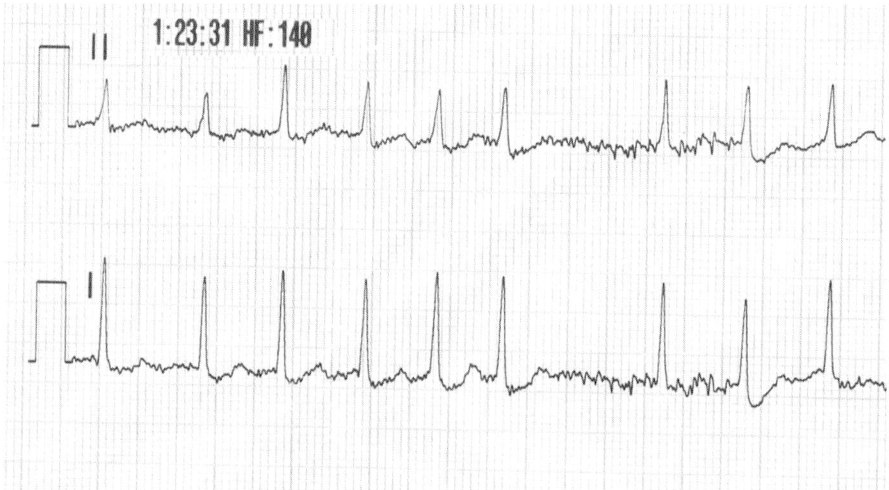

Abbildung 18: Der unregelmäßige Rhythmus des Patienten.

Erst als Sie mit den Knöcheln Ihrer linken auf seinem Sternum kräftig reiben, öffnet er Augen ein wenig, mustert Sie erstaunt und schiebt Ihre Hand weg.

Wenige Sekunden später hat er die Augen bereits wieder geschlossen und Sie hatten nicht den Eindruck, dass er wirklich mitbekommt, was um ihn herum vor sich geht. Nichtsdestotrotz wirkt er neben seiner angestrengten Atmung deutlich gestresst: Ihm stehen

Schweißperlen auf der Stirn und das Oberteil eines Schlafanzuges ist an einigen Stellen nass geschwitzt.

Tom hat bereits eine Sauerstoffmaske aus der Plastikhülle gerissen und setzt sie dem Patienten auf, während Sie das Hemd des Mannes aus der Hose ziehen, es nach oben schieben und mit Ihrem Stethoskop eine Auskultation von Herz und Lungen durchführen.

Ihr Verdacht bestätigt sich: über allen Lungenabschnitten ist ein deutliches Brodeln zu hören – der Patient hat offensichtlich ein Lungenödem, das sich gewaschen hat. Sie hören auch ein leichtes, generalisiertes Giemen, ein bedeutsamer Bronchospasmus scheint jedoch aktuell nicht vorzuliegen.

Das gibt's doch nicht: Schon wieder Lungenödem! Aber zumindest habe Sie es jetzt nicht mit einer Schwangeren zu tun. Bei der Auskultation des Herzen meinen Sie ein leichtes (2/6) Systolikum zu hören, das Sie am ehesten der Aortenklappe zuordnen. Die Herzfrequenz des Patienten scheint irgendwo zwischen 140 und 160 /min zu liegen, was ein kurzer Griff an sein rechtes Handgelenk bestätigt. Zusätzlich haben Sie die Vermutung, dass der Puls nicht rhythmisch ist, aber das können Sie bei dieser Frequenz allein palpatorisch nicht sicher sagen.

Nachdem Tom dem Patienten die Sauerstoffmaske aufgesetzt und ihm 12 l O_2 /min zukommen lässt, steckt er dem Patienten den Fingerclip des Pulsoxymeters an den Finger: „87 %" zeigt das Display und bessert sich nach und nach unter Sauerstoffzufuhr auf 90-91 %.

Inzwischen routiniert haben Sie sich die Blutdruckmanschette aus dem Materialkoffer gegriffen und den systolischen Blutdruck des Patienten palpatorisch auf 170-180 mmHg geschätzt. Tom hat die Knöpfe des Hemdes geöffnet und dem Patienten die EKG-Elektroden aufgeklebt. Wenig später zuckt ein erwartungsgemäß hochgradig tachykarder Rhythmus über den Monitor des LifePak. Einen Rhythmusstreifen sehen Sie in Abbildung 18. Bevor Sie zur Therapie schreiten, sollten Sie sich zunächst ein Bild der Erkrankungsproblematik machen. Gehen Sie für eine kurze Übersichtsanamese zu 833.

867 Auf Ihre Bitte hin werden dem Patienten die Brustwandelektroden aufgeklebt und wenig später halten Sie in etwas verwackeltes 12-Kanal-EKG in der Hand. Sie erkennen keine wesentlichen Besonderheiten, es handelt sich tatsächlich um eine Sinustachykardie ohne Blockbilder oder Erregnungsleitungsstörungen. Zurück zur 84.

868 „Schnell! Wir brauchen einen Zugang!"

„Vergiss es, jetzt müssen wir uns erstmal um die Vitalfunktionen kümmern und nicht mit einem Zugang rumfrickeln!", macht Tom mit einem schlagenden Argument Ihren Plan platt. Und er hat absolut Recht: Sorgen Sie jetzt erstmal dafür, dass das Neugeborene die nächsten Sekunden überlebt, dann können Sie immer noch alles andere in Angriff nehmen. Sie verlieren 3 Kompetenzpunkte und kehren zurück zur 740.

869 Sie raffen sich hoch von dem knarrenden Lederstuhl, in dem Sie völlig versunken sind und strecken Ihre müden Beine in der Hoffnung, dass die bösen Geister des letzten Einsatzes aus Ihren Gedanken verschwinden mögen.

„Komm', wir haben unser bestes getan!", richtet Tom Sie mental wieder auf, während in diesem Moment die graue Doppeltür der Kinderintensivstation mechanisch aufschwingt und die pädiatrische Oberarzt mit ein paar schnellen Schritten auf Sie zukommt.

„Ah, Sie sind ja noch da", meint er ziemlich entspannt. „Alles klar bei Ihnen?", fügt er mit einem besorgten Blick hinzu. Sie nicken.

„Machen Sie sich mal keine Sorgen! Dem Kleinen geht's gut. Sie haben genau das Richtige gemacht. Ohne Ihre Hilfe wäre das sicherlich nicht so glimpflich abgelaufen."

Ein warmes Gefühl breitet sich in Ihrer Magengegend aus, aber offensichtlich schauen Sie immer noch etwas zerknautscht, denn der Oberarzt fährt fort: „Ja, glauben Sie mir ruhig. Dem Kind geht's wirklich gut und soweit wir das jetzt absehen können, bleiben da auch keine Schäden bestehen." Sie können also wirklich beruhigt sei!

„Wissen Sie denn wo die Eltern stecken?", will er noch von Ihnen wissen.

„Die sind auf dem Weg", springt Tom helfend zur Seite, der erkannt hat, dass Sie im Moment noch etwas verlangsamt sind.

„Okay, gut. Ich gehe mal wieder rein", im Weggehen drückt er Ihnen noch die Hand.

Tom blickt Sie kritisch von der Seite an. „Jetzt wieder alles klar?"

Sie nicken erneut.

„Dann lass uns mal runtergehen, noch ein bisschen Schlaf kriegen!"

Gemeinsam mit Tom trotten Sie zurück in Richtung Fahrzeughalle und Dienstzimmer. Inzwischen können Sie sogar wieder ein wenig lächeln und kehren mit den Gedanken zu den Einsätzen des heutigen Dienstes zurück.

„Mann, da war ja heute wieder einiges dabei“, sagen Sie mehr zu sich selbst.

„Das kannst Du aber laut sagen!“; pflichtet Tom Ihnen anerkennend bei. „Aber ich hoffe mal, jetzt bleibt es ruhig. Ich hätte nichts einzuwenden gegen noch ein bisschen Schlaf!“, fügt er mit einem Blick auf eine Wanduhr hinzu, die zehn Minuten vor drei anzeigt.

In der Tat – der Tag war verdammt lang. Sie verabschieden sich mit einem nur wenig hoffnungsvollen „Na, dann bis hoffentlich nicht so bald“ von Tom und machen sich müde auf den Weg in Ihr Dienstzimmer. Dort werfen Sie sich nach einem kurzen unentschlossenen Moment auf Ihrem Drehstuhl doch auf Ihr Bett und ziehen die Bettdecke bis zum Hals hoch. Jetzt reicht’s wirklich für heute!

Die Worte des pädiatrischen Kollegen gehen Ihnen noch einmal durch den Kopf und das Gefühl des Stolzes wächst noch ein wenig mehr. Heute war erst Ihr zweiter Dienst – aber Sie haben bereits schon mehrfach eine Feuertaufe bestanden. Und nach einigen wachen Augenblicken passiert das völlig unerwartete … der Schlaf übermannt Sie und der Rest der Nacht bleibt tatsächlich ruhig.

Da Sie völlig vergessen haben, sich einen Wecker zu stellen, werden Sie erst am nächsten Morgen von einem Kollegen aus dem Bett geworfen.

„Na, alles klar? Was man so hört, hast Du ja schon wieder ordentlich die Register gezogen, was?!“, meint er mit einem Unterton Mitleid in der Stimme. Völlig schlaftrunken murmeln Sie etwas unverständliches und drücken ihm schwankend den Funker in die Hand.

„Schlaf Dich aus und komm bald wieder!“, ruft er Ihnen noch lachend hinterher, als Sie den Gang hinunter schlurfen. Und wie bei letzten Mal gönnen Sie sich erstmal einen entspannten Kaffee.

Und das mit dem Wiederkommen, überlegen Sie sich noch mal! Aber ansonsten können Sie stolz auf sich sein, denn die Einsätze haben erneut alles von Ihnen abverlangt und Sie und Ihre Patienten haben es jetzt überstanden. Herzlichen Glückwunsch zu Ihrem zweiten Notarzt-Dienst! Ende.

870 Wenn Sie jetzt weitere Medikamente einsetzen würden, könnte man vermutlich nicht mehr von passiver Sterbehilfe sprechen, sondern es würde schon grenzwertig in Richtung aktive Sterbehilfe gehen. Das massive Lungenödem wollen Sie vor Ort nicht weiter behandeln. Theoretisch könnten Sie jetzt noch eine konservative Therapie einleiten, aber diesem Ansatz geben Sie keine großen Erfolgschancen und dies würde gegen die grundsätzlich palliative Ausrichtung gehen, die Ihre Einsatztaktik derzeit bestimmt (es wäre aber nicht falsch, je nach persönlicher Einstellung).

Sie erklären, dass das Medikament jetzt die Atemnot gebessert hat und dass Herr Funke jetzt die Möglichkeit hat, sich von den Anstrengungen der letzten Stunden etwas zu erholen und vielleicht auch ein wenig zu schlafen.

Sie erwarten eine Wirkung von etwa ein bis zwei Stunden, wie wollen Sie weiter vorgehen?

- Sie bleiben vor Ort (466)
- Sie bleiben nicht vor Ort (251)

871 Sie glauben, dass Sie ein beta-Mimetikum dazu einsetzen könnten, die Plazenta zu Tage zu fördern. Glücklicherweise müssen Sie das nicht in die Tat umsetzen, denn ein beta-Mimetikum wirkt eher hemmend auf die Uteruskontraktionen und wäre in dieser Situation damit sogar kontraproduktiv! Sie verlieren 3 Kompetenzpunkte und kehren zurück zur 540.

872 Sie hangeln sich vorbei an Tom und fischen eine Ampulle Beloc aus dem Materialkoffer und eine dazugehörige Spritze, da die Herzfrequenz der Patientin Ihnen zu hoch erscheint. Wenn noch nicht geschehen legen Sie unter den fragenden Augen von Tom noch einen i.v.-Zugang und applizieren vorsichtig einige Milligramm des Betablockers. Allerdings verlieren Sie 3 Kompetenzpunkte dafür, denn die Tachykardie macht im Moment keinerlei Probleme. Und außerdem kann die Gabe eines Betablockers kurz vor Geburt zu Bradykardie, Hypotonie und Hypoglykämie beim Neugeborenen führen. Das hätte also nicht sein müssen! Zurück zur 791.

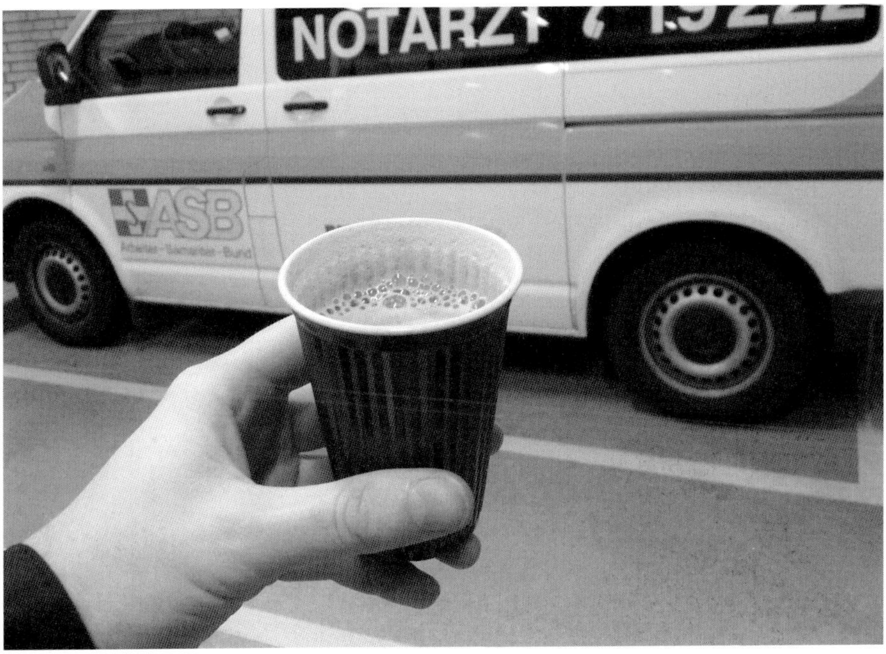

Abbildung 19: Wie beim letzten Mal: Der Kaffee „danach“.

Anhang 1: Details der erreichbaren Kliniken

	Rhein-Klinikum	NeoVitae-Krankenhaus	St. Josephs-Klinik
Bettenzahl	1100	200	600
Notaufnahme	Ja	Ja	Ja
Schockraum	Ja	Nein	Ja
Allg. Innere Medizin	Ja	Ja	Ja
- Kardiologie	Ja	Nein	Ja
- Notfall-Herzkatheter	Ja	Nein	Nein
- Gastroenterologie	Ja	Ja	Nein
- Pulmonologie	Ja	Nein	Ja
- Onkologie	Ja	Nein	Ja
Neurologie	Ja	Ja	Rufbereitschaft
- Lysetherapie	Ja	Nein	Nein
Allgemeinchirurgie	Ja	Ja	Ja
Thoraxchirurgie	Ja	Nein	Nein
Gefäßchirurgie	Ja	Nein	Ja
Herzchirurgie	Nein	Nein	Nein
Unfallchirurgie	Ja	Ja	Ja
Anästhesie	Ja	Ja	Ja
Intensiv	18 Betten	4 Betten	8 Betten
Verbrennungsbetten	0	0	0
Pädiatrie	Ja	Nein	Ja
Päd. Intensiv	8 Betten	Nein	Nein
Gynäkologie/Geburtshilfe	Ja	Nein	Ja
Radiologie	Ja	Ja	Ja
- CT	0–24 Uhr	8–16 Uhr	0–24 Uhr
- MRT	0–24 Uhr	Nein	8–16 Uhr
HNO	Ja	Nein	Nein
Augenheilkunde	Ja	Nein	Ja
Urologie	Ja	Ja	Nein
Dermatologie	Ja	Nein	Nein

Anhang 2: Notarztprotokoll - Kopiervorlage

Einsatznummer

Vorerkrankungen/Dauermedikation

Akute Anamnese

Erstbefund

Herzfrequenz	Blutdruck	SpO2
GCS	EKG-Rhythmus	Atemfrequenz

Applizierte Medikamente

Sonstige Maßnahmen

Kompetenzpunkte

Über den Autor

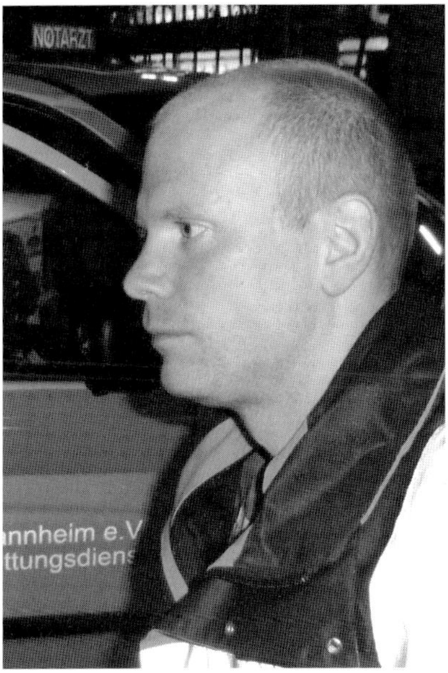

Dr. med. Daniel Schmitz, M.A., geb. 1976, studierte Medizin, Psychologie und Angewandte Ethik in Gesundheits- und Sozialsystemen in Freiburg, Madison/WI, USA, New Orleans/LA, USA und Bridgetown, Barbados. Nach einem 2-jährigen Gastspiel in der Allgemeinchirurgie ist er seit 2005 als Assistenzarzt an der Klinik für Anästhesiologie und Operative Intensivmedizin der Universitätsmedizin Mannheim beschäftigt und seit 2006 als Notarzt tätig. 1983 begann seine Karriere als Rollenspieler, sein erstes Abenteuer-Spielebuch bekam er 1984 in die Hand. Daniel Schmitz lebt in Heidelberg.